Briese

Ernährungsberatung in der Schwangerschaft

Meiner Tochter Dr. Juliane Stolte gewidmet

Volker Briese

Ernährungsberatung in der Schwangerschaft

DE GRUYTER

Prof. Dr. med. Volker Briese
Universitätsfrauenklinik und Poliklinik am
Klinikum Südstadt Rostock
Südring 81
18059 Rostock
volker.briese@med.uni-rostock.de

Das Buch enthält 15 Abbildungen und 28 Tabellen.

ISBN 978-3-11-024619-3
e-ISBN 978-3-11-024620-9

Library of Congress Cataloging-in-Publication Data

Briese, Volker, 1966-
   Ernährungsberatung in der Schwangerschaft / by Volker Briese.
      p. cm.
   Includes index.
   ISBN 978-3-11-024619-3
   1. Pregnancy - - Nutritional aspects. I. Title.
   RG559.B75 2010
   618.2′42 - -dc22   2010029040

Bibliografische Information der Deutschen Nationalbibliothek

Die Deutsche Nationalbibliothek verzeichnet diese Publikation in der Deutschen
Nationalbibliografie; detaillierte bibliografische Daten sind im Internet
über http://dnb.d-nb.de abrufbar.

Projektplanung und -durchführung: Dr. Petra Kowalski
Lektorat: Britta Nagl
Herstellung: Marie-Rose Dobler
Gesamtherstellung: Druckhaus „Thomas Müntzer", Bad Langensalza.

Vorwort

Ernährungsmedizin ist eine Säule der Gesundheitsforschung und der Präventivmedizin des 21. Jahrhunderts. In der vorliegenden Monographie sind ausgewählte Themen der Ernährungslehre auf die Schwangerschaft zugeschnitten. Ernährung ist immer im Kontext zur Schwangerschaft, einschließlich pathologischer Verläufe, zu betrachten. Soweit es geht, sollte die Ernährungsmedizin Medikamente aus der Schwangerschaft verdrängen; >80 % der Schwangeren nehmen Medikamente während der Schwangerschaft ein (Gebrauch psychoaktiver Medikamente zunehmend). Bei Krankheiten in der Schwangerschaft bilden Ernährung, Lebensgewohnheiten und Medikamente eine Einheit. Konkrete Empfehlungen für die Praxis werden gegeben, z. B. Absicherung der Folat-Zufuhr nur mit Hilfe der Ernährung. Nahrungsergänzungsmittel werden ebenfalls ausführlich diskutiert; Kontroversen nicht ausgeschlossen. Ein Vorteil der Ernährungsberatung, z. B. bei Adipositas, ist auch, dass zusätzlich zur Schwangerenberatung Methoden der ganzheitlichen Medizin angewandt werden können, z. B. orthomolekulare Therapieverfahren. Kasuistische Beiträge kennzeichnen den Ernst der Situation – Adipositas und Schwangerschaft.

Ernährungsberatung wird immer mehr zum festen Bestandteil der Schwangerenberatung. Adipositas, Gestationsdiabetes, fetale Wachstumsrestriktion, mütterliche Mangelernährung und Neurodermitis sind nur einige Schwerpunkte. Sowohl ein zunehmendes mütterliches Alter bei Erstgebärenden als auch Adipositas können aufgrund einseitiger Ernährungsformen mit einer Mangelernährung einhergehen. Breiter Raum wird der Problematik "Adipositas und Schwangerschaft" eingeräumt. Aufgrund der zunehmenden Inzidenz der juvenilen Adipositas gewinnt die präkonzeptionelle Beratung an Bedeutung. Immer häufiger werden Patientinnen nach bariatrischen Operationen schwanger. Bei einer adipösen Patientin ist neben einer Thromboseprophylaxe auch eine adäquate Ernährung für den Verlauf der Schwangerschaft entscheidend. Ernährung und Sport, im Sinne einer physischen Konditionierung, sind auch in der Schwangerschaft untrennbar miteinander verbunden. Endgültige Aussagen zur richtigen Beratung sind oft nicht möglich; z. B. Relation Kohlenhydrate/Fette/Eiweiße. Die mütterliche Gewichtszunahme ist der entscheidende klinische Kontrollparameter.

Dem Diabetes wird ein eigenes Kapitel gewidmet. Geburtshelfer werden zunehmend mit dem Diabetes mellitus Typ 2 konfrontiert.

Bei mütterlicher Mangelernährung und Hyperemesis gravidarum kann in Ausnahmefällen eine enterale bzw. parenterale Ernährung notwendig werden. Auch Bioprodukte und Probiotika werden diskutiert.

Die Ausführungen zur pränatalen Prägung degenerativer Erkrankungen im späteren Leben zeigen, dass Ernährung in der Schwangerschaft Wegbereitung, aber auch Prävention bedeuten kann.

Ernährung und Medikamente sind nicht isoliert zu betrachten. Wechselwirkungen können zur Verstärkung oder Abschwächung von Metabolisierungsprozessen einiger Pharmaka führen. Bei bestehendem Kinderwunsch müssen ggf. Vitamingaben abgesetzt werden; hochdosiert verabreichte Retinoide sind teratogen.

Gegenwärtig sind Supplementationen mit Folsäure und Fischölkapseln von besonderem Interesse. Zurückhaltender werden Substitutionen mit Eisen und Jod in der Schwangerschaft beurteilt. Das Thema Kaffee und Schwangerschaft wird gesondert thematisiert.

Zur weiteren Orientierung werden Lebensmitteltabellen, Hinweise auf Nahrungsergänzungsmittel und Laborwerte, z. B. Fettstoffwechsel, angefügt. Literaturangaben im Text erfolgen nur bei Bezugnahme zu aktuellen Studien. Stets war es das Bemühen, aktuelle Publikationen mit Standardwissen zu verknüpfen.

Aus der Sicht des Geburtshelfers erscheint eine Integration des Bereiches Ernährung in die Aus- und Fortbildung für Hebammen und Ärzte („Curriculum Ernährungsmedizin") sinnvoll. Ernährungsmedizin muss Lehrinhalt für Medizinstudenten werden. Standards in der Ernährungsmedizin unterliegen einem raschen Wandel; Kontroversen sind unvermeidbar; Kaffee z. B. kann gesundheitsgefährdend und gesundheitsfördernd zugleich sein. Berücksichtigt wurden auch häufig gestellte Fragen zur Problematik Sauna, Solarium, Kosmetik und Schwangerschaft. In einzelnen Kapiteln werden auch phytotherapeutische Aspekte berücksichtigt.

Mit den Beiträgen dieses Buches soll der Stellenwert einer Ernährungsberatung vor und während der Schwangerschaft unterstrichen werden. Ernährungsstatus und Ernährungsanalyse sind dabei Ausgangspunkte. Für verschiedene Risikogruppen, wie Adipositas, Gestationsdiabetes, Mangelernährung, chronisch entzündliche Darmerkrankungen u. a. bedeutet Ernährung auch Therapie. 12 % der Schwangeren sind adipös! Auf Grund der Bedeutung dieser Erkrankung und der Begleitumstände wird auch auf die Thromboseprophylaxe eingegangen.

Ernährungsmedizin ist hauptsächlich Präventivmedizin. Bisherige Erfahrungen sind eher ernüchternd: Ein „Sendebewusstsein" führt nicht zum Ziel. Ernährungsberatung und Compliance liegen weit auseinander. Dennoch, Ernährungsmedizin gehört zur Medizin des 21. Jahrhunderts.

Rostock, im Oktober 2010   *Volker Briese*

Inhalt

1 Einleitung

Ein fester Bestandteil der Ernährungsberichte der Deutschen Gesellschaft für Ernährung e. V. (DGE) sind die Themen toxikologische und mikrobiologische Aspekte der Ernährung. Berücksichtigt werden u. a. Daten zu Pflanzenschutz- und Tierarzneimittelrückständen in Lebensmitteln sowie Umweltkontaminanten in der Muttermilch. Seit 2008 werden auch Ergebnisse zu nachgewiesenen perfluorierten Tensiden (PFT) in der Umwelt, im Trinkwasser und in Fischen veröffentlicht. Lebensmittelinfektionen und -intoxikationen sind ebenso fester Bestandteil der Jahresberichte. Pro- und Präbiotika sowie sekundäre Pflanzenstoffe stehen ebenfalls jährlich auf dem Prüfstand. Im Kapitel 6 des Ernährungsberichts 2008 „Perinatale Ernährung und frühe kindliche Prägung" bewertet die DGE Ergebnisse zur fetalen bzw. perinatalen Programmierung hinsichtlich lebenslanger Weichenstellungen für degenerative Erkrankungen als sehr hoch. Pränatalfaktoren sind u. a. mütterliches Rauchen, Adipositas, intrauterine fetale Mangelernährung, Gestationsdiabetes und chronische Erkrankungen.

Ernährung dient in erster Linie der Aufrechterhaltung von Energiebilanzen innerhalb des Organismus. Mineralien, Vitamine und sekundäre Pflanzenstoffe sind an der Regulation u. a. von Stoffwechsel-, Abwehrfunktionen und kognitiven Funktionen beteiligt. Ernährung kann Lebensfreude und Spaß sein, kann durch Exzesse krank machen, kann auferlegten Dogmen zufolge sogar Depressionen auslösen. Gesunde Ernährung, ausgewogene Ernährung, vegetarisch, vegan, Vollwertkost-Meinungen und Gegenmeinungen beherrschen die Diskussion. Ein wissenschaftlicher Konsens ist nicht in Sicht. Gesättigte Fettsäuren, einfach- und mehrfach ungesättigte Fettsäuren, Omega-3-Fettsäuren – welche Relation ist sinnvoll? Folsäure-Substitution versus Methyltetrahydrofolat – als bioaktive Form der Folsäure – sind hohe Dosierungen gefährlich? Neue Studienergebnisse warnen vor Überdosierungen. Tägliche Cholesterin-Aufnahme, ist ein angegebener Grenzwert von 300 mg auch für die Schwangerschaft geeignet? Ist eine generelle Eisensubstitution in der Schwangerschaft noch aktuell?

Die Gravidität stellt besondere Anforderungen an die Ernährung. Gegenwärtig gilt immer noch, dass eine ausgewogene Ernährung Grundvoraussetzung für eine normale Entwicklung des Ungeborenen sowie eine komplikationsarme Schwangerschaft ist. Reduktionsdiäten verbieten sich in der Schwangerschaft. Untergewichtige Schwangere sollten auf eine normale Gewichtszunahme, 10–15 kg, in der Schwangerschaft achten. Auch der Nährstoffbedarf ändert sich in der Schwangerschaft, wobei die „Ernährungspyramide" der DGE auch während der Schwangerschaft empfehlenswert ist. Die Deckung des Energiebedarfs erfolgt durch Kohlenhydrate (40 %), Fette (30 %) und Proteine (30 %). Bei der Auswahl der Kohlenhydrate ist auf Lebensmittel mit einem niedrigen Glykämie-Index zu achten.

Der Gesundheitswert eines Lebensmittels ist nur in Studien zu beurteilen. Gegenwärtig ist eine Aussage über einige Inhaltsstoffe möglich. Die Globalisierung der Ernährungsindustrie ist unübersehbar; umso bedeutsamer ist die Überprüfung von Lebensmitteln durch die Gesundheitsämter. Die umfangreichste Fleischindustrie hat sich z. B. in Brasilien entwickelt. Fische und Meeresfrüchte kommen vorwiegend aus dem asiatischen

Raum, z. B. Pangasius aus Vietnam. Pangasius ist relativ neu auf dem europäischen Markt. Er enthält kaum Gräten und ist geschmacksneutral. Das österreichische Verbrauchermagazin „Konsument" kritisiert neben dem Geschmack auch die mangelhafte Kennzeichnung bei offener Ware. Insbesondere wird nach unzulässigen Zutaten gesucht.

Die DGE e. V. gibt in Abstimmung mit entsprechenden Gesellschaften anderer Länder regelmäßig Ernährungsempfehlungen heraus, die sich auf Art und Menge der Nahrungsmittel beziehen und auf eine individuelle Deckung des ernährungswissenschaftlich empfohlenen Bedarfs der täglichen Aufnahme an Energie, Vitaminen und Mineralstoffen orientiert sind.

Der tägliche Energiebedarf des Menschen ist vom Geschlecht, der Körpergröße und dem Alter unter Berücksichtigung der täglichen Bewegungshäufigkeit und -intensität bei der Arbeit oder in der Freizeit abhängig. In der Zusammenschau von Prävention und Krankheit ist der Faktor Ernährung nur ein Teil, wie auch soziale Stellung, Beruf, Sport und Alltagsaktivität. Ernährungsverhalten ist ein Spiegelbild momentaner seelischer Verfassung.

Regulation des Essverhaltens:
- familiäre Gewohnheiten;
- regionale Gewohnheiten;
- soziale (finanzielle) Möglichkeiten;
- emotionale Faktoren;
- Markt und Werbung.

Schwangeren wird empfohlen, ab dem vierten Monat ca. 300 kcal zusätzlich zum individuellen Energiebedarf zu sich zu nehmen. Für Vitamine und Mineralstoffe gibt es Empfehlungen einer wünschenswerten täglichen Tagesdosis. Auch hier sind die empfohlenen Mengen für Schwangere regelmäßig höher als für nichtschwangere Frauen vergleichbaren Alters.

„Was sollen wir essen und trinken?" – eine persönliche Entscheidung. Jede Einmischung wird oft als Bevormundung zurückgewiesen. Schon im Kindesalter wird das Essverhalten durch Gewohnheiten geprägt. Von Selbstverantwortung kann hierbei nicht die Rede sein, Kinder benötigen Fürsorge. Die Frage, ob Selbstverantwortung oder Fürsorge für Schwangere richtig ist, muss ebenfalls zugunsten der Fürsorge beantwortet werden. Der „Ernährungsdschungel" ist so undurchschaubar, dass eine Orientierung unmöglich ist; Angaben für die Verbraucher sind widersprüchlich und kurzlebig. Noch nie wurde eine Generation mit so vielen „Ernährungswerten" konfrontiert.

Ernährung und Bewegung gehören zusammen. War Bewegung primär – insbesondere vor der Zivilisation – zwangsweise zur Nahrungssuche notwendig, ist diese zu diesem Zweck jedenfalls „überflüssig". Die Nahrung kommt zum Menschen – Bewegung ist freiwillig. Evolutionsbiologisch bedeutet das völlig zu Recht Energieeinsparung – eine evolutionsbiologische Sackgasse"? Von der WHO wird inzwischen Bewegungsmangel als eigenständiger Risikofaktor betrachtet, wobei genaue Aussagen zur Quantität unklar sind. Die Auswirkungen des Bewegungsmangels haben die gleiche Bedeutung wie diejenigen des Rauchens. Dagegen wird Übergewicht erst bei einem zusätzlichen Bewegungsmangel zum Risikofaktor. Derzeit gilt die allgemeine Empfehlung: 2–2,5 Stunden Bewegungstraining pro Woche dienen der Prävention chronischer Erkrankungen; ein Schwellenwert ist nicht bekannt. Auch für die Schwangerschaft ist bei einem unauffälligen Verlauf Bewegung ein wichtiger Faktor der Konditionierung.

Lebensmittelüberwachung: 2008 erfolgten fast eine Million Inspektionen in ca. 540.000 Betrieben der Nahrungsmittelindustrie durch amtliche Lebensmittelkontrolleure; Verstöße lagen bei 130.000 Betrieben vor. Es handelte sich um Fehler im Hygienemanagement:

- mangelhafte Hygiene bei 22 % der Geflügelfleisch verarbeitenden Metzgereien;
- Beanstandungen zur Hygiene bei 17 % der Speiseeis herstellenden Betriebe.

Positiv wurden Obst, Gemüse, Kartoffeln aus inländischer Bioproduktion erwähnt; kaum Pflanzenschutzmittelrückstände und Schwermetallgehalte. Als problematisch wurden 7 % der Reisproben eingestuft; sie waren Aflatoxin B1 positiv. Aflatoxine (Stoffwechselprodukte aus Schimmelpilzen) sind toxisch und kanzerogen. Die ebenso toxische Substanz Ochratoxin A wurde in Lakritze (45 %) und in Schokolade (60 %) gefunden.

Gentechnologie: Trotz der kontroversen Diskussionen zum Einsatz der Gentechnik im Agrar- und Lebensmittelsektor ist diese bereits Realität. Enzyme, Vitamine, Aminosäuren u. a. aus gentechnisch veränderten Mikroorganismen sind die wichtigsten Produkte. Beispiele aus dem Pflanzenanbau sind Soja, Mais, Raps. Realität ist, dass mehr als 20 transgene Pflanzenvarietäten weltweit auf ca. 100 Mio. ha angebaut werden. Perspektive wird sein, dass auch Pflanzen mit veränderten Inhaltsstoffen zum vorbeugenden Gesundheitsschutz (Prävention von Herzkreislauf- und Krebserkrankungen u. a.) als Functional Foods auf den Markt kommen.

Folgende Fragen stehen im Vordergrund:

- Welche Sicherheitsstandards gewähren die Unbedenklichkeit gentechnologisch veränderter Pflanzen?
- Sind verstärkte Antibiotika-Resistenzen aufgrund eines horizontalen Gentransfers zu befürchten?
- Wird die ohnehin ansteigende Inzidenz von Lebensmittelallergien nochmals erhöht?

Ernährung – Herausforderung des 21. Jahrhunderts: Es ist davon auszugehen, dass ca. 75 % aller in den westlichen Industriestaaten behandelten Erkrankungen primär Ernährungs- und Lebensstil-induziert sind. Die Folgen betreffen nicht nur den gesundheitspolitischen und medizinischen Bereich, sondern es ergeben sich umfangreiche und gravierende ökonomische und soziale Konsequenzen. Bewusst sind uns in erster Linie Folgen wie Adipositas, Diabetes mellitus Typ 2 und Herzkreislauferkrankungen. Weniger bewusst ist uns, dass ca. 25 % der in Deutschland stationär eingewiesenen Patienten deutliche Zeichen einer Mangelernährung aufweisen. Aus ärztlicher Sicht wird Ernährung zunehmend ein Ko-Faktor für medizinisch-therapeutische Konzepte. Ernährung ist ein essenzieller Bestandteil des Lebensstils und bedeutet im Zusammenhang mit körperlicher Aktivität eine Säule von Prävention und Therapie. Dementsprechend leiten wir für die Schwangerschaft zwei Schwerpunkte ab:

- Übergewicht, Adipositas sowie
- Mangelernährung/Unterernährung.

Seitens der Weltgesundheitsorganisation (WHO) wird die Adipositas als das weltweit am schnellsten wachsende Gesundheitsrisiko bewertet. Für Deutschland sind folgende Daten bezeichnend:

- durchschnittlicher Body-Mass-Index (BMI) im Jahre 1960: 21 kg/m^2;
- durchschnittlicher BMI im Jahre 2000: 26 kg/m^2;
- Berechnungen für das Jahr 2040: 30 kg/m^2.

Besonders im Zunehmen begriffen ist die sogenannte „zentrale" Adipositas, die häufiger mit Hypertonus, Diabetes mellitus Typ 2 und Fettstoffwechselstörungen (metabolisches Syndrom) einhergeht. Zum gegenwärtigen Zeitpunkt ist jedes 5. Kind und jeder 3. Jugendliche übergewichtig. Jede 5. deutsche Frau hat schon mehr als 5 Diätkuren absolviert. Ein signifikanter Gewichtsverlust wird jedoch nur von weniger als 15 % der Frauen erreicht (repräsentative Umfrage einer großen deutschen Krankenkasse). Die frustranen Versuche zur Gewichtsabnahme können psychosomatische Folgen haben. Schlussfolgerungen sind:

- frühzeitige Adipositas-Prävention unter Anleitung;
- Schwangerschaft (fetale Programmierung) als einen Ausgangspunkt für spätere Adipositas begreifen;
- prägravide Gewichtsreduktion sinnvoll;
- Reduktionsdiäten in der Schwangerschaft sind kontraindiziert.

Eine neue Herausforderung für das Gesundheitssystem ist der enorme Anstieg von Patienten mit einem Diabetes mellitus Typ 2. Im Jahr 2010 gibt es in Deutschland ca. 10 Mio. Typ-2-Diabetiker; der jüngste Patient ist 5 Jahre alt.

Ernährungsindustrie – Manipulation und Partnerschaft: Die Ernährungsindustrie wendet sich gegen die Pläne einer europaweiten besseren Herkunftskennzeichnung auf Lebensmitteln: „Eine verpflichtende Kennzeichnung einzelner Zutaten auf Lebensmitteln würden wir nicht als Fortschritt für die Verbraucher ansehen", sagte die Geschäftsführerin der Bundesvereinigung der Deutschen Ernährungsindustrie, Sabine Eichner-Lisboa; Berlin, März 2010. Die Verbraucherzentralen dringen wie die EU-Kommission auf verpflichtende Herkunftskennzeichnungen.

Sicherlich gebe es zusätzliche, teilweise verwirrende Informationen. Umfassende Informationen, z. B. Lebensmittelkennzeichnung, sind aber die Grundlage für notwendige Veränderungen in der Ernährungsweise.

Dabei sollen Fett, Salz und Zucker je nach Gehalt in rot, gelb oder grün auf der Verpackung angegeben werden, um Dickmacher schnell zu erkennen. Dies fordert auch die Verbraucherorganisation Foodwatch. Bundesverbraucherministerin Ilse Aigner (CSU) ist skeptisch. Die Chancen einer EU-weiten Ampel-Kennzeichnung sind bisher eher gering.

Ernährungslehre gehört in die Schulen, sollte Bestandteil der Allgemeinbildung werden. Auch gehört ein entsprechendes Angebot zu jeder Schwangerenberatung.

Nachfolgende Ausführungen verstehen sich als Informationen zu den Besonderheiten von Ernährung in der Schwangerschaft. Eine „ungünstige" Ernährungsweise kann zu einer lebenslangen Belastung, in Form von chronischen Erkrankungen, für das Kind werden. Die Fachbezeichnung lautet: fetale Programmierung. Ernährung in der Schwangerschaft kann Prävention und Therapie sein. Antiinflammatorisch, antidiabetogen, vasodilatativ, antioxidativ u. a. – Ernährungsmedizin gehört zur Medizin des 21. Jahrhunderts.

Ernährungsberatung – Ernährungsteam und Einzelberatung: Vertrauenspersonen für die Schwangere sind Hebamme und Gynäkologe. Das Hinterfragen der Ernährungsweise wird von den meisten Frauen sehr persönlich aufgefasst. Die Anamnese ist jedoch die Basis einer erfolgreichen Ernährungsberatung. Schon hier wird deutlich, dass Gynäkologen und Hebammen über Grundkenntnisse der Ernährungsberatung verfügen müssen. Die Befähigung zur Ernährungsberatung in der Schwangerschaft resultiert aus Kenntnissen über Physiologie und Pathophysiologie der Schwangerschaft, die fetale Entwicklung und Krankheiten in der Schwangerschaft. Bei speziellen Fragen ist das Ernährungsteam gefragt: Adipositas und metabolisches Syndrom, Mangelernährung, enterale und parenterale Ernährung (Rezepturen für individuelle Ernährung), Erstellung von Kost- und Kostaufbauplänen; ggf. stationäre Behandlung.

Präkonzeptionelle Beratung – zu wenig beachtet: Es handelt sich um medizinische Beratungsgespräche vor Eintritt der Schwangerschaft. Folgende Problemfelder sollten besprochen werden:

- Chancen für eine normal eintretende Schwangerschaft;
- Beurteilung des Gesundheitszustandes der werdenden Mutter, u. a. Bewertung von Informationen (Anamnese) entsprechend vorgegebener Risiko-Kategorien (Tabellen);
- Beurteilung des Frühgeburtenrisikos anhand eines Risikokatalogs unter besonderer Berücksichtigung vorausgegangener Fehl -, Früh- und Totgeburten;
- Empfehlung vorbeugender Gesundheitsmaßnahmen (Prävention), wie Folsäure- und Vitamin-D-Prophylaxe und Eisenstatus;
- Impfstatus überprüfen, ggf. Nachimpfung: Masern, Mumps, Röteln, Varizellen, Pneumokokken;
- Immunstatus überprüfen: Toxoplasmose, Röteln, Masern, Mumps, Hepatitis B;
- genetische Beratung, Aufklärung über Fehlbildungsrisiko und diagnostische Möglichkeiten in der Schwangerschaft.

Die perinatalmedizinischen Erfolge bei Müttern mit einem Diabetes mellitus Typ 1 basieren auch auf präkonzeptioneller Beratung und Therapie.

2 Feto-maternale Einheit

2.1 Physiologische Veränderungen in der Schwangerschaft

Stoffwechsel und Gewicht: In der Schwangerschaft kommt es zu einer Erhöhung des Grundumsatzes um 15–20%.
Positive Energiebilanz:
- verstärkte Proteinsynthese und
- Abspeicherung von 2–3 kg Fettgewebe.

Im letzten Trimenon überwiegt aufgrund eines verstärkten fetalen Gewebewachstums eine katabole Situation. In Abb. 2.1 sind die Faktoren der mütterlichen Gewichtszunahme dargestellt.
Die durchschnittliche Gewichtszunahme beträgt 11,5 bis 13,5 kg.

Stoffwechsel der Energieträger: Der Kohlenhydratstoffwechsel der Mutter erfährt tiefgreifende Veränderungen. Im nüchternen Zustand ist der Blutzuckerspiegel relativ erniedrigt. Die Plasmaspiegel für freie Fettsäuren steigen an. Mit zunehmender Schwangerschaftsdauer nimmt die Empfindlichkeit peripherer Organe gegenüber Insulin ab.
„Diabetogene" Stoffwechselsituation in der Schwangerschaft:
- Glukosurie in der Schwangerschaft häufiger;
- Anstieg des plazentaren humanen Plazentalaktogens (HPL; Insulinantagonist) im Verlauf der Schwangerschaft;
- zusätzlicher Energiebedarf der Plazenta.

Der Blutglukosespiegel des Feten liegt 25–30% unter dem der Mutter. Begründet ist dies im Eigenverbrauch der Plazenta. Das Kind ist auf Kohlenhydrate angewiesen, sie stellen 90% seiner Energiequelle dar.
Fettstoffwechsel: Erhöhung aller Lipidfraktionen mit Ausnahme der unveresterten Fettsäuren. Es entsteht eine sekundäre Hyperlipidämie.
Etwa 0,8% Stickstoff enthält das fetale Gewebe in der achten Schwangerschaftswoche. Am Ende der Schwangerschaft sind es 2,4% Stickstoff. Mit Ausnahme von Glutaminsäure, Asparaginsäure, Cystin und Cystein werden alle Aminosäuren aktiv an den Feten weitergegeben.

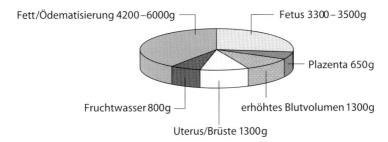

Abb. 2-1: Die Verteilung der mütterlichen Gewichtszunahme in der 40. SSW (aus Weber, 2010).

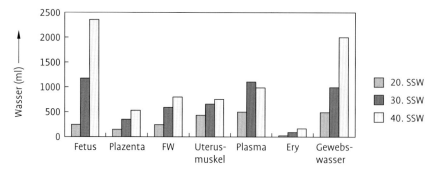

Abb. 2.2: Zunahme und Verteilung der Flüssigkeitsmenge während der Schwangerschaft (aus Weber, 2010).

Wasser- und Elektrolythaushalt: Die hormonelle Umstellung bewirkt eine Natrium- und Wasserretention. Mit ca. 35 % entfällt der größte Anteil auf den interstitiellen Raum. Aus Abb. 2.2 sind Zunahme und Verteilung des Wassers nach 20, 30 und 40 Schwangerschaftswochen (SSW) ersichtlich. Insgesamt beläuft sich somit das Körperwasser auf bis zu acht Litern nach der 40. SSW. Dieser Wert erhöht sich, wenn Ödeme hinzukommen.

Vitamine: Für alle Vitamine besteht in der Schwangerschaft ein Mehrbedarf. Dieser ergibt sich aus den Bedürfnissen des wachsenden Kindes und dem Metabolismus der Plazenta. Andererseits verlangt der schon in den ersten beiden Trimestern gesteigerte Stoffwechsel der Mutter nach genügend Vitaminen, deren Aufgabe hauptsächlich in der Aufrechterhaltung verschiedener Stoffwechselwege besteht. Für die fetale Entwicklung sind besonders bedeutsam:

• Folsäure;
• Vitamin B12.

Blutvolumen – physiologische Schwangerschaftsanämie: Während der Schwangerschaft erhöht sich das Blutvolumen um 30–40 %. Den größten Anteil hat das Plasmavolumen. Die Erythrozytenmenge ist lediglich um 25 % erhöht. Die Hämoglobinwerte können bis zu 6,8 mmol/l (normal in der Schwangerschaft) abfallen. Abb. 2.3 zeigt die Veränderungen von Blut-, Plasma- und Erythrozytenvolumen im Vergleich mit Nichtschwangeren.

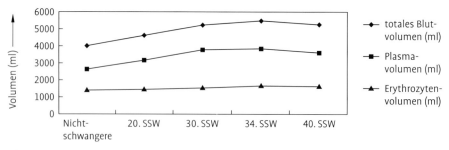

Abb. 2.3: Veränderung des totalen Blutvolumens, des Plasmavolumens und des Erythrozytenvolumens im Laufe der Schwangerschaft i. Vgl. zur Nichtschwangeren (aus Weber, 2010).

Ödeme: Die in der Schwangerschaft ansteigenden Östrogene verursachen eine Depolymerisierung der Polysaccharide des Interstitiums sowie eine verstärkte Bildung von Glykosaminglykanen. Wasser und Elektrolyte werden dadurch vermehrt eingelagert. Dies führt zum Auftreten generalisierter Ödeme. Kommt es zu einer akuten Wasserretention innerhalb von Stunden bis Tagen, die mit einer Hypertonie und häufig auch mit einer Proteinurie einhergehen, so ist dies als prognostisch ungünstig einzustufen.

Gastrointestinale Veränderungen: Die Schwangerschaft wirkt sich auch auf den Gastrointestinaltrakt aus. Symptome sind:
- Zahnfleischbluten infolge verstärkter Vaskularisation im Bereich des Parodontiums;
- Gastroösophagealer Reflux (Sodbrennen) infolge Abfalls des Ruhedrucks im unteren Ösophagussphinkter;
- Obstipation; Tonus und Motilität in den aboralen Teilen des Gastrointestinaltrakts herabgesetzt, vermehrte Wasserrückresorption aufgrund der gesteigerten Aldosteron-Angiotensinbildung und der Progesteronwirkung.

Plazentatransfer: Der Stoffaustausch an der materno-fetalen Grenzschicht wird über Diffusion, Filtration und aktiven Transport gewährleistet.
Der plazentare Gasaustausch vollzieht sich über freie Diffusion von O_2 und CO_2 in Abhängigkeit vom Druckgradienten. Dabei wird der O_2-Druckgradient durch die hohe fetale Hämoglobinkonzentration, die hohe Affinität des fetalen Hämoglobins (HbF) für Sauerstoff und den Bohr-Effekt gewährleistet. Steroidhormone und Stoffe mit einer Molekülgröße bis 500 Dalton wie Harnstoff und Wasser passieren die Plazentaschranke durch einfache Diffusion.
Aminosäuren werden über drei separate Systeme aktiv transportiert. Dabei sind ein Alanin-bevorzugtes, ein Leucin-bevorzugtes und ein Alanin-Serin-bevorzugtes System zu unterscheiden.

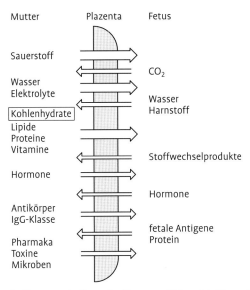

Abb. 2.4: Stoffaustausch über die Plazenta (Briese V: Plazenta. In: Frauenheilkunde und Geburtshilfe, Dudenhausen JW, Schneider HPG, Bastert G (Hrsg) Frauenheilkunde und Geburtshilfe, 2. Auflage, de Gruyter 2003).

Spurenelemente wie Kupfer, Chrom und Zink gelangen in den fetalen Blutkreislauf über aktiven Transport.

80 % der fetalen Fettsäuren werden vom Feten synthetisiert. Weitere 20 % erhält der Fetus über die Plazenta von der Mutter. Dabei passieren langkettige Fettsäuren die Plazenta durch passive Diffusion oder über Transport- und Bindungsproteine. Humanes plazentares Laktogen (HPL) vermindert den plazentaren Transfer von Fettsäuren, um den mütterlichen Eigenbedarf zu gewährleisten.

Der Glukosetransport erfolgt über erleichterte Diffusion mittels Glukosetransporter (GLUT), Isoform GLUT-1. Die insulinabhängigen Isoformen GLUT-4 und GLUT-12, sowie die insulinunabhängige Isoform GLUT-3 werden nur in der Frühschwangerschaft im Synzytium exprimiert. In der Spätschwangerschaft ist die GLUT-4-Expression auf intravillöse Stromazellen, die GLUT-3-Expression auf Endothelzellen der fetalen Gefäße begrenzt.

Fetale Programmierung: Epigenetik umfasst die phänotypische Ausprägung der Erbanlagen. Ein epigenetisch verändertes Gen kann auf die Folgegeneration weitervererbt werden. Faktoren, die ein sogenanntes Imprinting von Genen auslösen – Veränderung der genetischen Informationen durch die individuellen Lebensumstände – sind gegenwärtig nicht einzugrenzen. Der prägende Umweltfaktor (intra- und extrauterines Milieu) beeinflusst die „Art und Weise" bzw. das „Ja/Nein" der Genregulation; z. B. DNA-Methylierung, Histon-Modifikation, RNA-basierte Ausschaltung von Genen.

Chronische mütterliche Erkrankungen, Drogenabusus (u. a. Nikotin, Alkohol), Blutzucker-Synkopen, mütterliche Ernährungsfaktoren (u. a. Kohlenhydrat-/Protein-/Fett-Verhältnis, Mineralien- und Vitamin-D-Zufuhr) beeinflussen maßgeblich das fetale Wachstum und bestimmen den somatischen Entwicklungsstand.

Einfluss auf die fetale somatische Entwicklung haben
- biologische;
- medizinische;
- und anthropologische Einflussfaktoren.

Das Geburtsgewicht gilt im Resultat dieses Zusammenwirkens als Surrogate-Marker für die postnatale Entwicklung bis zur Adoleszenz.

Evidente anamnestische Daten zur Beurteilung des fetalen Wachstums:
- Körpertyp (Gewicht, Körpergröße) und Ernährungszustand der Mutter, Body-Mass-Index (BMI);
- Phänotyp des Vaters;
- familiäre Adipositas, familiärer Hochwuchs, familiärer Kleinwuchs;
- Mangelzustände, z. B. Malnutrition, Folsäure, Vitamin D, Kalzium;
- Medikamenteneinnahme, z. B. Betarezeptorenblocker;
- chronische Erkrankungen, z. B. chronisch entzündliche Darmerkrankungen, Diabetes, Schilddrüsenerkrankungen;
- Nikotinabusus;
- Index-Patienten (neonatale Hypo- oder Hypertrophie);
- Beurteilung der intrauterinen fetalen Wachstumskurve.

Zelldifferenzierungen und Wachstumsvorgänge sind charakteristisch für die Embryo- und Fetogenese. Die fetale Ernährung, in Abhängigkeit von der mütterlichen Ernährung, ist ein wichtiger Milieufaktor, der die epigenetischen Vorgänge unmittelbar beeinflusst. Der Fet „akzeptiert" die „angebotenen" intrauterinen Milieufaktoren und „geht davon aus", dass er angepasst an diese Faktoren auch postnatal gleichermaßen belastet wird, um gut bestehen zu können; der Fet ist intrauterin programmiert. Die

Epigenetik ist auch ein Sicherungssystem, um Milieuschwankungen auszugleichen. Gelingt dieses nicht, können daraus in der Embryogenese Fehlbildungen und während der Fetalperiode Wachstumsstörungen resultieren.

Eine intrauterine fetale Wachstumsretardierung beeinträchtigt die normale Entwicklung der Bauchspeicheldrüse; insbesondere der Beta-Zellen in den Langerhanśschen Inseln. Postnatal wird eine Verminderung der Insulinsekretion von Neugeborenen beobachtet. Entscheidend für die weitere Entwicklung der Neugeborenen, auch hinsichtlich der fetalen Programmierung, ist das nun folgende Ernährungsregime. Ein postnatal beschleunigtes kindliches Aufholwachstum beansprucht zusätzlich die Bauchspeicheldrüse. Die vormals intrauterine Überlastung der kindlichen Bauchspeicheldrüse wird nunmehr postnatal nochmals überlastet. Die Folge ist der Versuch eines kindlichen Kompensationsmechanismus mit Hyperinsulinämie und Entwicklung einer peripheren Insulinresistenz. Damit ist der Entwicklung eines Diabetes mellitus Typ 2 Vorschub geleistet. Die erhöhte Insulinresistenz des Feten resultiert auch aus einer relativ geringen fetalen Muskelmasse. Aus diesen gewonnenen Erkenntnissen lassen sich Überlegungen zu einem veränderten postnatalen Ernährungsregime ableiten. Eine bereits bestehende intrauterine Mangelernährung ist eben nicht durch eine postnatale Überernährung zu kompensieren, sondern kann zur Manifestation eines Diabetes mellitus Typ 2 bereits in der Adoleszenz führen.

Pränatale Programmierung des metabolischen Syndroms: Die plazentare Expression des Adipositas-assoziierten Gens (fat mass and obesity-associated gene, FTO) korreliert mit dem neonatalen Gewicht. FTO-Polymorphismen sind mit Adipositas assoziiert. Reize während einer kritischen Zeitperiode des fetalen Wachstums bzw. der fetalen Entwicklung haben zusätzlich postnatale Langzeiteffekte auf Struktur und Funktion von Geweben und Körpersystemen.

Frühe fetale Programmierung (Wachstumshormon, Insulin, insulin-like growth factor-1):
- Postprandiale Hyperglykämien beeinflussen die IGF-1- Axe (growth hormone/insulin-like growth factor-1).
- Hypothese: Auch Milch könnte postprandiale Hyperglykämien hervorrufen (Melnik 2009).
- Insulin/IGF-1-Signale tragen u. a. zur Regulation des fetalen Wachstums, der T-Zellreifung im Thymus, in der Adoleszenz und in der adulten Periode zur Pathogenese von Akne, Diabetes mellitus Typ 2, Adipositas, maligner und neurodegenerativer Erkrankungen bei.

Gesichert sind Zusammenhänge zwischen mütterlicher Unter- und Überernährung und Erkrankungen des metabolischen Syndroms. Wird der Fet während seiner intrauterinen Entwicklung exzessiv mit Veränderungen der Nährstoffzufuhr konfrontiert, resultieren strukturelle und funktionelle Veränderungen in Genen, Zellen, Geweben und Organen, z. B. im Hypothalamus. War man früher der Ansicht, dass lediglich eine fetale Wachstumsrestriktion (Unterernährung des Fetus) ein erhöhtes postnatales Krankheitsrisiko nach sich zieht, so weisen klinische Studien darauf hin, dass die fetale Makrosomie, ebenso wie mütterliches Rauchen, von großer Bedeutung sind.

Niedriges, normales und hohes Geburtsgewicht (Quelle: Erich Saling-Institut für Perinatale Medizin e. V.; www.saling-institut.de):
- extrem niedriges Geburtsgewicht <1.000 g;
- sehr niedriges Geburtsgewicht <1.500 g;
- niedriges Geburtsgewicht <2.500 g;

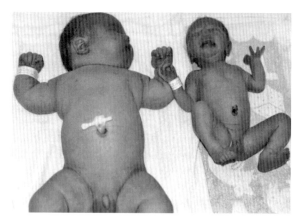

Abb. 2.5: Sowohl eine neonatale Makrosomie als auch eine neonatale Hypotrophie können ein späteres metabolisches Syndrom bedingen.

- normales Geburtsgewicht 2.500–4.499 g;
- Übergewicht ≥4.500 g.

Blutdruckregulation: „So haben schwangere Frauen im Kriegswinter 1944 untergewichtige Kinder geboren, von denen auffällig viele als Erwachsene eine Hypertonie, eine Adipositas und einen Diabetes entwickelt haben", G. Schönfelder von der Universität Würzburg.

Fetale Programmierung der Hypertonie:
- Niedriges Geburtsgewicht korreliert mit einem späteren Bluthochdruck aufgrund struktureller Veränderungen der Niere.
- Eine Mangelversorgung des Feten vor 32. Schwangerschaftswoche (SSW) kann zu irreversiblen Schäden führen, da die Nephrogenese erst nach der 34. SSW weitestgehend abgeschlossen ist.
- Eiweißmangel des Fötus;
- Vitamin-B12-, Folsäure- und Methioninmangel (tierexperimentelle Untersuchungen am Schaf).

Weitere Pathomechanismen:
- erhöhte Glukokortikoid-Exposition des Feten;
- Veränderung der fetalen Gefäßstruktur und Erhöhung des peripheren Gefäßwiderstandes;
- erhöhter Homocystein-Spiegel;
- Dysfunktion der Mitochondrien (gestörte Zellbiose).

Hypertonie im Erwachsenenalter auch Folge einer fetalen Überernährung:
- Die fetale Überversorgung führt zur Retardierung der Plazenta; Plazentainsuffizienz und plazentaren Dekompensation.
- In vitro-Studien deuten darauf hin, dass erhöhte Glukosespiegel die Funktion von Trophoblastzellen negativ beeinflussen. Zunehmende perizelluläre Glukosekonzentrationen führen zur Abnahme der Progesteronsekretion von Trophoblastzellen.

Dyslipoproteinämie heißt:
- erhöhte Triglycerid-Spiegel;
- erhöhte LDL-Cholesterin-Spiegel;
- verminderte HDL-Cholesterin-Konzentrationen im Serum oder im Plasma.

Klinische Untersuchungen zur mütterlichen Unterernährung während der frühen Schwangerschaft deuten auf eine signifikante Erhöhung des LDL-HDL-Verhältnisses ihrer Kinder im frühen Erwachsenenalter hin. Besonders gefährdet sind die in der frühen Schwangerschaft von mütterlicher Unterernährung betroffenen Kinder. Neben einer Dyslipoproteinämie treten dann auch häufiger Herzkreislauferkrankungen im frühen Erwachsenenalter auf. Die Ursachen für die später auftretende Dyslipoproteinämie sind unklar. Auf jeden Fall denkbar ist eine Beteiligung des Cholesterin-Stoffwechsels in der fetalen Leber. Z. B. ist auch denkbar, dass eine fetale Wachstumsrestriktion mit einer verminderten Dichte an LDL-Rezeptoren in der heranwachsenden Leber einhergeht. Dieser Mangel an Rezeptoren bedingt dann epigenetisch präformiert einen erhöhten LDL-Cholesterin-Spiegel. Ebenso wie bei Diabetes und Hypertonie kann auch eine spätere Dyslipoproteinämie der Kinder durch eine mütterliche Überernährung während der Schwangerschaft bedingt sein. Diese Aussage betrifft insbesondere erhöhte mütterliche Fettaufnahmen während der Schwangerschaft, wobei der Anteil der gesättigten Fettsäuren besonders hoch ist.

Fetale Entwicklung des Zentralnervensystems (ZNS): Eine besondere Bedeutung haben langkettige mehrfach ungesättigte Fettsäuren (Omega-3- und Omega-6-Fettsäuren), insbesondere Arachidonsäure (AA, Omega-6-Fettsäure) und Docosahexaensäure (DHA, Omega-3-Fettsäure). Während des letzten Schwangerschaftsdrittels und der ersten Monate nach der Geburt werden DHA und AA im Gehirn des Kindes eingelagert. Die Vorstufen der Fettsäuren kommen hauptsächlich vor in pflanzlichen Ölen (Leinöl, Rapsöl, Olivenöl, Sonnenblumenkernöl, Maiskeimöl), Fisch, Eigelb und magerem Fleisch.

Fette Fische werden für die kindliche Hirnentwicklung sehr hoch bewertet; Studien belegen positive Auswirkungen auf Intelligenz und Feinmotorik. Auch Kinder jenseits des Säuglingsalters profitieren von den langkettigen Omega-3-Fettsäuren, wie DHA.

- Schwangere und stillende Frauen sollten 200 mg DHA pro Tag zu sich nehmen; ein bis zwei Portionen fetten Seefisch (z. B. Hering, Makrele und Lachs) pro Woche.
- Alternativen: angereicherte Nahrungsmittel, Nahrungsergänzungsmittel;
- Wenn nicht gestillt wird: Flaschennahrungen mit DHA zwischen 0,2 % und 0,5 % des Gesamtfettgehalts.

Skelett-System: Magnesium und Kalzium, insbesondere ausreichend aufgenommen im 3. Trimester, sind entscheidend für die Knochendichte in der Adoleszenz.

Genussmittel: Alkohol und Rauchen sind, ebenso wie Drogen, für die fetale Entwicklung sehr ungünstige Pränatalfaktoren. Aus ernährungsmedizinischer Sicht gilt für Schwangere ein klares Alkohol- und Rauchverbot.

Alkohol: Alkohol passiert die Plazenta. Die embryonale und fetale Leber können Alkohol nicht abbauen, da die Alkoholdehydrogenase nur in geringen Mengen vorhanden ist. Der Alkoholkonsum gilt – neben Nikotin- und Drogenmissbrauch – als Risikofaktor für eine unzureichende Ernährung (Malnutrition) in der Schwangerschaft. Alkoholismus beeinträchtigt die Stoffwechselfunktionen. Unter einem fetalen Alkoholsyndrom versteht man kombinierte Fehlbildungen, wobei die Hypognathie äußeres Leitsymptom ist. Auch „geringe" Alkoholmengen können zu Störungen der fetalen und neonatalen Entwicklung des Zentralnervensystems führen.

Rauchen: Rauchen vermindert die Durchblutung von Uterus und Plazenta und führt zur Plazentainsuffizienz mit den Folgen einer fetalen Wachstumsrestriktion. Das über die Lunge aufgenommene Kohlenmonoxid gelangt mit dem Blut in den gesamten Kreislauf. Durch seine hohe Affinität zu Hämoglobin wird die Abgabe von Sauerstoff in das Gewebe erschwert. Die entstehende Gewebshypoxie ist wesentlich für die Wachstumsretardierung des Feten und andere Schwangerschaftskomplikationen verantwortlich. Die Situation verschlechtert sich zusätzlich, da Kohlenmonoxid im Feten akkumuliert. Bei Raucherinnen sind die Hämoglobinwerte wegen des höheren Anteils von Carboxyhämoglobin gewöhnlich höher. Zu beachten ist, dass Raucherinnen eine andere Ernährung bevorzugen, da Appetit und Geschmack verändert werden. So haben Raucher eine geringere Aufnahme von Faserstoffen, mehrfach ungesättigten Fettsäuren, Proteinen, Obst, Gemüse und Antioxidanzien, z. B. β-Carotin oder Vitamin C. Rauchen vermindert die Hypertonie- und Präeklampsie-Rate in der Schwangerschaft. Diese Tatsache ist aus der Hypertonieforschung bekannt. Dennoch sind die Endothelveränderungen erheblich.

Drogen:
- Kokain: Plazentapassage aufgrund des geringen Molekulargewichts, erhöhte Fehlbildungsrate;
- Heroin: Plazentapassage aufgrund des geringen Molekulargewichts. Heroin kann bereits nach einer Stunde im fetalen Gewebe nachgewiesen werden.
- Ecstasy: erhöhte Fehlbildungsrate.

Fazit: Die plazentare Expression des Adipositas-assoziierten Gens (fat mass and obesity-associated gene, FTO) korreliert mit dem neonatalen Gewicht. FTO-Polymorphismen sind mit Adipositas assoziiert. Reize während einer kritischen Zeitperiode des fetalen Wachstums bzw. der fetalen Entwicklung haben zusätzlich postnatale Langzeiteffekte auf Struktur und Funktion von Geweben und Körpersystemen. Sowohl fetale Hypo- als auch Hypertrophie können über Vorgänge der fetalen Programmierung ein späteres metabolisches Syndrom begünstigen.

Literatur:

1. Bassols J, Prats-Puig A, Vázquez-Ruíz M, García-González MM, Martínez-Pascual M, Avellí P, Martínez-Martínez R, Fàbrega R, Colomer-Virosta C, Soriano-Rodríguez P, Díaz M, de Zegher F, Ibáñez L, López-Bermejo A: Placental FTO expression relates to fetal growth. Int J Obes (Lond). 2010 Mar 30. [Epub ahead of print]
2. Kaku K, Osada H, Seki K, Sekiya S: Insulin-like growth factor 2 (IGF2) and IGF2 receptor gene variants are associated with fetal growth. Acta Paediatr. 2007; 96: 363–367.
3. Melnik BC: Milk – The promotor of chronic Western diseases. Med Hypotheses 2009 Jun;72(6):631–9.
4. Osada H, Seki K, Sekiya S: Genetic variations within the insulin gene region are associated with accelerated fetal growth. Tohoku J Exp Med. 2007; 212: 27–34.
5. Weber, J: Ernährung und Schwangerschaft – regionale Verzehrsstudie. Inauguraldissertation, Rostock, 2010.
6. Xi B, Mi J: FTO polymorphisms are associated with obesity but not with diabetes in East Asian populations: a meta-analysis. Biomed Environ Sci. 2009; 22: 449–457.
7. Yin J, Dwyer T, Riley M, Cochrane J, Jones G: The association between maternal diet during pregnancy and bone mass of the children at age 16. Eur J Clin Nutr. 2010 Feb; 64(2): 131–137.

3 Ernährung und Schwangerschaft

3.1 Inhaltsstoffe von Nahrungsmitteln (Kurzsteckbriefe)

3.1.1 Fettsäuren und Kohlenhydrate

Langkettige Omega-3-Fettsäuren: Mehrfach ungesättigte Fettsäuren (MUFS) sind durch >2 Doppelbindungen gekennzeichnet. Entsprechend der Stellung der ersten Doppelbindung vom Methyl-Ende erfolgt die Einteilung in n-9, n-6 und n-3-MUFS. Linolsäure (C18:2, n-6, LA) und Linolensäure (C18:3, n-3, HLA) sind essenziell für den Menschen. Die Ursache ist die bei Säugetieren fehlende Δ-12- bzw. Δ-15-Desaturase.

Natürliche Quellen für n-3-MUFS:
- Rapsöl;
- Leinöl;
- Walnussöl;
- Fettreiche Kaltwasserfische, z. B. Thunfisch, Hering, Lachs.

Kaltwasserfische enthalten:
- Eicosapentaensäure (C20:5, n-3, EPA);
- Docosapentaensäure (C22:5, n-3, DPA);
- Docosahexaensäure (C22:6, n-3, DHA).

Empfehlung zur täglichen Aufnahme von Omega-3-Fettsäuren:
- 0,3 g n-3-LC-MUFS;
- 0,5 g n-3-LC-MUFS (Prävention von kardiovaskulären Erkrankungen);
- 1 g n-3-LC-MUFS (American Heart Association);
- angestrebtes Verhältnis zwischen n-6- und n-3-Fettsäuren = 1:1 bis 1:2.

Positive Auswirkungen der n-3-LC-MUFS:
- Protektion des Gefäßendothels;
- verminderte Thrombozytenaggregation und -adhäsion;
- Absenkung der Serumtriglyzeride;
- Erhöhung des HDL-Cholesterols;
- Entzündungshemmung.

HS-Omega-3-Index – Biomarker für Herz-Kreislauferkrankungen: Er gibt den prozentualen Anteil der Fischöl-Fettsäuren Eicosapentaensäure (EPA) und Docosahexaensäure (DHA) in Erythrozyten an; Korrelation mit den Gewebespiegeln.
- Optimaler HS-Omega-3-Index: 8–11 %;
- Deutschland ca. 5 % vs. Japan ca. 10 %.

Regelmäßiger Verzehr von fettem Seefisch oder von Fischölkonzentraten, z. B. Omega3-loges®, kann den Omega-3-Index erhöhen.

Transfettsäuren (TFA):
- ungesättigte Fettsäuren mit >1 Doppelbindung (konjugiert, nicht konjugiert) in der trans-Konfiguration;
- Quellen: bakterielle Transformation von ungesättigten Fettsäuren im Pansen von Wiederkäuern;

- weitere Quellen: industrielle Härtung; z. B. zur Produktion von Lebensmitteln wie Margarine, Backfette und Kekse, teilgehärtete Pflanzenöle (Schwankungsbreite 1–30% des Gesamtgehalts an Fettsäuren);
- weitere Quellen: Erhitzen und Braten von Ölen;
- Aufnahme über die Nahrung: 1,2 bis 6,7 g/Tag = 0,8–1,9% der Energiezufuhr;
- TFA-haltige Ernährung erhöht Serum-LDL-Cholesterin (LDL-C);
- Zusammenhang zwischen einer höheren Aufnahme von TFA und einem erhöhten Risiko für Herz-Kreislauf-Erkrankungen (KHK-Risiko).

Kohlenhydrate: Kohlenhydrate werden durch ihren Glykämie-Index (GI), die Blutglukose-Reaktion nach Verzehr definierter Lebensmittel, charakterisiert.
- Der GI wird für Lebensmittel nach standardisierten Verfahren (FAO, WHO) bestimmt; GI = Fläche unter der Blutglukosekurve, die nach Verzehr des Lebensmittels zwischen 0 min und 120 min 7-mal gemessen wird.

Vereinfacht: Monosaccharide haben einen hohen und Polysaccharide einen niedrigen Index. Niedrig-glykämische Lebensmittel sind zu bevorzugen. In der Schwangerschaft sollte auf Zucker als Süßungsmittel weitestgehend verzichtet werden. Günstige Glykämie-Indizes, als Alternative zum Haushaltszucker, besitzen:
- Blütenhonig (51,3), Akazienhonig (53,0), Heidehonig (53,3) und Edelkastanienhonig (53,4).

Dennoch sollte das unnötige Süßen auch mit Honig unterlassen werden.

3.1.2 Vitamine

Fettlösliche Vitamine:
- Vitamin A (Retinol)
- Vitamin D (Calciferol)
- Vitamin E (Tocopherol)
- Vitamin K

Wasserlösliche Vitamine:
- Biotin
- Folsäure
- Niacin
- Pantothensäure
- Vitamin C (Ascorbinsäure)
- Vitamin B1 (Thiamin)
- Vitamin B2 (Riboflavin)
- Vitamin B6 (Pyridoxin)
- Vitamin B12 (Cyanocobalamin)

Fettlösliche Vitamine sind in fettreichen Lebensmitteln vorhanden. Die Resorption erfolgt nur zusammen mit Fetten im Dünndarm. Eine gestörte Fettverdauung führt zu Mangelerscheinungen; z. B. bei Pankreaserkrankungen. Die Resorption der wasserlöslichen Vitamine erfolgt ebenfalls im Dünndarm. In der Schwangerschaft und beim Stillen ist der Vitaminbedarf erhöht. Kommen Unterernährung, Resorptions- und Verwertungsstörungen sowie einseitige Kost hinzu, drohen Mangelerscheinungen; Hypovitaminosen, Avitaminosen. Ein Vitaminüberschuss, insbesondere fettlöslicher Vitamine, führt zu Hypervitaminosen; z. B. bei Vitamin A durch den erhöhten Verzehr von

Leber. Eine Selbstbehandlung mit hochdosierten Vitaminen und Vitaminpräparaten ist deshalb nicht zu empfehlen. Besonders während der Schwangerschaft gehört es zur Anamnese, nach Nahrungsergänzungsmitteln zu fragen.

Vitamin A

Chemischer Name: Vitamin A ist ein all-trans-Retinol und ein Alkohol aus 5 Isopren-resten. All-trans-Vitamere sind alle Retinoide, die die gleiche biologische Aktivität aufweisen wie all-trans-Retinol: Retinol (Vitamin A_1), Retinal, Retinsäure, Retinylester, Vitamin A_2.

Einordnung: Fettlösliches Vitamin, 1 I.E. Vitamin A = 0,300 µg All-trans-Retinol. Retinol wird auch zu den Diterpenen gerechnet.

Vorkommen: Leber, Honig, Milch, Spinat, Karotten, Orangen. Natürliche Retinol-Quellen sind auch Fisch, Butter, Eigelb.

Funktion: Vitamin A steht für Wachstum, Funktion von Haut, Schleimhäuten, Blutkörperchen. Vitamin A ist essenziell für den Sehvorgang. Vitamin A erleichtert den Einbau des Eisens während der Erythropoese in Erythrozyten. Retinol ist bedeutsam bei der Entwicklung des Zentralnervensystems; Retinol gilt als Wachstumsfaktor für Nervenzellen während der Embryogenese. Retinol ist an der Synthese von Steroidhormonen (Testosteron, Östrogene) beteiligt.

Empfohlene Zufuhr: Während der Schwangerschaft: 2.500 I.E.; 5.000 I.E. sollten nicht überschritten werden.

Risiken bei Mangel: Haarausfall, Sehstörungen, atrophische Veränderungen an Schleimhäuten und Speicheldrüsen.

Überdosierung in der Schwangerschaft: Bei kontinuierlicher Überschreitung von 25.000 (33.000) I.E. (10.000 RE, 10 mg)/Tag sind Fehlbildungen möglich. Zum Vergleich: 100 g Leber enthalten bereits ca. 50.000–100 .000 I.E. Vitamin A.
Retinol- und Retinoläquivalent/Vitamin A/β-Carotin:
- 1 RE (Retinoläquivalent) = 1 µg Retinol (Vitamin A)
- 1 RE (Retinoläquivalent) = 6 µg β-Carotin
- 1 RE (Retinoläquivalent) = 12 µg andere Provitamin-A-Carotinoide
- 1 RE (Retinoläquivalent) = 3,33 I.E. Vitamin A
- 3,33 IE Vitamin A = 1 µg Vitamin A

Umrechnung: 0,3 mg Vitamin A = 1.000 I.E. (Normale Zufuhr 0,75–1,2mg/Tag); 0,99 mg Vitamin A = 3.300 I.E. Vitamin A = 1mg Retinol (Vitamin A) = 1.000 RE (Retinoläquivalente) = 6 mg β-Carotin = 12 mg andere Carotinoide

Vitamin A als Medikament:
- Isotretinoin: antiacne Medikation, häufig im fertilen Alter angewandt; 3/10.000 Frauen, Tendenz steigend;
- Schwangerschaft während der Isotretinoin-Behandlung: ≥33/1.000 Personen – Jahre und Behandlung;
- Abbruchrate: 84%;
- Fehlbildungsrisiko bei Isotretinoin-Medikation im 1. Trimester: ca. 10% (Angaben bis 30%); Abortrate 3%, Totgeburtenrate 2%.

Fetales Isotretinoin-Syndrom:
- craniofaciale Fehlbildungen;
- Fehlbildungen des Zentralnervensystems;
- kardiale Fehlbildungen;
- Thymusaplasien.

β-Carotin

Chemischer Name: Naturfarbstoffe mit der Summenformel $C_{40}H_{56}$. Tetraterpene werden von Xanthophyllen abgegrenzt. β-Carotin ist die wichtigste Vorstufe von Vitamin A.

Einordnung: Sekundärer Pflanzenstoff, Pro-Vitamin A.

Vorkommen: z. B. gelbes und tiefgrünes Gemüse, wie Karotten, Spinat, Grünkohl, Feldsalat. Ebenfalls Quellen von β-Carotin sind: Tomaten, Spargel, Erbsen, Mais, Sauerkirschen, Mangos und andere Obstsorten.

Funktion: antioxidative Eigenschaften im Zusammenspiel mit anderen Antioxidanzien (Vitamin C, Vitamin E, Selen); β-Carotin kann im Fettgewebe gespeichert werden. Im Fettgewebe ist eine Akkumulation im Laufe des Lebens möglich.

Empfohlene Zufuhr: Empfehlungen für die präventive Zufuhr von β-Carotin liegen zwischen 2–6 mg/Tag (DGE, US National Cancer Institute).

Therapeutischer Dosierungsbereich: 15–45 mg/Tag. Medikamente mit mehr als 20 mg β-Carotin sind möglicherweise für Raucher gefährlich, da Studien auf ein erhöhtes Krebsrisiko speziell bei Rauchern hinweisen. Zum Vergleich: 100 g Spinat enthalten 4,7 mg β-Carotin.

Risiken bei Mangel: erhöhte Infektionsgefahr bei geschwächter Immunitätslage.

Überdosierung in der Schwangerschaft: Fehlbildungen bei hohen Dosierungen sind nicht bekannt.

Vitamin D

Chemischer Name: Cholecalciferol (Vitamin D₃), Ergocalciferol (Vitamin D₂).

Einheiten: 1 µg Vitamin D_3 = 40 I.E. Vitamin D_3, eine I.E. Vitamin D = 0,025 µg reines kristallines Vitamin D_3. Speicherung in der Leber zu 25-OH-Vitamin D, Aktivierung in den Nieren zu 1,25-OH2-Vitamin D. D-Vitamere sind Steroidderivate, Synthese aus Provitaminen durch fotochemische Reaktionen. 7-Dehydrocholesterin ist die Vorstufe des Cholecalciferol. 7-Dehydrocholesterin wird in der Leber und in der Darmschleimhaut mithilfe einer Dehydrogenase aus Cholesterin synthetisiert. Es erfolgt ein Transport zur Haut sowie Aktivierung durch UV-Strahlung.

Einordnung: Fettlösliches Vitamin.

Vorkommen: Leber, Fischleberöle, Fettfische (Hering, Makrele). Vitamin D3 enthalten auch Margarine, Butter, Eigelb und Milch. Speisepilze enthalten Vitamin D2.

Funktion: Aufrechterhaltung der Kalzium- und Phosphatplasmaspiegel. Vitamin D unterstützt die Aktivität der Leukozyten bei Infektionen. Reichliche Vitamin-D-Aufnahme soll das Darm- und Brustkrebsrisiko reduzieren.

Empfohlene Zufuhr: 10–15 µg/Tag Vitamin D für Schwangere.

Risiken bei Mangel: Ungenügende Knochenmineralisierung (Rachitis), Osteomalazie, sekundärer Hyperparathyreoidismus, Tetanie an Händen und Füßen.

Überdosierung: Toxische Reaktionen ab 500 µg/Tag bzw. 1.000 µg Vitamin D_3/Tag.

Folgen: Kalziumablagerung in den Arterien, in Gehirnzellen, in Gelenken, in den Nieren und in den Augen.

Vitamin E

Chemischer Name: Derivate des Tocols und des Tocotrienols, Zwischenprodukt ist Chinonmethid.

Tocopherole: α-Tocopherol, β-Tocopherol, γ-Tocopherol, δ-Tocopherol.

Tocotrienole: Alpha-Tocotrienol, β-Tocotrienol, γ-Tocotrienol, δ-Tocotrienol. Tocotrienole sind weniger wirksam als Tocopherole.

Einordnung: Fettlösliches Vitamin.

Vorkommen: α-Tocopherol besitzt die höchste relative biologische Aktivität und kommt in hohen Konzentrationen in Weizenkeim-, Sonnenblumen-, Maiskeimöl vor. 100 g Mandeln ohne Schale enthalten 25 mg Vitamin E (aber auch 577 kcal). 100 g Pinienkerne enthalten 13,7 mg Vitamin E (aber auch 689 kcal). 100 g Haselnuss enthalten 10,1 mg Vitamin E (644 kcal).
Weitere gute Tocopherol-Quellen: Nüsse, Vollkorngetreideerzeugnisse, Leguminosen.

Funktion: Antioxidationsmittel, Hemmung der Thrombozyten-Aggregation. Vitamin E ist Bestandteil aller tierischen Membranen, schützt mehrfach ungesättigte Fettsäuren vor der oxidativen Zerstörung durch Radikale, reagiert dabei selbst zu einem reaktionsträgen Radikal.

Empfohlene Zufuhr: in der Schwangerschaft 15–20 mg Vitamin E pro Tag. Eine I.E. Vitamine E = 1,0 mg All-rac-α-tocopherylacetat.

Risiken bei Mangel: Mangel nur bei besonderen Situationen, wie Alkoholismus, parenterale Ernährung, chronische Pankreatitis, chronische Hepatitis, chronische Cholestase, Mukoviszidose.

Überdosierung: Eine tägliche hohe Dosierung bis 1600 mg wurde bisher ohne Schäden toleriert.

Vorsicht: Wechselwirkung mit gerinnungshemmenden Medikamenten, erhöhte Neigung zu Blutungen, hohe Dosen von Vitamin E senken den Insulinbedarf bei Diabetes.

Vitamin K

Chemischer Name: Es werden 4 Vitamere unterschieden: Phyllochinon (Vitamin K_1), Menachinon-n (Vitamin K_2), Menadion (Vitamin K_3), Menadiol (Vitamin K_4). Vitamin K wird auch als Koagulations- oder antihämorrhagisches Vitamin bezeichnet.

Einordnung: Fettlösliches Vitamin.

Vorkommen: Vitamin K1 (Phyllochinone) in pflanzlichen Nahrungsmitteln, Vitamin K_2 (Menachinone) in tierischen Nahrungsmitteln. Vitamin K2 stammt auch aus bakteriellen Quellen. Vitamin-K-reiche Nahrungsmittel sind Spinat, Brokkoli, Grünkohl, Rindsleber, grüner Tee, Hühnerei, Butter.

Funktionen: Beteiligung an der Synthese von Gerinnungsfaktoren, Vitamin K ist Kofaktor der Gamma-Glutamyl-Carboxylase und steht für die Synthese der Gerinnungsfaktoren II (Prothrombin), VII (Prokonvertin), IX (Christmas-Faktor), X (Stuard-Faktor). Gamma-Glutamyl-Carboxylase wird in der Leber synthetisiert. Vitamin K ist wichtig für die Wirksamkeit des Proteins Osteocalcin. Die Zufuhr von Vitamin K dient der Osteoporose-Prävention.

Empfohlene Zufuhr: 60–80 µg/Tag.

Risiken bei Mangel: Blutungsneigung, gestörter Knochenaufbau.

Überdosierungen: Dosierungen bis 4.000 µg/Tag wurden toleriert. Nebenwirkungen nur bei Menadion bekannt.

Niacin

Chemischer Name: Sammelbegriff für Nikotinsäure und Nikotinamid. Gehört zu den Vitaminen, Vorstufe ist eine Aminosäure-Tryptophan.

Funktion: Aus Niacin abgeleitete Koenzyme sind für den anabolen und katabolen Stoffwechsel von großer Bedeutung. Niacin ist Bestandteil von ca. 200 Dehydrogenasen. Z. B. werden Atmung, Energiestoffwechsel und Steroidsynthese gesteuert.

Vorkommen: Tryptophanhaltige Lebensmittel sind Niacin-Quellen: z. B. Milch, Eier. Wichtige Lieferanten für Niacin sind Fleisch, Fleischerzeugnisse und Wurstwaren, alkoholfreie Getränke, Brot, Käse.

Versorgung: DACH-Referenzwerte für Niacin werden von den meisten Menschen in Deutschland deutlich überschritten.

Risiken bei Mangel: Pellagra, $3D_3$-Symptomatik (Dermatitis, Diarrhoe, Demenz). Erste Symptome sind Müdigkeit, körperliche Schwäche, Verdauungsstörung.

Risikogruppen für Niacin-Mangel: einseitige Ernährung, z. B. auf Mais-Basis (Entwicklungsländer), chronischer Alkoholismus, Leberzirrhose, chronische Diarrhoe, Hartnup-Krankheit.

Empfohlene Zufuhr: Der tägliche Bedarf beträgt 8 mg Niacin-Äquivalente (NÄ) pro Tag. Formel: Niacin-Äquivalente (mg) = (Niacin (mg) + Tryptophan (mg))/60. Die DGE empfiehlt 6,7 mg NÄ/1.000 kcal bzw. ca. 18–20 mg NÄ pro Tag für Schwangere. Die mittlere Niacinkonzentration im Plasma liegt bei 450 µg/dl.

Thiamin (Vitamin B1)

Chemischer Name: Aneurin, Anti-Beri-Beri-Vitamin. Vitamin B1 setzt sich aus einem Pyrimidin- und einem Thiazolring zusammen.

Wirkform: Coenzym Thiaminpyrophosphat.

Einordnung: Vitamin B-Komplex, wasserlösliches Vitamin.

Vorkommen: tierische Nahrungsmittel: Herz, Leber, Nieren, Gehirn, Muskelgewebe, speziell Schweinefleisch. Weizenkeime, vollkornhaltige Getreideprodukte, Erbsen.

Pflanzliche Ernährung: Getreide, Leguminosen, Kartoffeln.

Funktionen: Coenzym für Energiestoffwechsel, Metabolismus von Neurotransmittern, Kollagenbildung.

Empfohlene Zufuhr: in der Schwangerschaft 1,5–2,0 mg/Tag. z. B. enthalten 100 g Schinken 0,8 mg Vitamin B1. Eine mittlere Kartoffel enthält 0,24 mg.

Wechselwirkungen: Schwarzer Tee vermindert die Aufnahme von Vitamin B1.

Risiken bei Mangel: Wernicke-Korsakoff-Syndrom (sich ausbreitende Nervenentzündung, Muskelschädigung, Encephalopathie) bei Alkoholmissbrauch. Beri-Beri-Erkrankung. Risikogruppen für Vitamin-B1-Mangel in den Industrienationen sind vor allem Personen mit hohem Alkoholkonsum, aber auch gestillte Säuglinge von Müttern mit Thiamin-Mangel. Mangel durch hohen Kaffee- und Teekonsum möglich. Ein Folsäure-Mangel reduziert die Resorption von Thiamin.

Symptome: Appetitlosigkeit, Verdauungsstörungen, Obstipation, Reizbarkeit, Depression, Schlaflosigkeit.

Überdosierungen: Grenzbereich 200 mg, oberhalb wurde bei einigen Menschen Schwindel beobachtet.

Riboflavin (Vitamin B2)

Chemischer Name: Bezeichnung auch aus Laktoflavin (erstmals aus Milch isoliert).

Zusammensetzung: Isoalloxazinring, Ribityl-Seitenkette.

Einordnung: Vitamin B-Komplex, wasserlösliches Vitamin.

Vorkommen: Kalbsleber, Milch, Hühnerei, Käse, Rindfleisch, Champignons, Spinat, Fisch, Hülsenfrüchte.

Hauptquellen für Riboflavin: Milch und Milchprodukte.

Funktion: Antioxidans, Energieproduktion, Wachstum.

Empfohlene Zufuhr: in der Schwangerschaft 1,6–2,2 mg.

Risiken bei Mangel: fetales Wachstum kann restriktiv beeinflusst werden.

Überdosierungen: keine toxischen Reaktionen bekannt.

Pyridoxin (Vitamin B6)

Chemischer Name: Bezeichnung auch als Adermin. Zusammenfassung von drei substituierten Pyridinderivaten: Pyridoxal, Pyrodoxol, Pyridoxamin.

Einordnung: Vitamin-B-Komplex, wasserlösliches Vitamin.

Vorkommen: Pyridoxal und Pyridoxamin kommen hauptsächlich in tierischen Produkten vor: z. B. Leber, Nieren, Fleisch, Geflügel, Fisch. Pyridoxol kommt dagegen hauptsächlich in pflanzlichen Produkten vor: z. B. Getreide, Hülsenfrüchte, Gemüsearten (Kohl, grüne Bohnen, Feldsalat), Kartoffeln, Bananen. Den höchsten Vitamin-B6-Gehalt liefert die Kalbsleber (100 g = 0,9 mg Vitamin B6).

Funktion: Bildung von Niacin, Erhaltung eines normalen Blutzuckerspiegels, Synthesen der Myelinscheide, Synthese von Neurotransmittern, Bildung von Hämoglobin. Während der Schwangerschaft ist der Bedarf an Vitamin B6 erhöht.

Empfohlene Zufuhr: In der Schwangerschaft 2,5–5,0 mg/Tag.

Risiken bei Mangel: Anämie, Reizbarkeit, Depressionen, Kopfschmerzen, Schlaflosigkeit. Das in der Schwangerschaft häufig vorkommende reversible Karpaltunnelsyndrom kann mit Vitamin B6 behandelt werden.

Überdosierungen: Neurologische Störungen oberhalb 500 mg/Tag möglich.

Vitamin B12 (Cobalamin)

Chemischer Name: Weitere Bezeichnung: Extrinsic-factor. Porphyren-ähnliches Ringsystem, bestehend aus 4 teilweise hydrierten Pyrrol-Ringen. Typisch ist ein zentrales Kobalt-Atom.

Synthetische Formen: Hydroxycobalamin, Cyanocobalamin. Ein Intrinsic-Faktor (Magen) ist für die Resorption notwendig.

Einordnung: Vitamin-B-Komplex, wasserlösliches Vitamin.

Vorkommen: Da Vitamin B12 nur von Mikroorganismen synthetisiert werden kann, fehlt es in pflanzlichen Produkten, außer es haben Fäkalkontaminationen durch Düngung stattgefunden. Sehr reich an Vitamin B12 sind stoffwechselaktive Organe: Leber und Nieren. Geringere Quellen sind: Fleisch, Fisch, Eier, Milch, Käse. 100 g Kalbsleber enthalten 60 μg Vitamin B12, 100 g Lachs enthalten 3 μg Vitamin B12. Ein Hühnerei enthält 1 μg Vitamin B12. 100 ml Vollmilch enthalten 0,4 μg Vitamin B12.

Funktion: Aminosäure- und Fettsäuremetabolismus, Blutbildung, Folsäuremetabolismus, Gesundheit der Nervenzellen und Zellentwicklung.

Empfohlene Zufuhr: In der Schwangerschaft 3–5 μg/Tag. Die Absorption des Vitamins verschlechtert sich, wenn die Nahrungsaufnahme sich nicht auf mehrere kleine Portionen pro Tag verteilt.

Risiken bei Mangel: Homocystinurie (gestörte Methyl-Cbl-Synthese) und Methylmalonazidämie (gestörte Adenosyl-Cbl-Synthese).

Weitere Anzeichen eines Vitamin-B12-Mangels: Anämie, Müdigkeit, Thrombozytopenie, Neuropathie, Gedächtnisstörung, Depression.

Überdosierungen: Auch bei Dosierungen >10 mg/Tag keine Berichte von toxischen Reaktionen.

Folat/Folsäure

Chemischer Name: Folat: Pteroylpolyglutamate und -monoglutamate, Biologische Wirkform: Tetrahydrofolat, C1-Derivate Folsäure: Pteroylmonoglutamat (Einzelsubstanz).

Einordnung: Wasserlösliches B-Vitamin.

Farbe: gelb.

Entdeckung: Im Jahre 1938.

1941 erfolgte erstmals Isolierung der Substanz aus mehreren Tonnen Spinat.

Vorkommen Folat: in pflanzlichen und tierischen Lebensmittel. Besonders in: Spinat, Salat, Gurken, Kohlsorten, Brokkoli, Hülsenfrüchten, Innereien (u. a. Leber), Orangen, Beeren, Bananen, Milchprodukten (z. B. Weichkäse, Quark).

Vorkommen Folsäure: synthetisch hergestellte Substanz in angereicherten Nahrungsmitteln (z. B. Salz und Mehl), als Nahrungsergänzungsmittel (Tabletten)

Funktion: beteiligt an Zellteilung und Zellneubildung. Abbau von Homocystein → gefäßschädigendes Zwischenprodukt bei Stoffwechselprozessen.

Empfohlene Zufuhr: 400 µg Nahrungsfolat/Tag für Jugendliche und Erwachsene, 600 µg Nahrungsfolat/Tag in Schwangerschaft und Stillzeit. Zusätzlich 400 µg Folsäure/ Tag als Tablette mindestens 4 Wochen vor Beginn und während des ersten Drittels der Schwangerschaft.

Verdeckter Mangel: Risiko für Fehlbildungen beim Ungeborenen, erhöhter Homocysteinspiegel als Risikofaktor für Arteriosklerose. Bei ausgeprägtem Mangel zusätzlich: Blutarmut, Schwäche, Müdigkeit, Schwindelgefühl, Wachstumsstörungen.

Vitamin C

Chemischer Name: L-Ascorbinsäure. Durch Oxydation entstehen L-Dehydroascorbinsäure Vitamin C-Vitamere. L-Dehydroascorbinsäure wird durch Reaktion mit Glutathion zu L-Ascorbinsäure reduziert.

Einordnung: wasserlösliches Vitamin. Vitamin C hat keine besondere Wirkform, beteiligt sich als Co-Faktor an enzymatischen Reaktionen. Molekulare Mechanismen sind unzureichend aufgeklärt.

Vorkommen: Obst und Gemüse.

Vitamin-C-Recycling: Das Eiweißmolekül namens Glut 1, in der Hülle von Erythrozyten vorkommend, transportiert verbrauchtes Vitamin C in das Zellinnere zum „Recycling".

Funktionen: Antioxidans, Cholesterinabbau, Entgiftung der Leber und Ausscheidung von Medikamenten und Chemikalien, Förderung der Eisenresorption, der Hormonproduktion, Carnitin-Synthese, Kollagenproduktion, Kontrolle des Histamin-Spiegels, Synthese von Neurotransmittern.

Empfohlene Zufuhr: in der Schwangerschaft 100–200 mg/Tag (mindestens 70 mg/ Tag).

Risiken bei Mangel: verminderte Abwehrkraft gegen Infektionen, Zahnfleischentzündungen, Sehstörungen.

Überdosierungen: 1–2 g werden gut toleriert. Übelkeit, Meteorismus und Diarrhoe sind möglich.

Vorsicht: Wechselwirkung mit gerinnungshemmenden Medikamenten. Vitamin C kann deren Wirkung mindern.

Vitamin C – wichtiges Antioxidans in der Schwangerschaft: Schwangere ab 4. Monat 110 mg/Tag; Stillperiode 150 mg/Tag; Raucher 150 mg/Tag; Mehrbedarf auch bei Diabetes mellitus.

- Vitamin-C-Gehalte in Lebensmitteln in mg/100 g (Heseker und Heseker 2007):
  - Acerola   1.700
  - Sanddornsaft   265
  - Johannisbeere, schwarz   177
  - Paprika   140
  - Brokkoli   115
  - Grünkohl   105
  - Blumenkohl   64
  - Erdbeere   57
  - Orange   45
  - Tomate   20
  - Apfel   12
  - Kartoffel, gekocht   12
  - Banane   11
  - Zwiebel   7

Ascorbat ist ein bedeutendes Antioxidationsmittel im Organismus. Unter bestimmten Bedingungen, z. B. in der Gegenwart von freien Kupfer- und Eisen-Ionen, kann Ascorbinsäure prooxidativ wirken. Vitamin C trägt zur Kollagenstabilisierung bei. Bei Vitamin-C-Plasmakonzentrationen <20 μmol/l können erste subklinische Symptome auftreten. Klinische Symptome treten bei Konzentrationen <10 μmol/l auf. Nach wie vor umstritten sind Vitamin-C-Supplementierungen. Ein entsprechender Wirkmechanismus wurde bisher nur für Skorbut nachgewiesen. Evidenz basierte Vitamin-C-Empfehlungen für die Prävention und Therapie für weitere Erkrankungen gibt es bisher nicht. Vitamin-C-Supplementierungen könnten die Dauer von Erkältungskrankheiten verkürzen. Die meisten positiven Effekte verbleiben derzeit auf der phänomenologischen Ebene. Eine hohe Vitamin-C-Zufuhr in der Schwangerschaft könnte negative Folgen für den Fetus oder das Neugeborene haben. Osmotisch bedingte Diarrhoen treten bei mehr als 3 g Ascorbinsäure pro Tag auf; No Adverse Effect Level (NOAEL) bzw. Upper Intake Level (UL) = 2 g Ascorbinsäure pro Tag. Um Plasmakonzentrationen von 50–75 μmol/l zu erreichen, ist eine tägliche Vitamin-C-Zufuhr von 82 mg ausreichend. 100 mg sind durch ausgewogene Ernährung, einschließlich der geforderten 5 Portionen Obst und Gemüse, gut zu erreichen. Entsprechend der Nationalen Verzehrsstudie II (2008) beträgt die tägliche Vitamin-C-Zufuhr 130 mg (Medianwert) für Männer und 134 mg für Frauen.

Subklinische Symptome bei Mangel:
- Müdigkeit;
- Leistungsschwäche;

- verlangsamte Erholung nach Krankheiten;
- Infektanfälligkeit;
- Wundheilungsstörungen;
- Depression.

Klinische Symptome:
- Petechien (Fragilität der Blutgefäße);
- Gingivitis;
- Ödeme;
- Neuropathien;
- Hyperkeratose;
- Dyspnoe;
- Gelenkschmerzen.

Vitamin H (Biotin)

Chemischer Name: auch als hitzestabiler Faktor H bezeichnet. Kondensationsprodukt aus Harnstoff und einem hydrierten Thiophanring. 8 Stereoisomere sind möglich. Biotin ist ein Co-Enzym.

Einordnung: Co-Enzym.

Vorkommen: Kalbsleber, Sojabohnen, Weizenkleie, Haferflocken, Champignons, Hühnerei, Avocado, Vollmilch. 100 g Kalbsleber enthalten 75 µg Biotin. 100 g Avocado enthalten 10 µg Biotin. 100 ml Vollmilch enthalten 3,5 µg Biotin.

Funktionen: prosthetische Gruppe von Carboxylasen: Pyruvatcarboxylase, Acetyl-Co-enzym-A-Carboxylase, Propionyl-Coenzym-A-Carboxylase, Methylcrotonyl-Coenzym-A-Carboxylase. Biotin ist wirksam bei Entgiftungsreaktionen in der Leber.

Empfohlene Zufuhr: in der Schwangerschaft 75–150 µg.

Risiken bei Mangel: verminderte Aktivität Biotin-abhängiger Enzyme. Erbrechen, Magenschmerzen, Haarausfall, Muskelschmerzen, Dermatitis, Depression, Müdigkeit. Mangelzustände können auch eine Hypercholesterinämie sowie eine Verminderung der B- und T-Zellen bewirken. Zu vermerken sind auch Störungen bei der Reproduktion und bei der Laktation.

Überdosierungen: Biotin auch oberhalb 60 mg/Tag nicht toxisch.

Pantothensäure

Chemischer Name: Co-Enzym A ist die aktive Form der Pantothensäure.

Einordnung: Co-Enzym.

Vorkommen: Kalbsleber, Erdnüsse, gelbe Erbsen, Sojabohnen, Naturreis, Hummer, Wassermelone, Brokkoli, Hühnerei. 100 g Kalbsleber enthalten 7,5 mg Pantothensäure. 100 g Brokkoli enthalten 1,3 mg Pantothensäure.

Empfohlene Zufuhr: 7 mg/Tag.

Risiken bei Mangel: Anämie, Depression, Erbrechen, Magenschmerzen, geschwächte Immunität, Kopfschmerzen, Müdigkeit, Muskelschmerzen, Neuropathie, Schlaflosigkeit.

Überdosierungen: Bisher wurden keine toxischen Reaktionen nach oral verabreichtem Kalziumpantothenat (bis zu 10 g) nachgewiesen.

3.1.3 Mineralien

Kalium

Vorkommen, hohe Gehalte: Hülsenfrüchte, Trockenobst, Kakao.

Mittlere Gehalte: allgemein in pflanzlichen Lebensmitteln, wie Obst, Gemüse, Kartoffeln. 1 Orange (125 g) 180 mg Kalium. 1 Banane enthält ca. 500 mg Kalium. 100 g Linsen enthalten 810 mg Kalium.

Funktionen: Hauptkation der intrazellulären Flüssigkeit, Regulation des intrazellulären osmotischen Drucks, Regulation des Säure-Basen-Haushalts, Aufrechterhaltung des Membranpotentials, Aktivierung von Enzymen der Glykogen- und Proteinsynthese.

Empfohlene Zufuhr: 2–4 g/Tag.

Risiken bei Mangel: Müdigkeit, Schwindel, Muskelschwäche, kardiale Arrhythmien. Kalium senkt den Blutdruck und den Blutzuckerspiegel.

Überdosierungen: Herzrhythmusstörungen, Schwäche und Angstzustände.

Magnesium

Vorkommen, hohe Gehalte: Geflügel, Fisch, Fleisch, Leber, Milchprodukte, Hülsenfrüchte, Getreide, Gemüse, Beerenobst, Bananen. Große Mengen aufgenommener gesättigter Fettsäuren verringern die Verfügbarkeit.

Funktionen: Knochenmineralisierung, Beeinflussung der Nerven- und Muskelreizbarkeit, Beteiligung an der Atmungskettenphosphorylierung.

Empfohlene Zufuhr: in der Schwangerschaft 600–800 mg/Tag.

Risiken bei Mangel: Übererregbarkeit, Schlaflosigkeit, Konzentrationsstörungen, Depressionen, Störung des Immunsystems.

Überdosierungen: selten, abführende Wirkung (Laxantien).

Kalzium

Vorkommen: Milchprodukte, Ölsardinen, Sojabohnen, Grünkohl, Fenchel, Brokkoli, Lauch, Orangen, Weizenvollkornbrot. 100 g Käse (30 % Fett) enthalten 830 mg Kalzium. 100 g Weizenvollkornbrot enthalten 63 mg Kalzium.

Funktionen: Faktor innerhalb des Blutgerinnungssystems, Kalzium-/Magnesiumgleichgewicht für Herzfunktion entscheidend, Regulation der Reizleitung zwischen den Nervenzellen, Strukturelement im Knochenaufbau.

Empfohlene Zufuhr: in der Schwangerschaft 1200–1500 mg.

Risiken bei Mangel: erhöhte Blutungsneigung, Osteoporose, Muskelkrämpfe, erhöhte Erregbarkeit des Nervensystems, Parodontose.

Überdosierungen: kein erhöhtes Nierensteinrisiko wie bisher angenommen. 2g/Tag werden gut toleriert.

Zufuhrempfehlungen für weitere Mineralien

Natrium:	5–6 g, eher 3 g/Tag
Eisen:	in der Schwangerschaft 30 mg
Zink:	in der Schwangerschaft 15–20 mg
Jod:	in der Schwangerschaft 200 µg/Tag (neuere Empfehlung auch nur 100 µg/Tag)
Selen:	in der Schwangerschaft 75–150 µg/Tag
Kupfer:	in der Schwangerschaft 1,5–2,0 mg/Tag
Mangan	in der Schwangerschaft 2–5 mg/Tag
Fluor:	in der Schwangerschaft 1 mg/Tag (geringere Dosierung bei fluoridiertem Trinkwasser)
Chrom:	in der Schwangerschaft 100–200 µg
Molybdän:	in der Schwangerschaft 100–250 µg
Phosphor:	in der Schwangerschaft 1.200–1.500 mg

Oxalsäure

Oxalsäure wird vorwiegend über pflanzliche Lebensmittel (Gemüse) aufgenommen. Oxalsäure ist eine antinutritive Substanz und verschlechtert die Bioverfügbarkeit von aufgenommenen Mineralien.
Einteilung der Lebensmittel:
- 10 mg/100 g = niedriger Oxalsäuregehalt;
- 10–50 mg/100 g = mittlerer Oxalsäuregehalt;
- >50 mg/100 g = hoher Oxalsäuregehalt.
Mit einem hohen Oxalsäure-Gehalt belastet sind:
- Rhabarber, rote Bete, Sauerampfer (500 mg/100 g!);
- Spinat, Süßkartoffel, Yamswurzel;
- Mandeln, Cashew-Kerne, Haselnuss, Walnuss, Erdnuss;
- getrocknete Sojabohnen;
- Kakaopulver, Zartbitter- und Milchschokolade;
- Weizenkleie.
Eine Steigerung der Kalzium-Zufuhr auf 1.200 mg/Tag reduziert die intestinale Absorptionsrate der Oxalsäure auf 2,6 %. Oxalsäure in der Nahrung führt andererseits zur Hemmung der Resorption von Kalzium, Eisen, Magnesium:
- 100 g Spinat bindet das gesamte Kalzium aus 200 ml Milch.
- Gefährdet sind Veganer und laktoseintolerante Personen.
Empfehlungen zu Oxalsäureaufnahme:
- Gelegentlich Oxalsäurehaltige Lebensmittel (u. a. Spinat, Rhabarber).
- Einweichen und Kochen vermindern Oxalsäuregehalt;

- Hyperoxalurie kann Harnsteine verursachen; tägliche Trinkmenge beachten (1,5–2,0 l).
- Oxalsäurehaltige Lebensmittel mit Milchprodukten aufnehmen.
- Tee vermindert ebenfalls die Verfügbarkeit von Oxalsäure.

3.1.4 Sonstige Lebensmittelbegleitstoffe

Purine:
- Purinstickstoffgehalt in mg/100g;
- Summe der molaren Stickstoffgehalte der vier Purinbasen;
- Harnsäureäquivalent. Purinstickstoffgehalt, multipliziert mit dem Faktor 3.

Phytinsäure:
- Mineralstoffe in Früchten und Samen häufig an Phytinsäure gebunden;
- Phytinsäure verringert Bioverfügbarkeit der Nährstoffe.

Salicylsäure:
- Salicylsäure kommt in Obst, Gemüsen, Kräutern und Gewürzen vor.
- Salicylate können unerwünschte allergische Reaktionen auslösen.

3.1.5 Genderaspekte der Ernährung

Frauen haben einen geringeren Grundumsatz als Männer und essen daher weniger. Weitere Vorteile der Frauen:
- weniger Milch, Milchprodukte, Käse;
- geringerer Verzehr von Fleisch, Wurstwaren, Fleischerzeugnissen (83 g/Tag [♀] vs. 160 g/Tag [♂]);
- höherer Obstverzehr (270 g/Tag [♀] vs. 222 g/Tag [♂]);
- geringfügig erhöhter Gemüseverzehr (243 g/Tag [♀] vs. 222 g/Tag [♂]);
- erhöhter Konsum von Kräuter- und Früchtetee (318 g/Tag [♀] vs. 149 g/Tag [♂]);
- verminderter Limonadenkonsum (88 g/Tag [♀] vs. 224 g/Tag [♂]);
- geringerer Bierkonsum (39 g/Tag [♀] vs. 253 g/Tag [♂]);
- geringfügig weniger Wein (38 g/Tag [♀] vs. 47 g/Tag [♂]).

Für Frauen sind wichtiger:
- gesundheitliche Aspekte;
- Bioprodukte;
- vegetarische Ernährungsweise;
- Kochen statt Fast Food.

Betrachtet man die Energiezufuhr, dann bevorzugen Frauen zur Gewährleistung derselben Gemüse, Milch und Milchprodukte. Der Brotverzehr ist bei beiden Geschlechtern gleich.

Referenz-Energiebedarf/Tag:
- Männer 2.400 kcal;
- Frauen 1.900 kcal;
- Schwangere 2.400–2.600 kcal (für eine Frau, die 60 kg wiegt und durchschnittlich aktiv ist).

Tab. 3.1: Einteilung der Lebensmittel

Lebensmittelgruppen	Lebensmitteluntergruppen
Getränke	Getränke
Gemüse	Gemüse Gemüsesaft
Obst	Obst Obstsaft
Getreide, Getreideerzeugnisse, Kartoffeln	Brot, Getreideflocken Beilagen (Kartoffeln, Nudeln, Reis)
Milch, Milchprodukte	Milch Jogurt Käse
Fleisch, Wurst, Fisch, Ei	Fleisch Wurst Fisch Ei
Fette, Öle	Fette Öle
Süßigkeiten, fette Snacks	Süßes, Snacks

Tab. 3.2: Vom aid infodienst Ernährung, Landwirtschaft, Verbraucherschutz e. V. (aid) empfohlene Portionsgröße für Erwachsene (6-5-4-3-2-1).

Lebensmitteluntergruppe	Größe einer Portion	Lebensmittelgruppe	Portionen pro Tag
Wasser Saft	280 ml 100 ml	Getränke	6
Brot, Getreideflocken Kartoffeln, Nudeln, Reis, Getreide (gekocht)	70 g	Getreide, Getreideerzeugnisse, Kartoffeln	4
Gemüse, Salat Obst	140 g 125 g	Gemüse und Obst	3 2
Milch Joghurt Käse	250 ml 150 g 30 g	Milch und Milchprodukte	3
Fleisch Wurst Fisch Eier	200 g 30 g 150–200 g 2–3 Stück	Fleisch, Wurst, Fisch und Ei	1
Öl Margarine, Butter	18 g 18 g	Fette und Öle	2
Süßes, Knabbereien	220 kcal	Süßigkeiten und Snacks	1

Literatur:

1. Bérard A, Azoulay L, Koren G, Blais L, Perreault S, Oraichi D: Isotretinoin, pregnancies, abortions and birth defects: a population-based perspective. Brit J Clin Pharmacol DOI:10.1111/j.1365-2125.2006.02837.
2. Heseker B, Heseker H: Nährstoffe in Lebensmitteln. Umschau Zeitschriftenverlag, Sulzbach, 2007.
3. Institute of Medicine. Dietary Reference Intakes for Vitamin C, Vitamin E, Selenium and Carotinoids. National Academy Press, Washington, D.C., 2000.
4. Mandl J, Szarka A, Banhegyi G: Vitamin C: update on physiology and pharmacology. Br J Pharmacol 2009; 157: 1097–1110.
5. Stahl A, Heseker H: Vitamin C: Physiologie, Vorkommen, Analytik, Referenzwerte und Versorgung in Deutschland. Ernährungs-Umschau 2010; 57: 134–140.
6. www.gesundheit.gs/vitamin-a-retinol.htm, aufgerufen am 01. 03. 2010

3.2 Ernährungsdefizite in der Schwangerschaft

Risikofaktoren für eine unzureichende Ernährung sind u. a.:
- Teenager (<15 Jahre);
- 3 oder mehr Schwangerschaften in den vorausgegangenen 2 Jahren;
- belastete geburtshilfliche Anamnese (Mangelentwicklung, intrauteriner Tod, Frühgeburt);
- ungünstige sozial-ökonomische Begleitumstände (niedriger sozioökonomischer Status);
- Konsum von Nikotin, Alkohol und Drogen;
- spezielle Diät bei chronischen Systemerkrankungen, einschließlich Reduktionsdiät;
- BMI prägravide <18,5 und >30,0 kg/m^2;
- Mehrlingsschwangerschaft;
- Multiparität.

Energiehaushalt: Eine übermäßige Aufnahme von Energie mit resultierendem Übergewicht ist mit einer Reihe von Komplikationen während der Schwangerschaft (Hypertonie, Begünstigung eines Schwangerschaftsdiabetes, Förderung der Entstehung von Spätgestosen) verbunden. Übergewichtige Schwangere haben ein erhöhtes Gestationsdiabetes-Risiko. Problematisch ist, dass ein Übergewicht in der Schwangerschaft häufig eine Adipositas im weiteren Lebensabschnitt nach sich zieht. Frauen, die bereits vor der Schwangerschaft übergewichtig sind, bevorzugen zumeist eine hyperkalorische, an Nährstoffen arme Ernährungsweise. Die Folge ist eine Mangelversorgung des Feten. Die mütterliche Energiezufuhr korreliert mit dem Geburtsgewicht. Das Geburtsgewicht ist ein Surrogate-Marker für spätere Erkrankungen (fetale Programmierung). Hypotrophe Neugeborene weisen in höheren Lebensabschnitten höhere Raten an Todesfällen wegen koronarer Herzkrankheit sowie eine höhere Inzidenz des Diabetes mellitus Typ 2 auf.

Makronährstoffe: Ein ungünstiges Verhältnis der Makronährstoffe (Fette, Eiweiße, Kohlenhydrate) kann mit unterschiedlichen Störungen einhergehen:
- Diabetische Stoffwechsellage mit Anstieg der freien Fettsäuren.
- Kohlenhydrat-Unterversorgung: Gluconeogenese. Substrate sind Lactat aus Muskulatur und Erythrozyten, Glycerol aus dem Fettgewebe sowie glucogene Aminosäuren.

- Ein Mangel an ungesättigten Fettsäuren ist ungünstig für die Entwicklung des Zentralnervensystems.
- Hypothese: Mangel an langkettigen, mehrfach ungesättigten Omega-3-Fettsäuren oder ein Übermaß an Omega-6-Fettsäuren beeinflusst die Schwangerschaftsdauer.
- Ein Proteinmangel, besonders in der Frühschwangerschaft, ist mit einer erhöhten Rate an Aborten verbunden.

Mikronährstoffe – Vitamine: Der Zusammenhang zwischen Störungen im Schwangerschaftsverlauf und mangelhafter Mikronährstoffversorgung ist inzwischen sehr gut belegt. Eine wichtige Rolle für die Zellteilung und damit für das Wachstum des Embryos nimmt Folsäure ein. Durch Multicenterstudien wurde belegt, dass eine präkonzeptionelle Folsäure-Einnahme (400–800 µg) das Risiko eines erstmaligen und wiederholten Auftretens von Neuralrohrdefekten (NRD), wie Spina bifida, Anenzephalie bzw. Lippen-, Kiefer- und Gaumenspalten verringert. NRD gehören mit einer Häufigkeit von 1 bis 1,5 pro 1.000 Geburten zu den häufigsten angeborenen Fehlbildungen. Es gibt Hinweise, dass Folsäure auch die Frühgeborenen-Rate vermindert. Weitere Vitamin-Mangelsituationen:

- Vitamin B6: Hyperemesis gravidarum, Dermatitis, Neurodermitis;
- Vitamin B1: intrauteriner Wachstumsretardierung, Hyperemesis gravidarum, Wernicke-Enzephalopathie, Beri-Beri;
- Vitamin A: intrauterine Wachstumsretardierung.

Vitamin A ist für Wachstum und Entwicklung essenziell. Iatrogene Überdosierungen (>25.000 IU) und Retinoid-Dermatika wirken teratogen. Tierexperimentelle Studien zeigten, dass Fehlbildungen craniofacialer Strukturen, Herzfehlbildungen, Thymusaplasie und Anomalien des Zentralnervensystems auftreten können. Retrospektive Fehlbildungsanalysen (Fehlbildungsregister) bestätigten das erhöhte Risiko. Diese Aussagen betreffen nicht die Carotinoide. Carotinoide stammen aus pflanzlichen Lebensmitteln, Vitamin A aus tierischen Lebensmitteln.

Mikronährstoffe – Mineralien

Eisen: Mögliche Ursachen für einen Mangel sind:
- alimentärer Mangel;
- Malabsorption, z. B. Erkrankungen und Störungen des Mineralhaushalts (chronisch entzündliche Darmerkrankungen, Steatorrhoe), Kalzium-Phytat inhibiert die Zinkaufnahme, Kupfermangel hemmt die Eisenverwertung für die Hämoglobinsynthese.

Entsprechend der Dosis-Wirkungsbeziehung kann die Aufnahme defizitär, marginal (suboptimal), optimal, subtoxisch oder toxisch sein. Zu den bekanntesten Versorgungsproblemen in der Schwangerschaft gehören Jod und Eisen. Hohe Eisengehalte haben Leber, Blutwurst, Vollkornbrot, Spinat, Bohnen, Erbsen und Champignons. Die Eisen-Verfügbarkeit beträgt:

- Aus tierischen Lebensmitteln (Häm-Eisen, Fe^{2+}): 23 %;
- Aus pflanzlichen Lebensmitteln (Nicht-Häm-Eisen, Fe^{3+}): 3–8 %.

Einen positiven Einfluss auf die Bioverfügbarkeit von Nicht-Hämeisen (Chelatbildung) haben Vitamin C, Cystein, Methionin und Zucker. Einen negativen Einfluss auf die Bioverfügbarkeit sowohl auf Hämeisen als auch auf Nicht-Hämeisen haben Phytat,

Phosphat und Gerbsäuren. Weitere Faktoren für die Verminderung der Verfügbarkeit von Nicht-Hämeisen:

- Oxalat und Kalziumsalze;
- Milch- und Sojaprodukte;
- Pharmaka, wie Aspirin und Antazida.

Die durchschnittliche Absorptionsrate für Eisen beträgt 10–15%; Körperbestand 2–4 g, Plasmakonzentrationen 0,10 mg/dl; Urinausscheidung 0,09 mg/Tag. Die Salzsäure des Magens reduziert Fe^{3+} zu Fe^{2+}. Speichereisen umfasst 25% des Körpereisens (Ferritin, Hämosiderin); 1–2% ist Transporteisen (Transferrin). Funktions-Eisen verteilt sich auf:

- Hämoglobin (62–64%);
- Myoglobin (4%);
- Cytochrome (1%);
- Eisen-Porphyrin-Komplexe, Eisen-Flavin-Komplexe, Eisen als Co-Faktor (5%).

Die Eisenzufuhr für Schwangere beträgt 15 mg/Tag (DGE-Empfehlung). Die Folgen eines Eisenmangels sind Eisenmangelanämie (mikrozytäre, hypochrome Anämie) und Leistungsabfall. Weitere Folgen eines Eisenmangels sind:

- Kopfschmerzen und Erschöpfungssymptome;
- Infektanfälligkeit, Erschöpfung;
- gestörte Erythropoese;
- Lethargie;
- Parästhesie;
- Tachykardie, Tachypnoe, Belastungsdyspnoe;
- Glossitis und Cheilitis, Plummer-Vinson-Syndrom;
- Restless-legs-Syndrom (RLS).

Ovo-Lakto-Vegetarier sind stärker gefährdet als Veganer, da Kuhmilchprodukte die Eisenresorption hemmen. Ein mütterlicher defizitärer Eisenmangel kann die Ursache für Aborte, Frühgeburtlichkeit und fetale Wachstumsrestriktion sein. Nach 25 SSW besteht ein erhöhter fetaler Eisenbedarf. Es werden Reserven für die Zeit nach der Geburt anlegt. Nach 36 SSW erhöht sich der Eisenbedarf um 66%. Alkoholismus kann die Ursache für eine Überversorgung sein; Eisenspeicherkrankheit.

Eisenmangelanämie – parenterale Substitution:

- Ferinject®; Eisen 500 mg ad injectionem; Infusion von bis zu 1.000 mg über mindestens 15 Minuten (max. 1.000 mg/Woche) oder 200 mg per Bolusinjektion (max. 3 × 200 mg/Woche).

Zink: In tierexperimentellen Studien war ein Zinkmangel zum Zeitpunkt der Konzeption mit kongenitalen Anomalien assoziiert. Beim Menschen konnte gezeigt werden, dass das Element in engem Zusammenhang mit dem Immunsystem steht. In Entwicklungsländern hatten Kinder Zink supplementierter Frauen verbesserte Immunfunktionen. Zu verzeichnen war auch eine Reduktion von Durchfall- und Atemwegserkrankungen. In neueren Studien bestätigte sich zudem der positive Effekt auf das fetale Femurwachstum sowie auf die fetale Herzfrequenz. Bekannt ist die Tatsache, dass die Resorption von Zink in Gegenwart von Phytinsäure, die sich in allen pflanzlichen Samen (Getreidekörnern, Nüssen und Hülsenfrüchten) befindet, erschwert ist. Dies wird durch die Anwesenheit von Kalzium noch verstärkt. Hohe Eisensubstitutionen beeinträchtigen die Zinkresorption.

Jod: Jodmangel führt beim Kind zur Entwicklung einer Neugeborenenstruma und Hypothyreose. Darüber hinaus kann es auch zu neurologischen Symptomen und Krankheiten sowie geistiger Retardierung des Kindes kommen. Auch bei der Mutter ist bei Mangel dieses Elements die Ausbildung einer Struma möglich. Bereits zu Beginn der Schwangerschaft hat jede vierte Frau eine sonographisch vergrößerte Schilddrüse, während jede zweite Wöchnerin eine vergrößerte Schilddrüse aufweist.

Kalzium: Eine Osteoporose in der Schwangerschaft ist selten. Symptome eines Kalziummangels in Form von latenten Tetanien kommen schon häufiger vor. Kalziummangel macht aufgeregter in Stresssituationen. Lumbo-sakrale, iliakale Gelenkschmerzen, Parästhesien der unteren Extremitäten, Zahnschäden, Gingivitiden, Haarausfall (Alopezie) und Schwäche (Adynamie) sind Hinweiszeichen für einen Kalziummangel. Zusammen mit Magnesium ist Kalzium an der Muskelaktivität beteiligt. Ein Ungleichgewicht kann sich in Krämpfen äußern, welche in der Schwangerschaft häufig unangenehme Begleiterscheinungen sind. Das Restless-legs-Syndrom ist möglicherweise ebenso Folge eines Magnesium- und Vitamin B1/B6-Mangels. Ein Mangel des Bioelements steht im Zusammenhang mit häufigerem Auftreten von hypertensiven Schwangerschaftserkrankungen, fetaler Mangelentwicklung, vorzeitiger Wehentätigkeit sowie höherer Frühgeburts- und Abortraten.

Alkohol, Rauchen, Drogen

Alkohol: Chronischer Alkoholkonsum in der Schwangerschaft führt zum embryofetalen Alkoholsyndrom. Kennzeichen sind die Verminderung von Geburtsgewicht, Körperlänge und Kopfumfang. Dazu kommen Entwicklungsstörungen bzw. Fehlbildungen von Gesicht, Gehirn und Schädel, enge Lidspalte, langes, konturenarmes Philtrum, schmale Oberlippe und Verkrümmung des Kinns sind charakteristisch. Neben der physischen ist auch eine mentale Retardierung charakteristisch für das Syndrom. 40–50 % der Kinder von schwangeren Alkoholikerinnen sind betroffen. Minimale oder unerkannte Schädigungen sind in diesen Zahlen nicht berücksichtigt. Darüber hinaus greift Alkohol direkt in den Stoffwechsel der Folsäure ein. Chronische Alkoholzufuhr vermindert den Folsäure-Spiegel zusätzlich zur geringen Aufnahme dieses Vitamins bei alkoholkranken Frauen.

Die Weltgesundheitsorganisation (WHO) bewertet das Rauchen als den wichtigsten Risikofaktor für einen ungünstigen Schwangerschaftsverlauf in den westlichen Industrienationen. Neben den zytotoxischen Wirkungen des Nikotins, z. B. gestörte plazentare Funktion der Mitochondrien, dürften die vasokonstriktorischen Eigenschaften (Plazentaperfusion) in der Schwangerschaft bedeutsam sein. Kohlenmonoxid, ebenfalls Inhaltsstoff des Tabaks, bindet Sauerstoff und senkt die verfügbare Sauerstofffraktion. 20 % der Frauen rauchen nach Bekanntwerden ihrer Schwangerschaft weiter.

Rauchen führt in der Schwangerschaft zu einem geringeren Geburtsgewicht des Kindes. Raucherinnen höheren Alters (>31 Jahre) mit einem täglichen Zigarettenkonsum >11 Zigaretten können als „High Risks" für eine fetale Wachstumsrestriktion bezeichnet werden. Der Nikotinkonsum korreliert mit diesem Defizit. Früh-, Fehl- und Totgeburten und plötzlicher Kindstod treten häufiger auf. Wachstumsdefizite, Verhaltensstörungen und geistige Retardierung persistieren. Die Kinder neigen später häufiger zur Adipositas. Während des Rauchens kommt es zur Aktivierung der mesolimbischen

Region; die Initiation eines Suchtverhaltens ist möglich. Inwiefern bereits beim Feten eine spätere Sucht gebahnt wird (fetale Programmierung), ist unklar.

Rauchen und Stoffwechsel:

- geringere Serumfolatkonzentrationen;
- Anstieg der Homocystein-Serumkonzentrationen.

Einige Studien, eingeschlossen Metaanalysen, verweisen auf einen Zusammenhang zwischen dem mütterlichen Rauchen in der Schwangerschaft und nachfolgender Adipositas der Neugeborenen bzw. erhöhtem Blutdruck in der Kindheit.

Rauchen sollte bereits vor Eintritt der Schwangerschaft aufgegeben werden. Die Aufgabe des Rauchens ist eine der wirksamsten Maßnahmen zur Prävention der fetalen Wachstumsrestriktion. Dem guten Willen folgt oft nicht die Tat. Einige Patientinnen werden aber von einer unterstützenden medikamentösen Behandlung, z. B. mit Vareniclin (Champix®), profitieren; Dosierung 1 mg pro Tag über 12 Wochen (Kontrazeption!). Die Abstinenzraten liegen bei ca. 20%. Eine Zunahme von psychischen Veränderungen, wie Depressionen, ist nicht zu erwarten.

Drogen: Kinder, die in utero Kokainmetaboliten ausgesetzt sind, zeigen ein vermindertes Körpergewicht, Länge und geringeren Kopfumfang als nichtexponierte Neugeborene. Des Weiteren ist die Entwicklung des Zentralnervensystems, Regulation des zirkadianen Rhythmus durch Melatonin, gestört. Auch Heroinkonsum stellt einen Risikofaktor bezüglich dieser Parameter dar. Darüber hinaus sind Entzugssymptome der Neugeborenen ein großes Problem. Erhöhter Muskeltonus, erhöhte Atemfrequenz, gestörter Schlaf, Fieber, exzessives Saugen und wässrige Stühle zählen zu den hauptsächlichsten Symptomen von Kindern drogenabhängiger Mütter. Cannabis erhöht weder die Rate untergewichtiger Neugeborener noch die Frühgeborenenrate.

Kokain und Ecstacy in der Schwangerschaft:

- Plazentainsuffizienz, Wachstumsretardierung, erhöhte Rate an urogenitalen, kardialen, zentralvenösen Fehlbildungen, erhöhte Rate an Aborten und Frühgeburten;
- Fehlbildungsrate um das 2- bis 3-fache erhöht;
- bei Ecstacy Fehlbildungsrate um das 7-fache erhöht (Lancet 354,1999,1441).

Fazit: Bekannte Defizite sind Folsäure-, Vitamin-D- und Eisenmangel. Relativ häufig sind Jod-, Fluorid-, Kalzium- und Selenmangel. Geschätzte 20% der Schwangeren leiden an einer Mangelernährung. Dabei ist zu berücksichtigen, dass bei adipösen Frauen ein Mikronährstoffmangel zu verzeichnen ist. Mangelernährung, Drogen- und Zigarettenkonsum hängen oft zusammen. Bisher wenig untersucht ist ein mütterlicher Zinkmangel. Zink ist wichtig für die Entwicklung des fetalen Immunsystems.

Literatur:

1. Bouhours-Nouet N, May-Panloup P, Coutant R, de Casson FB, Descamps P, Douay O, Reynier P, Ritz P, Malthèry Y, Simard G: Maternal smoking is associated with mitochondrial DNA depletion and respiratory chain complex III deficiency in placenta. Am J Physiol Endocrinol Metab. 2005;288:E171–177.
2. Brion MJ, Leary SD, Lawlor DA, Smith GD, Ness AR: Modifiable Maternal Exposures and Offspring Blood Pressure: A Review of Epidemiological Studies of Maternal Age, Diet and Smoking. Pediatr Res 2008; 63: 593–598.

3. Due DL, Huettel SA, Hall, WG, Rubin DC: Activation in mesolimbic and visuospatial neural circuits elicited by smoking cues: evidence from functional magnetic resonance imaging. Am J Psychiatry 2002; 159: 954–960.
4. Oken E, Levitan EB, Gillman MW: Maternal smoking during pregnancy and child overweight: systematic review and meta-analysis. Int J Obes (Lond) 2008; 32: 201 – 210.
5. Voigt M, Hesse V, Wermke K, Friese K: Rauchen in der Schwangerschaft – Risikofaktor für das Wachstum des Feten. Kinderärztliche Praxis – Soziale Pädiatrie und Jugendmedizin. Sonderheft Wachstumsstörung 2001: 26–29.
6. Shang EH, Zhdanova IV: The circadian system is a target and modulator of prenatal cocaine effects. PLoS 2007; 2: e587.
7. van Gelder MM, Reefhuis J, Caton AR, Werler MM, Druschel CM, Roeleveld N; the National Birth Defects Prevention Study: Characteristics of pregnant illicit drug users and associations between cannabis use and perinatal outcome in a population-based study. Drug Alcohol Depend 2010 Feb 17. [Epub ahead of print]

3.3 Ernährungsempfehlungen für Schwangere

Einseitige Diäten sind unbedingt zu vermeiden. Da der Bedarf an bestimmten Stoffen (Vitamine, Mineralien, Fettsäuren) ebenso ansteigt wie der Energiebedarf, sollten ausgewogene Ernährungsformen bevorzugt werden. Entsprechend der Ernährungspyramide der Deutschen Gesellschaft für Ernährung (DGE) können Lebensmittel qualitativ und quantitativ differenziert ausgewählt werden:

Pflanzliche Lebensmittel:
- häufig (Kategorie 1): Gemüse, Obst, Blattsalate, Gemüsesäfte;
- häufig (Kategorie 2): Vollkornprodukte, ungeschälter Reis;
- weniger häufig: Kartoffeln, Getreideprodukte, geschälter Reis;
- selten: Zucker, Kuchen, Süßigkeiten, Knabbereien, fettreiche Kartoffelprodukte.

Tierische Lebensmittel:
- häufig: Kaltwasserfisch, fettarme Milch und Milchprodukte, fettarmer Käse;
- weniger häufig: fettarmes Fleisch, fettarme Fleischwaren;
- selten: fettarme Fleischwaren, Wurst, Eier, Sahne, Speck.

Öle und Fette:
- häufig (Kategorie 1): Raps- und Olivenöl, Avocado;
- häufig (Kategorie 2): Soja-, Sonnenblumen-, Maiskeim-, Walnuss-, Distelöl;
- weniger häufig: Butter, Reform-Margarine;
- selten: Kokosfett, Palmitinfett, Schmalz, Plattenfette.

Getränke:
- häufig: Trinkwasser, Mineralwasser, Kräuter- und Früchtetees;
- weniger häufig: grüner und schwarzer Tee, Kaffee;
- selten: Nektare, Fruchtsaftgetränke, Limonaden, Energy Drinks, Limonaden, Fruchtsaftschorlen, Light-Getränke.

Zwei Drittel der Lebensmittel sind vor allem pflanzlicher Natur, z. B. Gemüse, Obst, Kartoffeln und Vollkornprodukte. Ebenso besteht ein erhöhter Bedarf für Omega-3-Fettsäuren. Um den Eiweißbedarf zu decken, sollten auch tierische Lebensmittel wie fettarme Milch, Milchprodukte, mageres Fleisch und Fisch (Seefisch, z. B. Hering,

Makrele, Lachs) auf dem Speiseplan stehen. Die Lebensmittel sollten auf fünf bis sechs Mahlzeiten am Tag verteilt werden, um eine gleichmäßige Versorgung des Feten mit Nährstoffen zu gewährleisten. Verteilung der Hauptnährstoffe:

- Kohlenhydrate 40 % (neuere Angaben 50–60 %);
- Eiweiße 30 %;
- Fette 30 %.

Energiezufuhr und Gewichtszunahme

Während der Schwangerschaft kommt es zu einer Erhöhung des Grundumsatzes. Sie liegt in der zweiten Schwangerschaftshälfte bei 15–25 %. So wird ein Mehrbedarf von 250 bis 300 kcal pro Tag erforderlich. Schwangere in der Altersgruppe von 15–21 Jahren müssen hinsichtlich des Energiebedarfs gesondert betrachtet werden. In der Schwangerschaft sollte die tägliche Kalorienzufuhr 40 kcal/kg KG (max. 2.800 kcal) betragen. Für die Gewichtszunahme während der Schwangerschaft werden Richtwerte vorgegeben, welche sich am prägraviden Body Mass Index (BMI) orientieren. So sollen untergewichtige Schwangere eine größere Gewichtszunahme anstreben als Übergewichtige und adipöse Mütter. Letztere dürfen jedoch nicht dazu verleitet werden, dieser Empfehlung durch geringe Nahrungsaufnahme zu folgen, da es dann zur Fehlernährung kommt. Vielmehr ist eine gezielte Auswahl der Nahrungsmittel für diese Personengruppe angezeigt. In Tab. 3.3 ist die wünschenswerte Gewichtszunahme aufgezeigt.
Im 1. Trimester der Schwangerschaft ist die Gewichtszunahme geringer, ca. 1–2 kg. Danach werden 0,3–0,4 kg pro Woche empfohlen.

Makronährstoffe

Insbesondere Kohlenhydrate als Hauptenergielieferanten müssen regelmäßig zugeführt werden. Ihr Anteil an den Energieträgern sollte 50–60 % betragen. Das sind bei einem Energiebedarf von 2.600 kcal im 3. Trimester 320 g–380 g. Damit große Schwankungen des Blutzuckerspiegels vermieden werden, sollen komplexe Kohlenhydrate (Polysaccharide) den Einfachzuckern (Monosaccharide) vorgezogen werden. Enthalten sind Polysaccharide u. a. in Vollkornbrot, Kartoffeln, Vollreis und Vollkornteigwaren. Dabei soll der glykämische Index gering sein, z. B. Kidneybohnen.
Der Anteil der Fette an der Gesamtenergiezufuhr soll 30 % nicht überschreiten. Von einigen Autoren wird zu einer Reduktion auf 15–20 % geraten. Wichtiger ist die Zu-

Tab. 3.3: Gewichtszunahme in Abhängigkeit vom prägraviden BMI und bei Zwillingen.

Prägravider BMI	Gewichtszunahme in der Schwangerschaft
Untergewicht (<18,5)	12,5–18,0 kg
Normalgewicht (18,6–24,9)	11,5–16,0 kg
Übergewicht (<25,0)	7–11,5 kg
Mehrlingsschwangerschaft	16–20 kg

sammensetzung der Fette. Die gesättigten Fettsäuren sollen reduziert, die einfach und mehrfach ungesättigten (Omega-3-Fettsäuren) Fettsäuren bewusster zugeführt werden. Beeinflusst wird durch letztgenannte insbesondere die Synthese von Zellmembranen. Es hat sich gezeigt, dass die ungesättigten Fettsäuren, z. B. DHA (Docosahexaensäure), EPA (Eicosapentaensäure), eine große Bedeutung für die Entwicklung des Gehirns und der Retina haben. Enthalten sind diese einfach ungesättigten und mehrfach ungesättigten langkettigen Fettsäuren der Omega-3-Reihe in Kaltwasserfischen, z. B. Hering, Makrele, Lachs, Sardinen, Thunfisch. Beim Thunfisch ist jedoch zu bedenken, dass 100 g Thunfisch 300 mg Cholesterin enthalten; empfohlene Tagesmenge für Cholesterin, unabhängig von der Schwangerschaft, 300 mg. Hinsichtlich der Auswahl von Pflanzenölen sind Raps- und Olivenöl zu empfehlen, da beide neben den mehrfach ungesättigten auch einfach ungesättigte Fettsäuren enthalten.

Eiweiß liefert für den Feten unerlässliche Bausteine, die Aminosäuren. Der Bedarf von 0,8 g/kg KG erhöht sich nach 20 SSW auf 1,0 g/kg KG. Die DGE empfiehlt ab diesem Schwangerschaftsalter eine Gesamtaufnahme von 58 g Eiweiß pro Tag. Entscheidend ist die biologische Wertigkeit des Proteins. Die biologische Wertigkeit wird durch den absoluten Gehalt an Proteinen und das Verhältnis der essenziellen Aminosäuren im Lebensmittel bestimmt. Eine vegetarische Ernährungsweise kann den Bedarf an essenziellen Aminosäuren in der Schwangerschaft nicht abdecken; zusätzlich sollten mageres Fleisch, Fisch und fettarme Milchprodukte verzehrt werden. Milcheiweiß kann z. T. durch Sojaeiweiß ersetzt werden. Neuerdings sind auch Lupineneiweiße auf dem Markt.

Flüssigkeitszufuhr

Die DGE empfiehlt, auch in der Schwangerschaft mindestens 1,5 l Flüssigkeit am Tag zu trinken. Ödeme können durch eine verminderte Flüssigkeitszufuhr nicht verhindert werden. Gut geeignet sind Mineralwässer, verdünnte Fruchtsäfte aber auch ungesüßte Früchte- oder Kräutertees. Zu bedenken ist, dass unverdünnte Fruchtsäfte (Multivitaminsaft) durch eine hohe Anzahl von Kilokalorien belastet sind.

Mikronährstoffe – Vitamine

Aus der Tab. 3.4 wird Mehrbedarf an Vitaminen in der Schwangerschaft ersichtlich. Für die Vitamine D, K, Pantothensäure und Biotin besteht keine Erhöhung des täglichen Bedarfs (siehe Tab. 3.5).

Vitamin D: Vitamin D kann bei ausreichender Sonnenbestrahlung in genügender Menge durch die Haut synthetisiert werden. Voraussetzung ist eine ausreichende Plasmakonzentration des in der Leber gebildeten 25-Hydroxycholekalziferols. Auch die Niere ist bedeutsam: Hydroxylierung des aktiven Metaboliten 1,25 Dehydroxycholekalziferols. Mit zunehmendem Alter kann es physiologisch aufgrund abnehmender Organfunktionen zu einem Vitamin-D-Mangel kommen. Die Fähigkeit zur Eigensynthese durch die Haut vermindert sich im Verlaufe des Lebens. Plasmakonzentrationen <50 nmol/l werden als zu niedrig bewertet.

Folsäure: Folsäure gehört neben Vitamin D zu den kritischen Nährstoffen (nationale Verzehr-Studie II, 2008). Folsäure bezeichnet eine Stoffgruppe von ca. 100 Verbindun-

Mehl 160 µg Folsäure, 0,8 µg Vitamin B12 und 880 µg Vitamin B6 angereichert. Es muss jedoch auch erwähnt werden, dass hohe Folsäureaufnahmen (ca. > 1mg/Tag) umstritten sind, z. B. Asthma bei Kindern, deren Mütter in der Schwangerschaft hohe Dosierungen appliziert bekamen. Demnach sollte eine perikonzeptionell hohe Folsäure-Dosierung nach 8 SSW reduziert werden.

Erfassung des Versorgungsstatus:

- Folsäure-Spiegel im Serum ca. 3,5 ng/ml;
- Folsäure-Spiegel in den Erythrozyten ca. 250 ng/ml.

Vitamin B12: niedrige Vitamin-B12-Spiegel (Plasma-Vitamin B12 <148 pmol/l). Funktionell bilden Folsäure und Vitamin B12 eine Einheit.

Vitamin B6 wird für den Aminosäure-Stoffwechsel benötigt. Darüber hinaus ist die Bedeutung des Vitamins für die neurologische Entwicklung erkannt worden.

Antioxidanzien: Eine Supplementation mit Antioxidanzien, wie Vitamin C und Vitamin E, sollte derzeit in der Schwangerschaft nicht erfolgen. Neue ernährungswissenschaftliche Erkenntnisse legen nahe, dass die gesundheitsfördernde Wirkung von Sport auf einer kurzfristigen Steigerung freier Sauerstoffradikale beruht. Zugeführte Antioxidanzien würden diese positiven Effekte verhindern. Eine Übertragung dieser Überlegungen auf die Schwangerschaft ist nicht ohne weiteres möglich; dennoch bedenkenswert. Es gibt keine Evidenz für eine Supplementierung mit Antioxidanzien für gesunde Menschen (Schwangere), dagegen eine Evidenz für eine obst- und gemüsereiche Ernährung, wobei nicht-antioxidativ wirksame Substanzen von Interesse sind. Damit ist wahrscheinlich, dass ein mangelhafter Verzehr von Obst und Gemüse nicht durch Supplementation von antioxidativen Nahrungsmitteln ausgeglichen werden kann. Nach wie vor wird sehr kontrovers diskutiert.

Mikronährstoffe – Mineralien

Einige Mineralstoffe müssen in der Schwangerschaft vermehrt zugeführt werden. Zu diesen gehören Eisen, Jod, Phosphor und Zink. Die DGE gibt für Eisen einen Mehrbedarf von 100 % an. Die aufzunehmende Menge erhöht sich damit von 15 mg auf 30 mg täglich. Im Verlauf der Schwangerschaft benötigt die Frau insgesamt 800–1200 mg Eisen. Einerseits wird es für die mütterliche Erythrozyten- und Hämoglobinbildung (400–500 mg), andererseits für Kind und Plazenta mit einer Menge von 200–300 mg benötigt. Da ab der zweiten Schwangerschaftshälfte die Wahrscheinlichkeit einer Anämie steigt, wird die Empfehlung einer prophylaktischen Eisensubstitution ausgesprochen. Das Institut of Medicine der USA empfiehlt ab dem zweiten Trimenon eine Dosis von 30 mg zweiwertigen Eisens pro Tag. Auch Frankreich empfiehlt die prophylaktische Gabe, wohingegen Australien oder Großbritannien die Eisensubstitution erst bei einer Anämie durchführen.

Zink ist bedeutsam für die Synthese von DNA und RNA. Es hat einen Einfluss auf Wachstum, Proteinsynthese, Genexpression und hormonelle Regulation. Nach 20 SSW wird eine zusätzliche Zinkzufuhr von 3 mg auf insgesamt 10 mg/Tag von der DGE empfohlen. Enthalten ist das Element in tierischen Produkten und Getreide.

Deutschland ist ein Jodmangelgebiet, obwohl sich die Situation in den letzten Jahren, insbesondere durch den erhöhten Jodgehalt der Milchprodukte, gebessert hat. Während der Schwangerschaft ist der Bedarf an Jodid gesteigert. Benötigt wird es aufgrund der erhöhten Jodidausscheidung mit dem Urin, des erhöhten Stoffwechsels der Mutter und der Entwicklung des Feten. Die Empfehlung liegt bei 230 µg täglich; neu 150 µg. Die regelmäßige Verwendung von jodiertem Salz kann aber den hohen Bedarf in der Schwangerschaft nicht decken. Von daher wird eine Jodidprophylaxe mit einer Dosis von bis zu 200 µg (100 µg) in Form von Tabletten befürwortet.

Jodversorgung: Zum jetzigen Zeitpunkt wird die tägliche Jodaufnahme in Deutschland auf 30–50 µg durch Nahrung ohne Jodsalz, 35 µg durch Jodsalz und damit hergestellte Lebensmittel und 20 µg durch Jodsalz im Haushalt geschätzt. In der nationalen Verzehrstudie II von 2008 wird ein Anstieg der täglichen Jodaufnahme in Deutschland bescheinigt. Entscheidend zum weiteren Anstieg der täglichen Jodaufnahme tragen Milch und Milchprodukte bei. Der Jodgehalt in der Milch beträgt durchschnittlich 117 µg/l und in Milchprodukten 126 µg/l. Die Ursachen dafür sind iatrogen: Gebrauch von Jodophoren zur Euterdesinfektion, zur Reinigung von Melk- und Produktionsanlagen sowie von Tanklastzügen des Milchtransports. Jodierte Mineralstoffgemische dienen dem Futterzusatz in der Milchviehhaltung. Beim Trinken von 0,3 l Milch erfolgt eine Jodaufnahme von ca. 40–50 µg Jod.

In der Schwangerenberatung bedeuten diese Ergebnisse:
- individuelle Erhebung des Jodstatus;
- Jodsubstitution in der Schwangerschaft nicht mehr 200 µg/Tag, sondern max. 150 µg (100 µg/Tag).

Der normale Erwachsene benötigt ca. 700 mg Phosphor am Tag. Die DGE empfiehlt in der Schwangerschaft eine erhöhte Phosphoraufnahme um 14 %. Da der Fetus ca. 200 mg pro Tag benötigt, wird davon ausgegangen, dass 800 mg täglich genügen. Der Bedarf wird in der Regel gedeckt, da die Aufnahme meist weit über der Empfehlung liegt. Abb. 3.1 zeigt den relativen Mehrbedarf an Eisen, Zink, Jod und Phosphor in der Schwangerschaft im Vergleich zur nichtschwangeren Frau.

Die Mineralstoffe Kalzium und Magnesium sind in der Schwangerschaft von großer Bedeutung. Ein nahrungsbedingter Mangel führt bei der Mutter zur Demineralisation. Dennoch wird der Bedarf an Kalzium nicht höher angesetzt als für die Zeit außerhalb der Schwangerschaft. Der Tagesbedarf einer Schwangeren wird mit 1000 mg angegeben. Andere Empfehlungen lauten 1500 mg/Tag. Da eine adoleszente Schwangere (<19 Jahre) für den Aufbau des eigenen Skeletts Kalzium benötigt, werden in diesem Fall zusätzlich 200 mg am Tag empfohlen. Die hauptsächlichen Kalziumträger sind Milch und Milchprodukte, auf deren Verzehr in der Schwangerschaft nicht verzichtet werden sollte. Zudem ist Milch wertvoller Träger vieler Vitamine (Alternative: Sojapro-

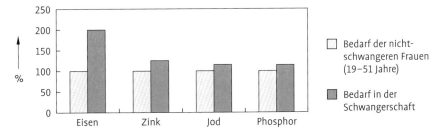

Abb. 3.1: Relativer Mehrbedarf an Eisen, Zink, Jod und Phosphor in der Schwangerschaft im Vergleich zur nichtschwangeren Frau.

dukte). Kalzium wird aus der Milch optimal resorbiert, was bei einer Einnahme von Kalziumsupplementen nicht der Fall ist. Um 1,2 g Kalzium aufzunehmen müsste die Frau einen Liter Milch am Tag trinken; ergänzend Kalziumhaltige Mineralwässer oder Kalziumangereicherte Fruchtsäfte.

Magnesium wird mit einer Menge von 300–400 mg am Tag empfohlen (Schwangere <19 Jahre 400 mg). Damit wird auch bei diesem Mineral keine vermehrte Aufnahme befürwortet.

Hypomagnesiämie:

- <0,7 mmol/l im Plasma;
- <16,5 mmol/24 Stunden-Urin (parallel zur Proteinurie messen!).

Eine Prävention der Präeklampsie durch Magnesium konnte bisher nicht nachgewiesen werden. Wegen der Magnesiumverarmung landwirtschaftlicher Nutzflächen weisen viele Nahrungsmittel nur einen geringen Gehalt des Minerals auf. Die Resorption von Magnesium wird durch eine eiweiß- und fettreiche Ernährung erschwert. Um eine genügende Aufnahme des Elements zu erreichen, bieten sich Vollkornprodukte, Milch und Milchprodukte, Kartoffeln, Obst, Gemüse, Kleie an.

Magnesium: Magnesium-Mangel bei Serummagnesium-Konzentrationen (Frauen) <0,7 mmol/l. Dieser Grenzwert wird bei 18- bis 24-jährigen Frauen von 20% unterschritten; 10% <0,65 mmol/l. Nach neuen Erkenntnissen kann ein Magnesiummangel entzündliche Prozesse fördern. Die Folge können Gefäßwandschäden sein. Invers zu niedrigen Magnesiumkonzentrationen im Blutserum steigt die Konzentration des C-reaktiven Proteins (CRP) an.

Der Bedarf an den Mineralien Natrium, Kalium und Chlorid ist in der Schwangerschaft nicht gesteigert. Die D-A-CH Referenzwerte geben für Natrium eine wünschenswerte Zufuhr von <2,4 g am Tag an. In der normalen Kost werden täglich ca. 4–6 g Natrium aufgenommen, was einer Kochsalzzufuhr von 10–15 g entspricht; Natriumchlorid-Restriktion bei Hypertonus <3 g Salzkonsum pro Tag.

Hoher Salzgehalt in Lebensmitteln: Nach Ansicht der DGE ist der Salzkonsum in Deutschland zu hoch; deutlich über der maximalen Empfehlung von 6 g/Tag. In Deutschland sollte jeder auf 3 g Salz pro Tag verzichten. Männer verzehren täglich 9 g Salz, Frauen 7 g. Die DGE nennt als Richtwert maximal 6 g täglich. Ausreichend wären bereits 1–1,5 g/Tag. In der Schwangerschaft sollten 3 g/Tag nicht überschritten werden; bei Hypotonie 1–1,5 g/Tag. In Lebensmitteln befinden sich, für den Verbraucher unkenntlich, reichlich versteckte Salze. Kampagnen zur Erhöhung des Jod-, Fluor- und Folsäure-Gehalts animieren zu weiterem Salzkonsum. Ein Beispiel für eine paradoxe Situation infolge eingeführter funktioneller Lebensmittel. Auf den Verpackungen steht nur der Natriumgehalt.

- Sehr salzhaltig sind Brot (teilweise), Käse, Senf und verschiedene Fertigprodukte, z. B. Tiefkühlpizza.
- Lebensmittel mit einem Salzgehalt ab 1,5 g Salz/100 g sind als kritisch einzuschätzen. Produkte mit einem Salzgehalt 0,3–1,5 Salz/100 g sind nach einem Test u. a. Snickers Schokoriegel, Milka Alpenmilchschokolade (Quelle: food watch, Meldung vom 10. 8. 2009).

Nach DGE-Empfehlungen soll die Kaliumzufuhr >2,0 g am Tag betragen (Richtwerte für Erwachsene 3–4 g); Realisierung durch den regelmäßigen Verzehr von Obst und Gemüse. Ein ideales Natrium/Kalium- Verhältnis beträgt 1:1,5.

Tab. 3.6: Schätzwerte für eine angemessene Zufuhr pro Tag.

Element	Geschätzte Zufuhrmenge
Kupfer	1,0–1,5 mg
Mangan	2,0 –2,5 mg
Selen	30–70 μg
Chrom	30–100 μg

Normwert für Kalium:
- 3,9–5,0 mmol/l im Serum (Plasma);
- 20–82 mmol/l im Urin.

Die Aufnahme von Chlorid soll geringer als 3,6 g pro Tag sein.

Für einige Spurenelemente ist der genaue Tagesbedarf noch nicht bekannt. Die DGE gibt für diese Stoffe Schätzwerte für eine angemessene Zufuhr des Erwachsenen an. Tab. 3.6 stellt diese Elemente und die entsprechenden Werte dar.

Genussmittel

Etwa 500.000 Frauen im gebärfähigen Alter sind in Deutschland alkoholkrank. Für Alkohol existiert kein unbedenklicher Schwellenwert, d.h. kein Alkohol in der Schwangerschaft; Promillegrenze 0,0. Viele Frauen entwickeln besonders zu Beginn ihrer Schwangerschaft eine Abneigung gegen Geschmack und Geruch alkoholischer Getränke. Auch in der Schwangerschaft kann bei Alkoholkrankheit ein Entzug erfolgen.

Raucherinnen sollten schon bei Bestehen des Kinderwunsches ihr Verhalten ändern; 10 Zigaretten sind besser als 20 am Tag. Es ist bekannt, dass Rauchen die Fertilität beeinträchtigt. Amerikanischen Ergebnissen zufolge ist Rauchen mit ca. 13 % als Sterilitätsursache beteiligt. Neben der Fertilität der Mutter ist auch die des Kindes gefährdet. Mütterliches Rauchen beeinflusst die Entwicklung der Fortpflanzungssysteme des Feten. Bei männlichen Neugeborenen resultiert in der Adoleszenz eine Reduktion der Spermienzahl (In- bzw. Subfertilität). Frauen, deren Mütter in der Schwangerschaft rauchten, haben selbst eine deutlich kürzere reproduktive Phase, aufgrund einer verringerten Anzahl von Oozyten. Passives Rauchen gefährdet Mutter und Kind! Es wird empfohlen, den Koffeinkonsum auf 300 mg pro Tag zu beschränken. Diese Menge ist z. B. in vier durchschnittlichen Tassen gebrühten Kaffees enthalten.

Infektionen

Durch den Verzehr von Nahrungsmitteln können bei ungenügender Hygiene Krankheitserreger übertragen werden. Zu diesen zählen Toxoplasma-Oozysten, die z. B. durch den Genuss rohen oder ungenügend denaturierten Fleisches aufgenommen werden können. Jedoch stellen auch Salate und Gemüse eine Gefahr dar, wenn eine Kontamination mit oozystenhaltigem Kot auf dem Feld erfolgt ist. Gründliches Waschen von rohen Früchten und Gemüse ist also sehr wichtig.

Toxoplasmose: Toxoplasma gondii, der Erreger der Toxoplasmose macht im Darmepithel der Katze eine geschlechtliche und ungeschlechtliche Entwicklung durch. Durch ihren Kot gelangt er in die Umwelt. Nach einer extrakorporalen Reifezeit ist Katzenkot ab dem dritten Tag infektiös.

Zur Infektion kann es durch orale Aufnahme von Zysten in nicht ausreichend erhitzten Fleisch- und Wurstwaren, orale Aufnahme von Oozysten über Lebensmittel (z. B. Salate), Wasser, Gegenstände und Erdboden, welche durch Katzenkot kontaminiert sind, kommen.

Listeriose: Neben der Toxoplasmose ist die Listeriose von Bedeutung. Die Expositionsprophylaxe ist die einzige wirksame Maßnahme, eine Infektion zu verhindern. Da jedoch pflanzliche Lebensmittel (außer Karotten) ebenso wie tierische mit diesen Bakterien kontaminiert sein können, ist ein absoluter Schutz nicht möglich. Listerien kommen ubiquitär vor. Dennoch ist eine Listeriose in der Schwangerschaft ein seltenes Ereignis. Die konnatale Listeriose führt zu Abszessen und multipler Granulombildung der Lunge, des Zentralnervensystems (ZNS) und der Haut. 30–50 % der Kinder mit konnataler Listeriose sterben oft schon wenige Minuten oder Stunden nach der Geburt (hohe perinatale Mortalität!).

Präventive Maßnahmen zur Verhinderung einer Listeriose:
- Fleisch- und Wurstwaren bevorzugt in abgepackter Form kaufen (Verfallsdatum!),
- Anschnittprodukte (auch Käse!) bald verzehren;
- Lebensmittel tierischen Ursprungs sorgfältig und ausreichend erhitzen (Erreger stirbt bei Temperaturen von mehr als 60° in zwei Minuten ab);
- Speisereste und vorgefertigte Mahlzeiten kurz vor dem Verzehr nochmals erhitzen;
- Vermeidung roher Milch und Rohmilchprodukte;
- Gemüse und Kräuter sorgfältig waschen;
- rohe Lebensmittel getrennt von gekochten oder Fertigspeisen lagern;
- nach Kontakt mit rohen Lebensmitteln Hände und Geräte reinigen;
- Kühlschrank häufig (zweimal monatlich) reinigen und evtl. desinfizieren.

Um der Gefahr einer Infektion, zum Beispiel mit Salmonellen, Wurmeiern oder auch Streptokokken zu begegnen, sind das Waschen roher Früchte und Gemüse sowie das vollständige Garen von Fleisch und Eiern ebenfalls notwendig.

Listeria monozytogenes in Lebensmitteln: Listerien gehören zu den häufigsten Erregern von Lebensmittelinfektionen; Vorkommen ubiquitär in der Umwelt. Die humane Infektion erfolgt vorwiegend durch Milchprodukte oder durch den Rohverzehr von Lebensmitteln, z. B. Fisch und Käse. Ein neuentwickelter Schnelltest verkürzt die Nachweiszeit für Listerine auf 1–2 Tage.

Vorkommen in der Umgebung des Menschen:
- Hausflora;
- Biofilme im Abwasser;
- Lebensmittel (Grenzwert für die Lebensmittelbelastung <102 KbE/g bzw. ml).

Nach thermischer Behandlung sollten keine Listerien mehr nachweisbar sein (tertiäre Kontamination):
- primäre Kontamination = Nutztierkontamination;
- sekundäre Kontamination = Schlachthofkontamination;
- tertiäre Kontamination = Belastung nach Lebensmittelverarbeitung.

In Fleisch- und Fischerzeugnissen stehen sekundäre Kontaminationen im Vordergrund. Hohe Nachweisraten bei Räucherfisch, z. B. Räucherlachs, Räucherforelle (kritische Konzentration 100 Listerien/g Fisch). Mindesthaltbarkeitsdaten sollten nicht überschritten werden. Sicherer sind getrocknete Fische; Vermehrung der Listeria monozytogenes kaum möglich. Auch Kontaminationen von Milchprodukten resultieren aus sekundären Kontaminationen. Erhöhte Konzentrationen im Käse sind möglich; Weichkäse ist besonders gefährdet (tertiäre Kontamination 105–107 KbE/g möglich. Ein geringes Risiko haben:

- Emmentaler;
- Frischkäse;
- Quark;
- Schmelzkäse.

Gefährdet sind weiterhin nicht ausreichend gekühlte Rohkostsalate und Convenience-Ware. Nicht auszuschließen ist eine Kontamination von Kartoffeln, Karotten, Pilzen, Kräutern, Salaten durch anhaftende Erde. Gefährdet für Listerienkontaminationen sind „Ready-to-eat"-Erzeugnisse:

- Geräucherte Fischprodukte;
- Heringsfilets;
- Krabbensalat, Fischsalate, Käsesalate;
- Brühwurst, Roh- und Kochpökelwurst;
- Fleischsalate, Hackfleischerzeugnisse;
- Roastbeef, Paté, aufgeschnittene Wurstware.

Listeriose gilt als zweithäufigste Ursache von Todesfällen, die durch Lebensmittel verursacht werden. Präventionsstrategien besitzen oberste Priorität:

- Kochen, Braten, Sterilisieren, Pasteurisieren;
- Schwangere sollten auf Rohmilchkäse, vakuumverpackten Räucherlachs und Graved Lachs verzichten.
- Vor dem Käse-Verzehr Rinde entfernen;
- Blattsalate selbst frisch zubereiten;
- Mindesthaltbarkeitsdauer bei Vakuumverpackungen unterschreiten;
- nachträgliche Kontaminationen durch Küchenhygiene vermeiden;
- Kühlschranktemperatur †7 °C (besser †5 °C);
- gefrorene Lebensmittel im Kühlschrank oder im Mikrowellenherd auftauen.

Listerien vermehren sich noch bei Kühlschranktemperaturen. Sie sind stabil gegen Säure und können so die Magenpassage überstehen. Da sie die Symptome eines grippalen Infektes hervorrufen, wird eine Listeriose häufig nicht als solche wahrgenommen. Fleisch- und Fischwaren (Rohwaren) können kontaminiert sein.

Allergien

Ca. 22 % der Schwangeren leiden an allergischen Erkrankungen. Für viele Frauen stellt sich die Frage der vorgeburtlichen Allergieprävention in Form einer Eliminationsdiät. Allergieauslösende Lebensmittel, wie z. B. Kuhmilch, Eier, Nüsse oder Sojaprodukte, werden dabei vom Speiseplan gestrichen. Daraus resultiert aber ein hohes Risiko der Unterversorgung mit wichtigen Nährstoffen. Das ausschließliche Stillen des Kindes für vier Monate nach der Geburt bietet die beste Allergie – Prävention für den Säugling.

Reizdarm

Chronische Bauchbeschwerden sind eine Volkskrankheit; ca. 25 % der Bevölkerung sind betroffen.

Symptome sind:

- Völlegefühl;
- Blähungen;
- Darmkrämpfe;
- Durchfälle;
- Verstopfung;
- Schmerzen und Druckgefühl im rechten Oberbauch.

Normale Blutwerte, sonographisch und endoskopisch unauffällige Befunde sind charakteristisch. Eine vermehrte Fettausscheidung im Stuhl ist ein labordiagnostischer Hinweis auf verminderte Gallensäuresekretion. Einher gehen Unverträglichkeiten fetter Speisen. Die Therapie resultiert aus Überlegungen zur Förderung der intestinalen Säuerungsflora durch Zufuhr von Ballaststoffen, wodurch über eine Ansäuerung des Dickdarm-pH-Wertes mikrobielle Fäulnisprozesse verhindert werden.

Ernährungsempfehlungen:

- nicht zu hohe Eiweißzufuhr;
- ballaststoffreiche Kost (exklusive Leguminosen);
- Zucker und Weißmehl meiden;
- Verwendung von leicht verdaulichen Fetten, wie gepresste Öle;
- tierische Fette in geringerem Umfang;
- Kaffee und Alkohol meiden;
- 5–6 kleine Mahlzeiten;
- unverträgliche Nahrungsmittel meiden;
- Anwendung von Gewürzen, wie Muskatnuss, Schwarzkümmel, Pfeffer, Sellerie in der Schwangerschaft mit Zurückhaltung;
- Gewürznelken gegen Blähungen, Verdauungs- und Magenbeschwerden möglich.

Fazit: Ausgangs- Parameter für den Ernährungsstatus sind Gewicht und BMI. Dynamische Parameter sind Gewichtszunahme und Ernährungszufuhr. Die mütterliche Gewichtszunahme ist nicht eindeutig definiert; durchschnittlich 12–14 kg. Eine differenzierte mütterliche Gewichtszunahme basiert derzeit auf dem prägraviden BMI. Erste phänotypisch ausgerichtete Tabellen bzw. Perzentilkurven liegen in der neueren Literatur vor.

Literatur:

1. Arbeitskreis Omega-3: Bedeutung und Höhe der Zufuhr langkettiger Omega-3-Fettsäuen. Ein Konsensus des Arbeitskreises Omega-3. Ernährungs-Umschau 2002; 49: 94–98
2. Bächle C, Kersting M, Kunz C: Pränatale Prägung des Stoffwechsels. Ernährungs-Umschau, 2008; 55: 428–435.
3. Barker DJ: In utero programming of chronic disease. Clin Sci (Lond) 1998; 95: 115–128.
4. Barker DJ: Fetal nutrition and cardiovascular disease in later life. Br Med Bull 1997; 53: 96–108.
5. Berg A, König D: zum glykämischen Index von deutschen Honigsorten. Ernährungs-Umschau 2008; 55: 720–725.
6. Biesalski HK; Zur Einschätzung von Antioxidanzien. Ernährungs-Umschau 2009; 56: 632–634.
7. Dawczynski C. Kahreis G: Mit langkettigen Omega-3-Fettsäuren supplementierte Milchprodukte in der Prävention kardiovaskulärer Erkrankungen. Ernährungs-Umschau 2009; 56: 618–625.

8. Hampel R: Jodgehalt von Getränken in Deutschland. Ernährungs-Umschau 2010; 57: 73–77.
9. Jaquet D, Gaborian A, Czernichow P, Lexy-Marchal C: Insulin resistance early in adult word in subjects born with intrauterine growth retardation. J Clin Endocrinol Metab 2000; 85: 1401–1406.
10. Koelsch C, Brüggemann I: Die aid-Ernährungspyramide – Richtig essen, lehren und lernen. aid-Heft, Bestell-Nr. 3899, 207: 18–19.
11. Krems C: Der kleine Unterschied – Ernährung von Mann und Frau. Ernährungs-Umschau 2009; 56: 630–633.
12. Schek A: Ernährungslehre kompakt. Umschau Zeitschriftenverlag, ISBN 3-930007-07-X, 1998.
13. Scherbaum WA, Kiess W: Adipositas und Diabetes mellitus – Praxis – Leitlinie der Deutschen Diabetes-Gesellschaft. Ernährungs-Umschau 2005; 52: 220–222.
14. Steinmüller R: Listeria monocytogenes (Teil 2). Ernährungs-Umschau 2009; 56: 341–344.
15. Von Rusten A, Illner AK, Boeing H, Flothkötter M: Die Bewertung der Lebensmittelaufnahme mittels eines „Healthy Eating Index" (HEI-EPIC). Ernährungs-Umschau 2009; 56: 450–456.
16. Vormann J: Magnesium – ein bedeutender Mineralstoff für Prävention und Therapie. Ernährungs-Umschau 2008; 55: 726–731.
17. Weiß C: Oxalsäure. Ernährungs-Umschau 2009; 56: 636–639.

Internet:

18. Bundesamt für Verbraucherschutz und Lebensmittelsicherheit (BVL), 2008. www.bvl.bund.de, aufgerufen am 12. 09. 2009.
19. www.efsa.europa.eu/EFSA/efsa_locale-1178620753824_1178621456747.htm, aufgerufen am 29. 11. 2009.
20. www.vfed.de, aufgerufen am 02. 06. 2009.
21. www.ernaehrung-und-bewegung.de, aufgerufen am 27. 08. 2009.
22. www.foodwatch.de, aufgerufen am 14. 10. 2009.
23. ISSFAL. International Society for the Study of Fatty Acids and Lipids. Recommendations for dietary intake of polyunsaturated fatty acids in healthy adults, June 2004, http://mur.issfal.org.uk/images/stories/pdfs/PUFA Intake Reccomd Final Report.pdf, aufgerufen am 26. 03. 2009.

3.4 Ernährungszustand und Schwangerschaft

Die üblichen Screening-Verfahren außerhalb der Schwangerschaft:
• MUST = Malnuterition universal screening tool;
• NRS = Nutritional risk screening;
• MNA = Mini Nutritional Assessment;
• BIA = Bio-Impedanz-Analyse
sind nicht in der Gravidität geeignet.
Grundlegende Parameter für die Einschätzung sind:
• BMI präkonzeptionell bis 16 Schwangerschaftswochen (SSW);
• klinischer Status: Hautfaltenmessung über der Trizepsmuskulatur; Oberarmumfang, Taillenumfang, Facies, Faustschluss-Kraft;
• Ernährungsanalyse, Ernährungsanamnese;
• mütterliche Gewichtszunahme in der Schwangerschaft; Früherkennung;
• pathologischer Verläufe anhand Phänotyp-assoziierter Perzentilkurven (Screening für Über- und Unterernährung bzw. für exzessive Zunahme des Extrazellularraumes, EZR) erkennen.

Für die mütterliche Gewichtszunahme wurden kürzlich von unserer Arbeitsgruppe Phänotyp assoziierte Perzentilkurven für die Gewichtszunahme publiziert. Anhand dieser Kurven bzw. Tabellen ist es nunmehr möglich, pathologische Zunahmen (< 10. Perzentile; >90. Perzentile) rechtzeitig zu erkennen (Voigt et al. 2007). Aufgrund der Klassifikation der mütterlichen Gewichtszunahme ist es möglich, ernährungstherapeutisch rechtzeitig zu reagieren, d. h. aufgrund der neuen Perzentilkurven für die mütterliche Gewichtszunahme ergeben sich neue ernährungsmedizinische Überlegungen; bei übermäßiger Gewichtszunahme sind ggf. auch Trainingsprogramme angezeigt.

Nutrition and Exercise Lifestyle Intervention Program (NELIP) für Übergewicht und Adipositas:

- Beginn nach 16–20 SSW bis zur Geburt;
- individualisierte Ernährungspläne mit einer täglichen Energiezufuhr von 2.000 kcal und 40–55 % der Energiezufuhr durch Kohlenhydrate;
- Trainingsprogramme umfassen Walking, Steppen und Training auf dem Fahrradergometer drei- bis viermal pro Woche; Leistungsreserve 30 %;
- NELIP-Ergebnis: Reduktion exzessiver mütterlicher Gewichtszunahmen sowie verbesserte Gewichtskontrolle post partum (Mottola et al. 2010).

Erhöhte Gewichtszunahme und Risiken für Mutter und Kind:

- transiente maternale Hypertonie;
- neonatale Hypertrophie (neonatale Makrosomie, large for gestational age, LGA);
- fetale Programmierung des metabolischen Syndroms?

Geringe Gewichtszunahme und Risiken für Mutter und Kind:

- maternale Anämie, Vitaminmangel-Erscheinungen;
- neonatale Hypotrophie (small for gestational age, SGA);
- erhöhte Frühgeborenenraten.

Eine übermäßige Gewichtszunahme in der Schwangerschaft ist häufiger als eine zu geringe. Bei adipösen Schwangeren verringert eine mütterliche Gewichtszunahme <7 kg die neonatale Makrosomie-Rate (IOM-Empfehlungen, U.S. Institute of Medicine).

Fazit: Basisparameter für den Ernährungszustand sind Hautfalten-Beschaffenheit über der Trizepsmuskulatur, Oberarmumfang, Faustschluss-Kraft, BMI sowie die Gewichtszunahme in der Schwangerschaft. Der Taillenumfang ist für die viszerale Fettverteilung charakteristisch. Phänotyp assoziierte Perzentilkurven für die Gewichtszunahme sind aus Voigt et al. (2007) und Straube et al. (2008) ersichtlich.

Literatur:

1. Mottola MF, Giroux I, Gratton R, Hammond JA, Hanley A, Harris S, McManus R, Davenport MH, Sopper MM: Nutrition and exercise prevent excess weight gain in overweight pregnant women. Med Sci Sports Exerc 2010; 42: 265–272.
2. Olson CM: Achieving a healthy weight gain during pregnancy. Annu Rev Nutr 2008; 28: 411–423.
3. Park S, Sappenfield WM, Bish C, Salihu H, Goodman D, Bensyl DM: Assessment of the Institute of Medicine Recommendations for Weight Gain During Pregnancy: Florida, 2004–2007. Matern Child Health J 2010; 20. [Epub ahead of print]

4. Straube S, Voigt M, Briese V, Schneider KT, Voigt M: Weight gain in pregnancy according to maternal height and weight. J Perinat Med 2008; 36: 405–12.
5. Voigt M, Straube S, Schmidt P, Pildner von Steinburg S, Schneider KT: [Standard values for the weight gain in pregnancy according to maternal height and weight] Z Geburtshilfe Neonatol 2007; 211: 191–203.

3.5 Ernährung und Geburtsgewicht

Sowohl genetische als auch Ernährungsfaktoren bestimmen hauptsächlich das Geburtsgewicht. Auch die mütterlichen Ernährungsreserven sind von Bedeutung. Bei einem prägraviden Untergewicht ($<18,5$ kg/m^2) ist eine überdurchschnittliche (>2.500 kcal) mütterliche Nährstoffzufuhr für ein normales Geburtsgewicht bedeutungsvoll; Kontrollparameter sind Ernährungszustand und maternale Gewichtszunahme; Risiko: fetale Wachstumsrestriktion.

Bei prägravider Adipositas hingegen ist eine begrenzte maternale (<7 kg, max. 10 kg) Gewichtszunahme für ein normales Geburtsgewicht entscheidend; Risiko: fetale Makrosomie. Für Phänotyp assoziierte mütterliche Gewichtszunahmen wurden differenzierte Perzentilkurven erarbeitet (Voigt et al. 2007, Straube et al. 2008). Damit ergibt sich die Möglichkeit, nicht nur absolute Zahlen in g oder kg pro Schwangerschaftswoche (SSW) zu validieren, sondern auch den Verlauf der Gewichtszunahme einem Perzentilbereich zuzuordnen. Mütterliche Gewichtszunahmen <10. und >90. Perzentile sind unter der Berücksichtigung des prägraviden Ausgangsgewichts Prognoseparameter für das Geburtsgewicht, small for gestational age (SGA) und large for gestational age (LGA). Die Reduktion des Plazentagewichts infolge einer maternalen Mangelernährung ist mit einer höheren Prävalenz von SGA-Babies verbunden.

Der Fet ist in der Lage, Kohlenhydrate, Fette und Eiweiße aus Glukose, Aminosäuren und anderen kurzkettigen Metaboliten nach maternofetalem Transfer zu synthetisieren.

Neben mütterlichen Blutspiegeln an grundlegenden Nährstoffen ist sowohl eine effiziente Bereitstellung der Nährstoffe als auch die Plazentafunktion von Bedeutung:
* plazentarer Blutfluss; Plazentapassage;
* Funktion des Synzytiotrophoblasten;
* Morphologie und Funktion der villösen Oberfläche der Plazenta;
* Äquilibrium von Nährstoffen auf der maternalen Seite, z. B. beeinträchtigt eine mütterliche Hyperglykämie Syntheseleistungen der Plazenta: humanes Choriongonadotropin (HCG), Progesteron.

Der transplazentare Transport von Nährstoffen erfolgt durch:
* Diffusion;
* erleichterte Diffusion und mit Hilfe von aktiven Transportsystemen.

Plazentare Steuerung maternaler und fetaler Nährstoff-Konzentrationen zur Aufrechterhaltung eines adäquaten Wachstums des Feten:
* Adaptation der Plazenta bei mütterlichem Proteinmangel:
  – fetale Aminosäure-Konzentrationen > maternale Aminosäure-Konzentrationen;
* Adaptation der Plazenta bei mütterlicher Hyperglykämie:
  – fetale Glukose-Konzentrationen < maternale Glukose-Konzentrationen.

Sowohl mütterliche Hypo- als auch Hyperalimentation führen zur Dekompensation des Nährstofftransports. Denkbar ist, dass eine sich allmählich entwickelnde fetale

Makrosomie das maternoplazentare Transportsystem überfordert; es resultiert die Hypertrophie der Plazenta mit nachfolgender Dekompensation.

Unmittelbare Folgen sind u. a.:

- Präeklampsie;
- intrauterine fetale Hypoxie;
- makrosome Fetopathie.

„Lechtig-Formel" zum Zusammenhang Ernährung und Geburtsgewicht (Lechtig et al. 1975):

- 10.000 kcal (ca. 35 kcal pro Tag), zusätzlich von der Mutter während der Schwangerschaft aufgenommen, erhöhen das Geburtsgewicht um 25–84 g.
- Eine erhöhte Energiezufuhr von täglich ca. 350 kcal steigert das Geburtsgewicht demnach um 250–840 g.
- Anwendung dieser Näherungswerte für die Ernährungsberatung untergewichtiger Schwangerer:
  - hyperkalorische Ernährung mit zusätzlichen Kohlenhydraten oder Protein-Kohlenhydrat-Kombination.

Fazit: Neben der genetischen Determination des Geburtsgewichts sind der prägravide mütterliche Ernährungszustand, die Nährstoffzufuhr in der Schwangerschaft sowie die maternale Gewichtszunahme von Bedeutung. Des Weiteren ist zu vermuten, dass die körperliche Aktivität der Mutter während der Schwangerschaft einen Einfluss hat. Mit Perzentilkurven zur mütterlichen Gewichtszunahme während der Schwangerschaft ist es möglich, genauere Untersuchungen durchzuführen. In der Perspektive wird dann die Ernährungsmedizin in der Schwangerschaft einen Beitrag zur Verringerung der Raten von fetaler Wachstumsrestriktion und Makrosomie leisten können.

Literatur:

1. Lechtig A, Yarbrough C, Delgado H, Habicht JP, Martorell R, Klein RE: Influence of maternal nutrition on birth weight. Am J Clin Nutr 1975; 28: 1223–1233.
2. Lechtig A, Habicht JP, Delgado H, Klein RE, Yarbrough C, Martorell R: Effect of food supplementation during pregnancy on birthweight. Pediatrics. 1975; 56: 508–520.
3. Lechtig A, Yarbrough C, Delgado H, Martorell R, Klein RE, Béhar M: Effect of moderate maternal malnutrition on the placenta. Am J Obstet Gynecol. 1975; 123: 191–201.

3.6 Orthomolekulare Substitution

Orthomolekulare Therapie bedeutet:

- Einsatz von Vitaminen, Mineralien, Spurenelementen, sekundären Pflanzenstoffen singulär oder im Komplex zur Prophylaxe bzw. Therapie von Erkrankungen.
- Dementsprechend kommen unterschiedliche Konzentrationen zum Einsatz.
- In der Schwangerschaft sind Hochdosis-Therapien (Cave: Vitamin A!) aufgrund fehlender Erfahrungen kontraindiziert.
- Wechselwirkungen mit Medikamenten beachten, z. B. verstärkt Vitamin E die Gerinnungshemmung.

Nach wie vor sind Substitutionen mit Vitamin C allein oder in Kombination als Multi-vitaminpräparat umstritten. Ältere Arbeiten verweisen auf eine Reduktion von Fehlbil-dungen durch maternale Einnahmen von Multivitaminpräparaten. Vitamin-C-Supple-mentationen sollen bei der Reduktion von Präeklampsie, intrauteriner fetaler Wachstumsrestriktion und mütterlicher Anämie unterstützend wirken.

Ergebnisse der Übersichtsstudie zur Vitamin-C-Supplementation in der Schwanger-schaft (Cochrane Database Syst. Rev. 2005):

- Keinen Einfluss auf die Totgeburtenrate, perinatale Mortalität, das Geburtsgewicht und auf die fetale Wachstumsrestriktion;
- Tendenz zur Verminderung der Präeklampsie-Inzidenz;
- Tendenz zur Erhöhung der Frühgeburtlichkeit bei alleiniger Vitamin-C-Supplementa-tion.

Die Gabe von folathaltigen Multivitaminpräparaten ist eine der sehr wirksamen peri-konzeptionellen und präventiven Maßnahmen zur Senkung der Fehlbildungspräva-lenz. Die vollständige Wirksamkeit dieser Maßnahme kann jedoch nur erreicht wer-den, wenn Folsäure bereits vor der Konzeption substituiert wird. Schon aus diesem Grunde ist die präkonzeptionelle Beratung von großer Bedeutung. Nach entsprechen-der Aufklärung ist die Selbstmedikation zu befürworten.

Multizentrische prospektiv kontrollierte Studie in 7 Ländern zur Prävention von Neu-ralrohrdefekten (NTD) (Zustand nach Indexfall) aus dem Jahre 1991:

- 4 mg Folsäure perikonzeptionell reduziert deutlich die NTD-Inzidenz.

Nicht nur die primäre Prävention von Neuralrohrdefekten, sondern auch diejenige von Fehlbildungen des Herzens, von Lippen-Kiefer-Gaumenspalten und anderen Ano-malien ist bewiesen (siehe Abb. 3.2).

Wahrscheinlich führt die Folsäure-Supplementation in der Schwangerschaft auch zu einer Reduktion der Prävalenz hypertensiver Erkrankungen in der Schwangerschaft (1993–2000, Studienpopulation USA/Kanada der Slone Epidemiology Center Birth Defects Study) (Hernandez-Diaz et al. 2002). Zu beachten ist auch, dass die natürli-che Vitaminform 5-Methyltetrahydrofolat (5-MTHF) der synthetischen Folsäure überle-gen ist. Die synthetische Folsäure kann bei einigen Frauen aufgrund eines Enzym-Po-lymorphismus nicht in ausreichender Menge in die biologisch aktive Form umgewandelt werden. Viel Folsäure, aber wenig Vitamin B12 beeinträchtigt mögli-cherweise kognitive Funktionen oder fördert Anämien. Probanden mit hohen Folsäu-

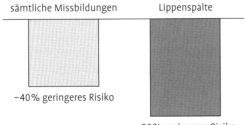

Abb. 3.2: Folsäurehaltiges Multivitaminpräparat, präkonzeptionell appliziert, vermindert Fehlbil-dungsraten (aus: Shaw et al., Lancet 1995; 346: 393 und Czeizel et al., N. Engl. J. Med. 1992; 37: 1832 und Botto et al., Am J Med Genet 2004; 15: 12).

re- und niedrigen Vitamin-B12-Spiegeln (Plasma-Vitamin B12 < 148 pmol/l) haben ein fünffach erhöhtes Anämie-Risiko.

Omega-3-Fettsäuren (Docosahexaensäure, DHA; Eicosapentaensäure, EPA) sind ebenfalls wichtig für die intrauterine fetale Entwicklung. Frühgeborene haben einen hohen Bedarf an DHA und EPA. Während der Schwangerschaft und Stillzeit wird eine tägliche Substitution von 200 mg DHA empfohlen. Die mütterliche Aufnahme ist wichtig für die Entwicklung der motorischen und kognitiven Funktionen. Von der Firma Merck wurde eine entsprechendes Versorgungskonzept entwickelt: Femibion® 800 Folsäure Plus Metafolin für den Zeitraum ab Kinderwunsch bis zur Vollendung von 12 SSW und Femibion® 400 Folsäure Plus Metafolin plus DHA für Frauen nach 12 SSW bis zum Ende der Stillzeit. Bei Metafolin handelt es sich um die natürliche Wirkform von 5-MTHF.

Neben dieser empfohlenen Primärprophylaxe ergibt sich bei Vorliegen einer Fehlbildungsanamnese die Notwendigkeit der Hochdosis-Prophylaxe: 5 mg Folsäure täglich über mindestens 4 Wochen bis 8 Wochen postkonzeptionell; danach weiter mit 400 µg Folsäure/Tag. Folsäure leistet einen entscheidenden Beitrag zur Prävention von Fehlbildungen; ein Beweis für funktionelle Lebensmittel (folic acid fortification) liegt bisher nicht vor; im Gegensatz zur mediterranen Kost.

Gegenwärtig ist auch davon auszugehen, dass eine Vielzahl von Schwangeren einen Vitamin-D-Mangel, teilweise <10 ng/ml 1,25 (OH) D-Serumkonzentration, aufweist. Symptome einer Rachitis wurden bei Säuglingen bisher nicht nachgewiesen. Es gibt jedoch Hinweise, dass ein niedriger Vitamin-D-Spiegel während der Schwangerschaft zu Defekten am Zahnschmelz der Kinder führt. Diese Defekte wiederum erhöhen das Risiko, Karies zu bekommen. Vitamin D hat auch immunologische Effekte und spielt eine Rolle bei der Prävention allergischer Erkrankungen.

Gibt es einen Zusammenhang zwischen mütterlicher Vitamin-D-Aufnahme in der Schwangerschaft und atopischem Ekzem, allergischer Rhinitis und Asthma der Kinder? Ergebnisse einer prospektiven Studie (Erkkola et al. 2009; n = 1669):

- Die durchschnittliche tägliche Vitamin-D-Aufnahme der Mütter betrug 5,1 µg über die Nahrung und 1,4 µg über Nahrungssupplemente; 32 % der Schwangeren nahmen Vitamin D über Nahrungssupplemente ein.
- Ergebnis: negative Korrelation zwischen mütterlicher Vitamin-D-Aufnahme und dem Auftreten eines Asthmas bis zum 5. Lebensjahr.
- Vitamin D-Supplemente allein hatten keinen Einfluss.

An dieser Stelle sei bemerkt, dass aufgrund aktueller Studien der Verdacht besteht, hohe Folsäure-Dosierungen in der Schwangerschaft (nach 8 SSW) könnten ebenso das Asthmarisiko der Kinder erhöhen.

Des Weiteren wird eine tägliche Jodsubstitution von nur noch 100 µg (Jodgehalt in Milchprodukten!) empfohlen. Ein mütterlicher Zinkmangel wird ebenfalls mit dem Auftreten von Neuralrohrdefekten in Verbindung gebracht (Cengiz et al. 2004).

Seitens der Ernährungsmedizin bleibt die Streitfrage, ob mit der Nahrung ausreichend Omega-3-Fettsäuren aufgenommen werden. Eine zusätzliche Zufuhr von DHA und EPA bleibt umstritten. Günstig auf die Blutfette wirken nur Mengen von >3 g Omega-3-Fettsäuren pro Tag, d. h. nur ein täglicher Fischverzehr von 100–200 g fettreicher Fischsorten bzw. die Einnahme von als Arzneimittel zugelassenen Fischölkapseln könnte diese Mengen liefern (siehe Tab. 3.7).

Auch die Zufuhr von α-Linolensäure (Omega-3-Fettsäure) kann den Bedarf nicht decken. Aus α-Linolensäure werden zwar DHA und EPA synthetisiert, jedoch werden

Tab. 3.7: Fettgehalt und Omega-3-Fettsäure-Gehalt von verschiedenen Speisefischen pro 100g

Fisch	Fettgehalt in g	DHA in g	EPA in g
Hering	17,8	0,68	2,04
Thunfisch	15,5	2,29	1,08
Lachs	13,6	2,15	0,71
Makrele	11,9	1,12	0,63

nur 10–15 % der α-Linolensäure zu EPA und noch weniger, nur 4 %, zu DHA umgewandelt. Die Syntheseleistungen für die notwendigen Kettenverlängerungen werden durch Desaturasen und Elongasen realisiert. Täglich werden ca. 1–2 g α-Linolensäure aufgenommen; Basis für 100–300 mg EPA. Diese Umwandlung ist wiederum von der täglichen Aufnahme von Linolsäure (Omega-6-Fettsäure) abhängig. Linolensäure und α-Linolsäure konkurrieren bei der Kettenverlängerung um dieselben Enzyme. Aus Linolsäure entsteht über γ-Linolensäure und dihomo- γ-Linolensäure Arachidonsäure (AA). Somit wird klar, eine vermehrte Zufuhr von Linolsäure behindert die Synthese von EPA und DHA aus α-Linolensäure. Entsprechend dieser Abhängigkeiten empfiehlt die DGE für die Nährstoffzufuhr ein Verhältnis von Omega-6- zu Omega-3-Fettsäuren von 5 : 1. Erwähnt sei auch an dieser Stelle, dass hinsichtlich des Fettkonsums eine höhere Ratio Omega-3- zu Omega-6-Fettsäuren bei prämenopausalen Frauen zur Prävention des Mammakarzinoms beiträgt.

Realisierung (Tab. 3.8):
- Raps-, Lein- und Walnussöl bevorzugen;
- 2. Wahl: Sojaöl, enthält reichlich Linolsäure;
- 2. Wahl: Olivenöl, enthält reichlich Omega-3-Fettsäuren, weniger Omega-6-Fettsäuren;
- weniger Sonnenblumen-, Distel- und Maiskeimöl benutzen;
- 1 Fischmahlzeit pro Woche:

Omega-3-Fettsäuren in der Schwangerschaft: Dosierungen noch unklar (Ergebnisse aus tierexperimentellen Untersuchungen):
- Omega-3-Fettsäuren wirken sich positiv auf das fetale Wachstum und auf die ZNS-Entwicklung aus und tragen zur Prävention einer Frühgeburt bei.
- Exzessive Fütterungen von Omega-3-Fettsäuren führten im Rattenmodell zur fetalen Wachstumsrestriktion und verzögerten ZNS- Entwicklung (Omega-3-/Omega-6-Ratio = 14) (Church et al. 2008).

Tab. 3.8: Fettsäuren in Pflanzenölen in g pro 100g

Pflanzenöl	Linolsäure	α-Linolensäure
Leinöl	14	54
Walnussöl	58	14
Rapsöl	20	9,0
Maiskeimöl	52	0,9
Sojaöl	54	8,0

- Für Schwangere und Stillende werden täglich 200 mg DHA empfohlen. Falls das Stillen nicht möglich ist, erfolgt die DHA-Substitution der Säuglinge in Form von 0,2–0,5 Gewichtsprozenten der gesamten aufzunehmenden täglichen Fettmenge.

Präeklampsie-Prävention in der Schwangerschaft: Supplementationsversuche mit Omega-3-Fettsäuren, Kalzium, Magnesium, Vitamin C (bis 1000 mg) und Vitamin E (bis 400 IE = 400 mg) erwiesen sich aus präventivmedizinischer Sicht als ineffektiv. Nur Acetylsalicylsäure 60–100 mg/Tag ist für die Prävention geeignet. Barton und Sibai (2008) plädieren für eine intensivierte Schwangerenberatung. Aufgrund der erhöhten Insulinresistenz ist eine Ernährung unter Berücksichtigung von Lebensmitteln mit niedrigem Glykämie-Index möglicherweise geeignet.

Substitution nach bariatrischen Operationen: Folsäure-, Vitamin-B12- und Eisen-Substitution nach Spiegelbestimmungen; prä- und perikonzeptionell Folsäure 1 mg/Tag.
In der Schwangerschaft geeignete Naturheilverfahren, die bei zu hoher Blutviskosität helfen:
- Enzymtherapie;
- Phytotherapie;
- Ernährungstherapie;
- Bewegungstherapie;
- Orthomolekulare Therapie:
- Folsäure, Vitamin B6, Vitamin E, Omega-3-Fettsäuren (2–4 g pro Tag) verringern das Thromboserisiko.
- Eiweißspaltende Enzyme pflanzlichen Ursprungs (z. B. Bromelain) verringern die Blutviskosität.
- Im Ginkgo enthaltene Flavonoide hemmen die Thrombozytenkonzentration.

HIV-Infektion der Mutter: Verbesserung des maternofetalen Outcomes durch Multivitaminpräparate (Mehta und Fawzi 2007, Kawai et al. 2010).

Eisensubstitution in der Schwangerschaft:
- Eisenbedarf für die gesamte Schwangerschaft für eine 55 kg schwere Frau: 230 mg Eisen;
- Basalverlust: 270 mg für den Fetus, 90 mg für Plazenta und Nabelschnur und ca. 150 mg für den Blutverlust bei der Geburt; insgesamt 740 mg;
- Zusätzlich: 450 mg Eisen für die Blutbildung;
- Eisensubstitutionen in der Schwangerschaft 30–200mg/Tag; möglichst nüchtern und ca. 30 Minuten vor einer Mahlzeit.

Vorbehalte gegenüber einer „unkontrollierten" Eisensubstitution:
- unkontrollierter Hämatokrit-Anstieg als Präeklampsie-Risiko;
- hereditäre Hämochromatose; jeder 400. Bundesbürger homozygot, jeder 10. heterozygot; begrenzte Eisenmedikation bei Heterozygoten unerheblich;
- Empfehlung: vor einer Eisensubstitution: diagnostische Abklärung (Hb, Serum-Ferritin) bei jeder Schwangeren zu Anfang und im letzten Trimester der Schwangerschaft.

Sekundärer L-Carnitinmangel (L-Carnitin = ß-Hydroxy-g-N-Trimethylaminobutyrat) während der Schwangerschaft: L-Carnitin ist eine Schlüsselsubstanz für die Fettverbrennung, erhöht die Insulinsensitivität, wirkt immunstimulierend und reduziert oxidativen Stress.

Während der Schwangerschaft sinken die L-Carnitin-Spiegel zusätzlich ab. Vegetarische Ernährung sowie Nierenerkrankungen begünstigen zusätzlich einen L-Carnitinmangel. Der Mensch synthetisiert L-Carnitin (16 mg/die) aus den beiden Aminosäuren L-Lysin und L-Methionin. Zusätzlich erforderliche Wirkstoffe sind Vitamin C, B6, B12, Niacin, Folsäure, Eisen. Der tägliche Bedarf an L-Carnitin liegt beim Menschen in Abhängigkeit von der körperlichen Belastung zwischen 200 und 1200 mg.

Carnitinsubstitution in der Schwangerschaft?

- L-Carnitin unterstützt die Lungenreife beim Kind;
- Frühgeborene können L-Carnitin noch nicht synthetisieren;
- mögliche Prävention von Fehlgeburten, Plazentainsuffizienz und Gestationsdiabetes.

Fazit: Empfohlene Substitutionen in der Schwangerschaft

Empfehlung für alle Schwangere: Folsäure 400 µg/Tag prä- und perikonzeptionell, Fortsetzung während der Schwangerschaft.

Empfehlung für adipöse Schwangere: Folsäure 1mg/Tag, prä- und perikonzeptionell bis 8 SSW, danach 400 µg/Tag.

Empfehlung für mütterliche Erkrankungen mit einem erhöhten Fehlbildungsrisiko, z. B. Epilepsie; Empfehlung bei anamnestisch bekanntem Indexfall: Folsäure 4–5mg/Tag, prä- und perikonzeptionell bis 8 SSW, danach 400 µg/Tag; Jod 100 µg; Eisensubstitution nur bei Indikation: Hb <6,8 mmol/l; Docosahexaensäure (DHA) 200 mg/Tag.

Literatur:

1. Church MW, Jen KL, Dowhan LM, Adams BR, Hotra JW: Excess and deficient omega-3 fatty acid during pregnancy and lactation cause impaired neural transmission in rat pups. Neurotoxicol Teratol 2008; 30: 107–117.
2. Erkkola M, Kaila M, Nwaru BI, Kronberg-Kippilä C, Ahonen S, Nevalainen J, Veijola R, Pekkanen J, Ilonen J, Simell O, Knip M, Virtanen SM: Maternal vitamin D intake during pregnancy is inversely associated with asthma and allergic rhinitis in 5-year-old children. Clin Exp Allergy. 2009; 39: 875–882.
3. Mehta S, Fawzi W: Effects of vitamins, including vitamin A, on HIV/AIDS patients. Vitam Horm 2007; 75: 355–383.
4. Goodstine SL, Zheng T, Holford TR, Ward BA, Carter D, Owens PH, Mayne ST: dietary (n-3)/(n-6) Fatty Acid Ratio: Possible Relationship to Premenopausal but Not Postmenopausal Breast Cancer Risk in U.S. Women. J Nutr 2003; 133: 1409 – 1414.
5. Kawai K, Kupka R, Mugusi F, Aboud S, Okuma J, Villamor E, Spiegelman D, Fawzi WW: A randomized trial to determine the optimal dosage of multivitamin supplements to reduce adverse pregnancy outcomes among HIV-infected women in Tanzania. Am J Clin Nutr 2010; 91: 391–397.
6. Koletzko B, Lien E, Agostoni C, Böhles H, Campov C, Cetin I, Decsi T, Dudenhausen JW, Dupont C, Forsyth S, Hoesli I, Holzgreve W, Lapillonne A, Putet G, Secher NJ, Symonds M, Szajewska H, Willatts P, Uauy R: The roles of long-chain polyunsaturated fatty acids in pregnancy, lactation and infancy: review of current knowledge and consensus recommendations. J Perinat Med 2008; 36: 5–14.

7. Mosley BS, Cleves MA, Siega-Riz AM, Shaw GM, Canfield MA, Waller DK, Werler MM, Hobbs CA; National Birth Defects Prevention Study: Neural tube defects and maternal folate intake among pregnancies conceived after folic acid fortification in the United States. Am J Epidemiol. 2009;169:9–17.
8. Müller SD: L-Carnitin aus ernährungsmedizinischer und ernährungswissenschaftlicher Sicht. EHK 2004; 597–608.
9. Pacheco SS, Braga C, Souza AI, Figueiroa JN: Effects of folic acid fortification on the prevalence of neural tube defects. Rev Saude Publica. 2009;43:565–571.
10. Rumbold A, Crowther CA: Vitamin C supplementation in pregnancy. Cochrane Database Syst Rev 2005; 18: CD004072.
11. Yashodhara BM, Umakanth S, Pappachan JM, Bhat SK, Kamath R, Choo BH: Omega-3 fatty acids: a comprehensive review of their role in health and disease. Postgrad Med J 2009; 85: 84–90.

3.7 Folsäure

Prävention von Neuralrohrdefekten durch Folsäure-Prävention: Im Zusammenhang mit der Folsäure-Supplementation wurde der Begriff „high-risk periconceptional period" geprägt. In dieser Phase, eingeschlossen die Organogenese bis zur 8. SSW, können präventive Supplementierungen und „therapeutische Einstellungen" chronischer Erkrankungen von großem protektiven Wert sein. In den USA, Ungarn und Großbritannien durchgeführte epidemiologische Studien demonstrierten eindeutig die Bedeutung der perikonzeptionellen Folsäure-Supplementation zur Prävention von Neuralrohrdefekten. Die Empfehlungen der amerikanisch-britischen Gesellschaften sind in Deutschland 1995 von den Gesellschaften für Ernährung, Humangenetik, Gynäkologie und Geburtshilfe, Kinder- und Jugendmedizin und Neuropädiatrie übernommen worden. Ein Folsäure-Mangel in der Frühschwangerschaft kann ätiopathogentisch bei Aborten, kongenitalen Fehlbildungen, Entwicklungsstörungen und Wachstumsretardierungen beteiligt sein. Schwangerschaftskomplikationen, wie Abruptio placentae, Abortus imminens und drohende Frühgeburt stehen bisher nur widersprüchlich im Zusammenhang mit Folat-Defiziten. Bei Einnahme von Multivitaminpräparaten im 3. Trimester besteht der Verdacht auf Zunahme der Frühgeburtlichkeit. Andererseits wurde ein Zusammenhang zwischen der Einnahme von Multivitaminpräparaten während der gesamten Schwangerschaft und der Reduktion von Frühgeborenen-Raten nachgewiesen.

Neuralrohrdefekte:
- Die Häufigkeit der Spina bifida zeigt geographische Unterschiede und schwankt zwischen 0,5 und 10/1.000, diejenige des Anencephalus zwischen 0,1 und 3,5/1.000.
- Bei 85 % der Feten mit Spina bifida handelt es sich um offene Läsionen.
- Die Ätiopathogenese von Neuralrohrdefekten ist nach wie vor ungeklärt. Eine Kombination von genetischen, Umwelt- und Ernährungsfaktoren wird angenommen (multifaktorielle Ätiologie).
- Risikofaktoren:
  – anamnestische bekannte Indexfälle;
  – mütterliche Adipositas;
  – vorausgegangene Aborte;

- rasch aufeinanderfolgende Schwangerschaften;
- Störungen (Mutationen) des mütterlichen Folsäure-Metabolismus (MTHFR-, MTR-Mutationen);
- präkonzeptionelle Therapie der Mütter mit Folsäure-Antagonisten (z. B. Valproinsäure, Aminopterin);
- Mangelernährung: Folsäure- und Vitamin-B12-Mangel;
- niedriger sozioökonomischer Status (Mangelernährung);
- hohe sensible Phase: Bildung des Neuralrohrs (3–4 Embryonalwochen);
- Die Anomalien können auf das Nervensystem beschränkt sein oder auch das umhüllende Stützgewebe (Knochen, Muskeln und Bindegewebe) mit einschließen.
- Signifikant häufiger sind Neuralrohrdefekte bei Konzeptionen in den Monaten Januar/Februar und September/Oktober.

Lippen-Kiefer-Gaumenspalten (LKGS) – nicht syndromale Spaltbildungen:
- 10–20 % der Fehlbildungen; Wiederholungsrisiko 5–18 %!
- prä- und perikonzeptionelle hochdosierte Folsäure-Prophylaxe mit 5 mg pro Tag bis zur 8. SSW;
- teratogener Zeitpunkt: nach 5–6 SSW Verschmelzung der beiden Pole der Nasenwülste;
- 6.–7. SSW: Muskelbildung;
- 8.–9. SSW: Gaumenverschluss.

Gesicherte Hinweise zur Senkung der Inzidenz durch perikonzeptionelle Folsäure-Supplementation für kongenitale Anomalien, wie
- Anencephalus;
- Myelomeningocele;
- Meningocele;
- orofaziale Spaltbildungen;
- kardiale Strukturanomalien;
- Harntraktanomalien;
- Hydrocephalus.

Zusätzlicher Folsäure-Mangel in der Schwangerschaft:
- erhöhte renale Folat-Verluste;
- verminderte Folat-Absorption durch Enterozyten;
- Mehrlingsschwangerschaften (keine gesonderten Empfehlungen zur Folsäuresubstitution).

Folatbedarf über Nahrungsaufnahme problematisch:
- Folatbedarf in der Schwangerschaft: 600 µg Monoglutamat pro Tag (Sicherheitszuschlag 50 %); kaum über Nahrungsaufnahme realisierbar; Empfehlung einer täglichen Substitution von 400 µg Folsäure.
- Folatäquivalent = Monoglutamat + (0,2 Polyglutamat);
- Tägliche Verzehrsmenge: ca. 180–220 µg Gesamtfolsäure;
- Folat besitzt eine hohe Strukturlabilität; ein Nachteil bei industrieller Lebensmittelverarbeitung, Lagerung und Zubereitung (Zubereitungsverluste durchschnittlich 35 %, auch 80–90 % möglich). Nahrungsfolat ist hitzelabil, lichtempfindlich und oxidationsanfällig und zerfällt rasch im sauren Milieu; Schutz z. B. durch Vitamin C.
- Folsäure-Bioverfügbarkeit:

- geschätzte durchschnittliche Bioverfügbarkeit: 50 %;
- originäre Monoglutamate: >90 %;
- Polyglutamate: <20 %.
- Enzympolymorphismus und Folatstoffwechsel: Punktmutation der 5,10- Methylentetrahydrofolat-Reduktase (MTHFR): entscheidendes Enzym zur Synthese des biologisch aktiven Folats (5-MTHF), hauptsächliche Mutationen sind 677 C > T und a1298 A > C.
- Weitere Mutationen betreffen das zytoplasmatische Enzym Methyltetrahydrofolat-Homocystein-S-Methyltransferase (MTR); auch als Methionin-Synthase bezeichnet. Funktion: Remethylierung von Homocystein zu Methionin.
- MTR-Funktion nur in Verbindung mit Methylcobalamin (zentrales Cobaltatom), Derivat des Vitamin B12.

Die mit der Nahrung aufgenommene Folsäure ist die Vorstufe der als Vitamin wirksamen Form; Wirkform: Tetrahydrofolsäure (Coenzym). Enzymatische Aufspaltung der Folsäurekonjugate im Dünndarm zu Monoglutamaten durch γ-Glutamylcarboxypeptidasen. Bereits in der Dünndarmmukosa entstehen Dihydro (DHF)- und Tetrahydrofolat (THF); Transport gebunden an FBP (folate-binding protein). Intrahepatisch erfolgt die Umwandlung zu 10-Formyl-THF bzw. 5, 10-Methylen-THF. Bei homozygot und heterozygot von MTHFR-Polymorphismen Betroffenen erfolgt nur noch eine quantitativ, je nach Genotyp, unzureichende Umwandlung zu 5-Methyl-THF. Es resultiert eine gestörte Methionin-Synthese aus Homozystein; gleiches Resultat bei einem Vitamin-B12-Mangel. Funktionale genetische Polymorphismen des Folat- und Methionin-Metabolismus beeinflussen sowohl die DNA-Synthese als auch deren Methylierung. Ein Folatmangel behindert den Uracil-Einbau in die DNA (uracil misincorporation, UrMis) und führt zur DNA-Instabilität.

Folsäuremangel:
- Symptome: makrozytäre Anämie, erhöhte Serum-Homozysteinspiegel, Homozystinurie, Hyperpigmentierung neutrophiler Granulozyten
- Serumfolat in ng/ml:
  - marginale Versorgung: 3,5–4,5;
  - mangelhafte Versorgung: <3,5.

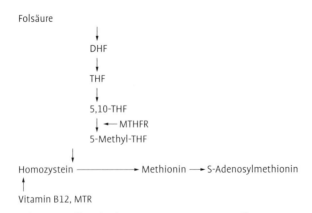

Abb. 3.3: Folsäure-Stoffwechsel; Vitamin B12 ist essenziell.

Besondere Mangelsituationen bei:
- Alkoholismus;
- Malabsorptionsstörungen;
- Verabfolgung von Methotrexat;
- Antibiotika;
- Acetylsalicylsäure;
- Antikonvulsiva und
- Cholestyramin.

Toxizität ab einer Dosis ab 15 mg pro Tag über ca. 1 Monat möglich; Schlaflosigkeit, Reizbarkeit, gastrointestinale Symptome.

Erhöhter Folsäure-Bedarf in der Schwangerschaft aufgrund
- beschleunigter Zellvermehrung des Uterus, der Mammae;
- der Entwicklung der Plazenta (Synthese-, Transport- und Stoffwechselfunktionen);
- einer Erhöhung des Blutvolumens (erhöhte Erythrozytenzahl);
- fetalen Wachstums (Zellteilung, Zelldifferenzierung).

Richtlinien zur Vorbeugung von Neuralrohrdefekten (Stoll et al: Ernährung in der Schwangerschaft, Enke, Stuttgart, 1998):
- Primärprophylaxe:
  - folsäurereiche Nahrung; frisches Gemüse, Früchte, Vollkornprodukte;
  - kontinuierliche Einnahme von 0,8 mg (DGE: 0,6 mg) Folsäure pro Tag.
- Sekundärprophylaxe:
  - 4 oder 5 mg Folsäure täglich als Monopräparat 12 Wochen präkonzeptionell bis 8 Wochen postkonzeptionell; danach weiter 400 µg Folsäure pro Tag bis zur 30. SSW (Empfehlung der DGE).

Genetics Committee of the Society of Obstetricians and Gynaecologists of Canada and the Motherrisk Program: Pre-conceptional vitamin/folic acid supplementation 2007:
- **Option A:** Patientinnen ohne Risiko, mit Kinderwunsch und guter Compliance (Level II-2-A)
  - folatreiche Ernährung, tägliche Supplementation mit einem Multivitamin-Folsäurepräparat (0,4–1,0 mg);
  - 8–12 Wochen präkonzeptionell, während der Schwangerschaft und 4–6 Wochen post partum bzw. während der Stillperiode.
- **Option B:** Patientinnen mit gesundheitlichen Risiken, wie Epilepsie, Diabetes mellitus Typ 1, Adipositas mit einem BMI >35 kg/m^2, mit Neuralrohrdefekten belastete Anamnese (Level II-2-A)
  - folatreiche Ernährung, tägliche Supplementation mit einem Multivitaminpräparat, das 5 mg Folsäure enthält. 12 Wochen präkonzeptionell bis 10–12 Wochen postkonzeptionell;
  - 0,4–1,0 mg Folat während der Schwangerschaft und 4–6 Wochen post partum bzw. während der Stillperiode.
- **Option C:** Patientinnen mit negativer Compliance, mit Suchtgefahren, wie Rauchen, Alkohol, Drogen, mit häufigen Selbstmedikationen (Level III-B)
  - Aufklärung und umfassende Beratung;
  - Multivitaminpräparat mit 5 mg Folsäure.

Folsäure-Präparate

Folsäure-Präparate (®) mit Angabe des Folsäure-Gehalts (Rote Liste 2010; Dosierung >5mg/Tag in Schwangerschaft kontraindiziert); aktuelle DGE-Empfehlung: 600 µg Folat-Äquivalente täglich in der Schwangerschaft (Tab. 3.9)

Tab. 3.9: Folsäure-Präparate (®) mit Angabe des Folsäure-Gehaltes

Folsäure

Präparat (Handelsname)	Darreichungsform	Gehalt pro Tablette/Kapsel
Folsan 0,4/5 mg	Tablette	0,4/5 mg Folsäure
Folverian 0,4/5 mg	Tablette	0,4/5 mg Folsäure
Lafol	Kapsel	0,4 mg Folsäure

Folsäure + Vitamin B12

Präparat (Handelsname)	Darreichungsform	Gehalt pro Tablette
Folgamma	Tablette	25 µg Cyanocobalamin + 1,5 mg Folsäure

Folsäure + Eisen

Präparat (Handelsname)	Darreichungsform	Gehalt pro Tablette/Kapsel/Dragee
Ferro-Folsan	Tablette	85 mg Fe^{2+} + 0,85 mg Folsäure
Ferrosanol gyn	Kapsel	80 mg Fe^{2+} + 1 mg Folsäure
Folicombin	Tablette	40 mg Fe^{2+} + 0,5 mg Folsäure
Hämatopan F	Tablette	22 mg Fe^{2+} + 0,2 mg Folsäure
Plastulen Duo	Kapsel	102 mg Fe^{2+} + 0,5 mg Folsäure
Tardyferon	Dragee	80 mg Fe^{2+} + 0,35 mg Folsäure

Folsäure + Eisen + Vitamin B12

Präparat (Handelsname)	Darreichungsform	Gehalt pro Kapsel
Eryfer comp	Kapsel	50 mg Fe^{2+} + 0,2 mg Folsäure + 300 µg Cyanocobalamin
Ferro-Folgamma	Kapsel	37 mg Fe^{2+} + 5 (!) mg Folsäure + 10 µg Cyanocobalamin
ferro sanol comp	Kapsel	30 mg Fe^{2+} + 0,5 mg Folsäure + 2,5 µg Cyanocobalamin

Folsäure + Jodid

Präparat (Handelsname)	Darreichungsform	Gehalt pro Tablette
Folsäure-Jodid-Tabletten	Tablette	0,4 mg Folsäure + 0,2 mg Jodid (0,1–0,15 mg ausreichend!)

Folsäure + Eisen + Jod

Präparat (Handelsname)	Darreichungsform	Gehalt pro Tablette
NeoVin®	Tablette	0,4 mg Folsäure + 0,2 mg Jodid + 15 mg Fe^{2+}

Folsäure + Omega-3-Fettsäuren

Präparat (Handelsname)	Darreichungsform	Gehalt pro Kapsel
Femibion + Metafolin	Kapsel	0,4/0,8 mg Folsäure (Empfehlung der DGE für Schwangere: 0,4 mg) + 400 mg Docosahexaensäure (DHA)
Femibion 400 Folsäure + Metafolin	Kapsel	0,4 mg Folsäure, Vitamine (25 mg Vitamin E), Jod und DHA (Das Präparat wird nach der 12. SSW bis zum Ende der Stillzeit empfohlen.)

Tab. 3.9: (Fortsetzung)

Femibion 800 Folsäure + Metafolin		0,8 mg Folsäure u. a. (Das Präparat wird in den ersten 8 SSW bis zum Ende der Stillzeit empfohlen.)
Folsäure + Omega-3-Fettsäuren + Vitamin E		
Präparat (Handelsname) NOBILIN OMEGA 3	Darreichungsform Kapsel	Gehalt pro Kapsel zusätzlich 330 mg Omega-3-Fettsäuren + 30 mg Vitamin E
Folsäure + Eisen + Jod + Omega-3-Fettsäuren		
Präparat (Handelsname) NeoVin® + DHA	Darreichungsform Tablette	Gehalt pro Tablette 0,4 mg Folsäure + 200 mg DHA
Multivitamin-/Mineralien-Präparat + Omega-3-Fettsäuren		
Präparat (Handelsname) GynVital®	Darreichungsform Tablette	Gehalt pro Tablette 0,4 mg Folsäure + 200 mg DHA u. a.

Folsäure-Wechselwirkungen mit anderen Medikamenten:
- Hemmung der Folsäure-Resorption durch Zytostatika (z. B. Imurek bei Morbus Crohn), Antiepileptika, Sulfonamide.

Eisen-Wechselwirkungen mit anderen Medikamenten/Nährstoffen:
- Eisensalze vermindern die Resorption von Thyroxin.
- NSAR plus Eisen: Schleimhautreizung des Gastrointestinaltraktes;
- Hemmung der Eisenresorption durch Phosphate, Phytate, Oxalate, Milch, Kaffee, Tee, durch Magnesium- und Kalzium-Ergänzungspräparate;
- bei Anemia perniciosa nur in Verbindung mit Vitamin B12.

Eisen plus Folsäure: Wechselwirkungen mit anderen Medikamenten:
- Hemmung der Wirkung von Methyldopa.

Erhöhtes Asthma-Risiko für Kinder von Müttern mit Folsäuresubstitution?
Erhöhtes Asthma-Risiko für Kinder von Müttern mit Folsäuresubstitution (Whitrow et al. 2009; Research Centre for the Early Origins of Health and Disease, Robinson Institute, The University of Adelaide, Adelaide, South Australia, Australia)?
- Fragestellung: Dosierung und Zeitpunkt (<16. SSW, 3. Trimester 30.–34. SSW) der Folat-Supplementation: Asthmarisiko der Kinder;
- Bewertung von Supplementation und Ernährung anhand strukturierter Fragebögen;
- prospektive postnatale Kohortenstudie 1998–2005; 490 vs. 423 Mutter-Kind-Paare;
- Endpunkte nach 3 und 5 Jahren: klinisches Asthma der Kinder;
- Ergebnis: Folsäure-Supplementation im 3. Trimester erhöht moderat das Asthmarisiko der Kinder nach 3 und 5 Jahren (RR = 1.26; RR = 1.32).
- Hypothese: allergisches Asthma in früher Kindheit aufgrund epigenetischer Mechanismen;
- Bestätigung eines geringfügig erhöhten Asthmarisikos durch eine umfangreiche retrospektive Studie (n = 32.077 Kinder) (Håberg et al. 2009).

Folatgehalte in µg empfohlener Lebensmittel mit Angabe der kcal

Tab. 3.10: Folatgehalte in µg empfohlener Lebensmittel mit Angabe der kcal.

Getreide, Mehle und daraus hergestellte Lebensmittel, bezogen auf jeweils 100 g	
Weizenkeime	520 (312 kcal)
Weizenkleie	164 (172 kcal)
Haferflocken	87 (366 kcal)
Roggenschrot	78 (290 kcal)
Roggenmehl	70 (316 kcal)
Grünkern	50 (321 kcal)
Buchweizen, geschält	50 (336 kcal)
Brot und Brötchen, bezogen auf 1 Portion	
Vollkornbrötchen mit Sonnenblumenkernen	38 (237 kcal)
Vollkornbrötchen	34 (220 kcal)
Roggenvollkornbrot	24 (193 kcal)
Roggenbrötchen	23 (220 kcal)
Roggenmischbrot	22 (210 kcal)
Dauerbackwaren, bezogen auf 1 Portion	
Vollkornkeks mit Nüssen	27 (449 kcal (100 g! Vollkornkeks)
Vollkornkeks	24 (411 kcal (100 g! Vollkornkeks)
Makronen	22 (449 kcal (100 g! Makrone), 100 % Monosaccharide, einfach ungesättigte Fettsäuren reichlich!
Kuchen und Gebäck	
Dresdner Stollen (100 g)	50 (393 kcal)
Nusshörnchen (70 g)	50 (350 kcal)
Napfkuchen (75 g)	45 (364 kcal)
Frühstücksceralien	
Cornflakes m. Vit.(30 g)	170 (367 kcal)
Frosties m. Vit. (30 g)	170 (375 kcal)
Coco Pops m. Vit.(30 g)	170 (378 kcal)
Kleieflocken m. Vit.(25 g)	170 (326 kcal)
Honigpops m. Vit.(30 g)	170 (375 kcal)
Haferflocken (40 g)	87 (366 kcal)
Haferflakes (25 g)	60 (382 kcal)
Gemüse, bezogen auf 50 g	
Petersilienwurzel	500 (1 Portion 5 g–10 g)
Meerrettich	240 (1 Portion 5 g–10 g)
Feldsalat	145
Endiviensalat	109
Eichblattsalat	100
Zuckererbse	80
Schnittsalat	70
Radicchio	70
Suppengrün	50
Löwenzahnblätter	50
Grünkohl	47
Tomate	45

Tab. 3.10: (Fortsetzung)

Rosenkohl	45
Erbsen, grün	40
Spinat	36
Paprika	30
Kräuter, bezogen auf 5 g	
Petersilienblatt	149
Pfefferminze	110
Gartenkresse	59
Schnittlauch	50
Borretsch	50
Dill	42
Hülsenfrüchte, bezogen auf 100 g	
Mungobohnen, reif	980 (560 kcal)
Augenbohnen	900 (670 kcal)
Limabohnen	720 (550 kcal)
Straucherbsen	680 (562 kcal)
Kichererbsen, reif	567 (520 kcal)
Sojabohnen, reif	480 (646 kcal)
Bohnen, weiß	312 (490 kcal)
Obst, bezogen auf 125 g	
Maulbeere	90
Kirsche, sauer	75
Boysenbeere	63
Kirsche, süß	52
Erdbeere	47
Weintraube	43
Orange	42
Nektarine	35
Brombeere	34
Himbeere	30
Nüsse und Samen, bezogen auf 10 g	
Sesamsamen	90 (598 kcal)
Mohnsamen	60 (477 kcal)
Haselnuss	56 (420 kcal)
Sonnenblumenkerne	36 (232 kcal)
Erdnuss	34 (113 kcal)
Cashewnuss	12 (134 kcal)
Brotaufstriche, bezogen auf 20 g (Portionsgröße)	
Erdnussbutter	50 (623 kcal)
Süßwaren	
Kakaogetränkepulver(15 g)	400 (362 kcal)
Zartbitterschokolade mit Nüssen (5 g)	20 (528 kcal)
Alkoholfreie Getränke, bezogen auf 200 g	
Orangensaftnektar	30 (44 kcal)

Tab. 3.10: (Fortsetzung)

Käse, bezogen auf 30 g	
Camembert, 30 %	85 (216 kcal)
Brie, 45 %	80 (280 kcal)
Weichkäse, leicht 25 %	95 (177 kcal)
Eier	
Frühstücksei	60 (145 kcal; Cholesterin 250–400 mg!)
Fleisch, bezogen auf 125 g	
Kalbsleber	240 (130 kcal; Cholesterin 360 mg, Retinol 21.900 µg!)
Kalbsniere	63 (124 kcal; Cholesterin 380 mg!)
Leber vom Rind	592 (128 kcal; Cholesterin 261 mg, Retinol 15.000 µg!)
Schweineleber	136 (131 kcal; Cholesterin 350 mg, Retinol 39.100 µg!)
Schweineniere	93 (101 kcal; Cholesterin 385 mg!)
Entenleber	700 (131 kcal; Cholesterin 515 mg, Retinol 12.000 µg!)
Würzmittel	
Tomatenmark (10 g)	35
Zutaten	
Hefe (42 g)	1.020

Fazit: Mangelhafte Umsetzung der Empfehlungen zur Folsäure-Prophylaxe in der Frühschwangerschaft.

Deckung der Basisversorgung mit Folat: Um den in der Schwangerschaft erhöhten Folatbedarf (600 µg pro Tag) zu decken, ist ein vermehrter Verzehr folatreicher Lebensmittel wie Weizenkeime, Sojabohnen, Tomaten, Kohlarten und Backwaren aus Vollkornmehl zu empfehlen.

Zusätzliche Folsäurezufuhr: Weil Schwangerschaften nicht immer geplant sind, ist allen Frauen, die schwanger werden könnten, eine Folsäure-Supplementierung von 600 µg pro Tag zu empfehlen. Die Supplementierung sollte mindestens 4 Wochen vor der Konzeption und während des ersten Drittels der Schwangerschaft erfolgen.

Die perikonzeptionelle Supplementation mit Folsäure ist problematisch, da ca. 50 % der Schwangerschaften ungeplant beginnen.

Gynäkologische Vorsorgeuntersuchungen beinhalten auch eine Ernährungsberatung (Hinweise; tägliches Folat-Supplement > 400 µg).

Frauen, die bereits ein Kind mit Neuralrohrdefekt haben, sollten bei erneutem Kinderwunsch bereits vor der Konzeption 4 mg Folsäure pro Tag bis 8.SSW supplementieren.

Eine Folsäure-Supplementation ist nur bis zur 30.SSW zu empfehlen; während der Stillperiode sollte die Folsäure-Aufnahme 400 µg/Tag (auch 1 mg/Tag empfohlen) betragen.

Ein erhöhtes Asthma-Risiko der Kinder durch mütterliche Folsäure-Supplementation ist noch nicht ausreichend validiert.

Literatur:

1. Christensen B, Arbour L, Tran P, Leclerc D, Sabbaghian N, Platt R, Gilfix BM, Rosenblatt DS, Gravel RA, Forbes P, Rozen R: Genetic polymorphisms in methylenetetrahydrofolate reductase and methionine synthase, folate levels in red blood cells, and risk of neural tube defects. Am J Med Genet 1999; 84: 151–157.
2. De Re V, Cannizzaro R, Canzonieri V, Cecchin E, Caggiari L, De Mattia E, Pratesi C, De Paoli P, Toffoli G: MTHFR polymorphisms in gastric cancer and in first-degree relatives of patients with gastric cancer. Tumour Biol. 2010; 31: 23–32.
3. Doolin MT, Barbaux S, McDonnell M, Hoess K, Whitehead AS, Mitchell LE: Maternal genetic effects, exerted by genes involved in homocysteine remethylation, influence the risk of spina bifida. Am J Hum Genet 2002; 71: 1222–1226.
4. Håberg SE, London SJ, Stigum H, Nafstad P, Nystad W: Folic acid supplements in pregnancy and early childhood respiratory health. Arch Dis Child. 2009; 94: 180–184.
5. Hazra A, Selhub J, Chao WH, Ueland PM, Hunter DJ, Baron JA: Uracil misincorporation into DNA and folic acid supplementation. Am J Clin Nutr. 2010; 91: 160–165.
6. Kurzwelly D, Knop S, Guenther M, Loeffler J, Korfel A, Thiel E, Hebart H, Simon M, Weller M, Linnebank M, Herrlinger U: Genetic variants of folate and methionine metabolism and PCNSL incidence in a German patient population. J Neurooncol. 2010 17. [Epub ahead of print]
7. Pudel V, Müller MJ: Leitfaden der Ernährungsmedizin. Schriftenreihe der Dr. Rainer Wild-Stiftung. Springer Verlag, Berlin, Heidelberg, New York, 1998.
8. Stellungnahme der Deutschen Gesellschaft für Ernährung (DGE) Folsäure und Schwangerschaft, 01. 04. 2002; Beratungspraxis 04/2002.
9. Whitrow MJ, Moore VM, Rumbold AR, Davies MJ: Effect of supplemental folic acid in pregnancy on childhood asthma: a prospective birth cohort study. Am J Epidemiol. 2009; 170: 1486–1493.
10. Wilson RD, Johnson JA, Wyatt P, Allen V, Gagnon A, Langlois S, Blight C, Audibert F, Désilets V, Brock JA, Koren G, Goh YI, Nguyen P, Kapur B; Genetics Committee of the Society of Obstetricians and Gynaecologists of Canada and The Motherrisk Program: Pre-conceptional vitamin/folic acid supplementation 2007: the use of folic acid in combination with a multivitamin supplement for the prevention of neural tube defects and other congenital anomalies. J Obstet Gynaecol Can. 2007; 29: 1003–1026.

3.8 Mikronährstoffe in der Schwangerschaft: Magnesium, Jod, Eisen

In der Schwangerschaft ist ein Mehrbedarf an Energie, Vitaminen, Mineralstoffen, Spurenelementen und Protein vorhanden. Die Eisenaufnahme in der Schwangerschaft muss verdoppelt werden. Der Energiebedarf erhöht sich um 13 %, die Jodaufnahme um 15 %, die Magnesiumaufnahme um ca. 20 %.

Tab. 3.11: Energiezufuhr und Eisenbedarf in der Schwangerschaft (DGE)

	Basisempfehlung 19–50 Jahre	Zusätzliche Empfehlung für die Schwangerschaft	Prozentualer Anstieg der Empfehlung
Energie	2.000–2.200 kcal	+ 300 kcal	13,6–15 %
Eisen	15 mg	+ 15 mg	100 %

Magnesium:
- Aufrechterhaltung der Magnesium-Homöostase durch 300–350 mg Magnesium pro Tag;
- Magnesium wird bei Gesunden zu etwa einem Drittel im Jejunum und Ileum resorbiert; Mangel nach bariatrischen Operationen.
- renale Ausscheidung: 100 mg pro Tag;
- Magnesiummangel bei jeder 5. Frau.

Im Bereich der Extrazellulärkonzentration stellt eine Magnesiumkonzentration von 0,75 mmol/l die kritische Grenze dar. Aufgrund der Selbstregulation zwischen intra- und extrazellulärem Pool bleibt der intrazelluläre Magnesiumgehalt nahezu unverändert, d. h., die intrazellulären, magnesiumabhängigen Reaktionen – vor allem des Energiestoffwechsels – sind nicht beeinträchtigt. Eine mangelnde Magnesiumzufuhr kann kompensiert werden durch:
- erhöhte Resorption im Jejunum und Ileum;
- verstärkte renale Rückresorption aus dem Primärharn.
- Das Skelettsystem bildet den Hauptmagnesiumspeicher und kann zunächst den Extrazellularraum auffüllen, um die intrazelluläre ATP-Synthese zu sichern.

Magnesiummangel-Symptomatik:
- verminderte Stabilisierung der Zellmembranen;
- Kalziumvermittelte Wirkungen können nicht antagonisiert werden.
- erhöhte neuromuskuläre Erregbarkeit, „krampfartige" Beschwerden;
- Magnesiumsubstitution bei Serumkonzentrationen < 0,8 mmol/l;
- Substitution >300 mg/Tag über >4 Wochen.

Bei Serumspiegelbestimmungen ist zu beachten, dass die Magnesiumkonzentrationen morgens am niedrigsten sind. Werden über den Urin pro Tag weniger als 4 mmol Magnesium ausgeschieden, ist von einem Mangel auszugehen. In der Schwangerschaft würde sich diese Untersuchung bei entsprechenden Risikogruppen in geeigneter Weise mit der Messung der Eiweißausscheidung im 24-Stunden-Urin kombinieren lassen.

Magnesiumsubstitution (Angaben in mmol, mval, mg):
- Magnesiumcitrat: Trinkgranulat enthält 1.830 mg Magnesiumcitrat; Magnesiumgehalt von 300 mg.

Risikogruppen für Magnesiummangel – überdurchschnittlicher Magnesiumbedarf:
- Schwangerschaft, Stillperiode;
- Hypertonus;
- Abort- und Frühgeburtsrisiko;
- Ausdauer- und Leistungssportlerinnen.

Tab. 3.12: Magnesiumgehalt verschiedener Magnesiumsalze (Auswahl)

Magnesiumsalz	Gehalt an reinem Magnesium
Citrat: 1.830 mg	295,7 mg/12,0 mmol/l/24,0 mval
Oxid: 250 mg	150,8 mg/6,1 mmol/l/12,2 mval
Hydrogenaspartat: 1.803 mg	122,0 mg/5,0 mmol/10,0 mval
Carbonat: 347 mg	100 mg/4,1 mmol/8,2 mval
Adipat: 347 mg	50,0 mg/2,0 mmol/4,0 mval
Orotat: 500 mg	33,0 mg/1,3 mmol/2,6 mval

Erhöhte renale Magnesiumausscheidung:
- Chronische Nierenerkrankungen;
- Diabetes;
- Diuretika-Therapie;
- Alkoholabusus.

Verminderte Resorptionskapazität:
- Chronisch entzündliche Darmerkrankungen (CED);
- Dünndarmteilresektionen;
- Diarrhoe.

Allgemeine Ernährungsstörungen:
- Anorexie;
- Bulimie;
- Mangelernährung (einseitige Diäten);
- Einseitig auf Vollkornprodukte ausgerichtete Ernährung.

Besondere Indikation; Magnesium-Applikation bis <29 SSW. (Knight und Gardener 2010):
- Frühgeburten-Risiko, drohende Frühgeburt;
- Neuroprotektion, signifikante Reduktion von Cerebralparesen und motorischen Dysfunktionen;
- Magnesium wirkt antiinflammatorisch (tierexperimentelle Ergebnisse, Burd et al. 2010).

Jod: Deutschland gilt nicht mehr als ausgesprochenes Jodmangelgebiet; Milchprodukte haben zunehmend höhere Jodgehalte. In der Schwangerschaft sonographisch diagnostizierte Schilddrüsenvergrößerungen sind in den meisten Fällen post partum reversibel. Die tägliche Jodaufnahme Erwachsener in Deutschland liegt bei 100–200 µg. Die DGE-Empfehlungen für die tägliche Jodaufnahme in der Schwangerschaft lauten 230 µg. Jodsalz ist angereichert mit 32 mg Kaliumjodat/kg Salz; dies entspricht etwa 20 mg Jod/kg Salz. Durch den Verzehr von 5 g Salz werden somit 100 µg Jod aufgenommen. In der Schwangerschaft wird eine Jod-Supplementation von 100 µg empfohlen. Der Schilddrüsenhormonbedarf steigt in der Schwangerschaft um 30 %; geringe Zunahme des Schilddrüsenvolumens. Eine gesteigerte Jod-Clearence steigert zusätzlich den Jodbedarf. Die häufigsten Schilddrüsen-Diagnosen sind Knoten oder Strumen, aber auch eine Hashimoto-Thyreoiditis.

Eisen: Bei der Eisenaufnahme über die Nahrung ist zwischen Häm-gebundenem (z. B. Fleischprodukte) und nicht Häm-gebundenem Eisen (z. B. Pflanzenprodukte) zu unterscheiden. Das Häm-gebundene Eisen wird besser absorbiert. Die Bioverfügbarkeit des aus pflanzlichen Quellen stammenden Eisens wird durch Co-Faktoren (Promotoren und Inhibitoren) beeinflusst. Erhebungen der Nationalen Verzehrsstudie in Deutschland weisen auf eine tägliche Eisenzufuhr für Frauen von 19 bis 24 Jahren zwischen 6 und 23 mg (DGE-Empfehlung 30 mg/Tag in der Schwangerschaft).

Erkrankungen in der Schwangerschaft:
- Ferritin-Bestimmung bei Patientinnen mit symptomatischer Herzinsuffizienz;
- Eisenmangel (Definition: Ferritin 30 bis 99 ng/ml oder 100 bis 300 ng/ml plus Transferrinsättigung <20 %); Therapie: Eisencarboxymaltose (Ferinject®) i. v.;
- Eisenmangel bei einseitiger- und Mangelernährung;

Promotoren und Inhibitoren der Bioverfügbarkeit des aus pflanzlichen Quellen stammenden Eisens (Nicht-Häm-Eisen).

Enterale Absorption des Nicht-Häm-Eisens:
- Inhibitoren ($\downarrow$):
  - Phytate (z. B. in Getreide);
  - Polyphenole (z. B. in schwarzem Tee).
- Promotoren ($\uparrow$):
  - Ascorbinsäure und andere organische Säuren;
  - gleichzeitiger Fleischverzehr.

Anämie:
- häufigstes hämatologisches Problem in der Schwangerschaft;
- physiologische Anämie durch erhöhtes Plasmavolumen;
- MCV (mittleres korpuskuläres Volumen) geeigneter Parameter für die Beurteilung des Eisendefizits; mikrozytäre Anämie durch Eisenmangel;
- Mikrozytose: MCV < 80 fL; Makrozytose: MCV >95 fl;
- kritische Hb-Werte:
  - 6,8 mmol/l 1. Trimester;
  - 6,5 mmol/l 2. Trimester;
  - 7,2 mmol/l präkonzeptionell.

Fazit: Magnesium, Jod und Eisen können in ausreichender Menge über die Nahrung zugeführt werden. Verzehrsstudien zeigen jedoch, dass in der Schwangerschaft mit einem Mangel zu rechnen ist.

Supplementations-Empfehlung: Magnesium 300 mg; Jod 100 µg; Eisen 30 mg.

Literatur:

1. Burd I, Breen K, Friedman A, Chai J, A. Elovitz MA: Magnesium sulfate reduces inflammation-associated brain injury in fetal mice. Am J Obstet Gynecol 2010; 202: 292.e1–9.
2. Knight DB, Gardener GJ: What gestation cut-off should be used for magnesium sulfate treatment of women threatening to deliver preterm? Am J Obstet Gynecol. 2010 Mar; 202(3): e9; author reply e9–10.

3.9 Wechselwirkungen zwischen Medikamenten und Lebensmittelbestandteilen

Wechselwirkungen zwischen Medikamenten und Lebensmittelbestandteilen können eine effektive Behandlung von Patienten gefährden. Einige, auch jüngere Menschen, müssen im Durchschnitt ca. 4–8 Tabletten pro Tag einnehmen. Die Verordnung von Medikamenten erfordert auch die Kenntnis der Ernährungsanamnese. Zusätzlich muss nach Nahrungsergänzungsmitteln gefragt werden. Die Einnahme von Nahrungssupplementen in hohen Dosen kann zu Interaktionen mit der aktuellen Medikation des Patienten führen.
- Wirkstoffe (synonym: Arzneistoffe, Medikamente);
- Präparate (synonym: Arzneimittel, Medikamente);
- galenische Zubereitungen (Tabletten, Kapseln, Dragees, Suppositorien).

Lebensmittel können die Pharmakokinetik von Arzneistoffen beeinflussen:

- Absorption;
- Verteilung;
- Stoffwechsel (First-pass-Effekt = präsystemische Metabolisierung);
- Ausscheidung.

Arzneistoffe mit einem ausgeprägten First-pass-Effekt haben eine geringe Bioverfügbarkeit, z. B. 15 %. Führt die Ernährung zu einer Verringerung der präsystemischen Abbaurate, resultiert daraus eine deutliche Erhöhung der Bioverfügbarkeit. Klinisch kann es zu unerwünschten Nebenwirkungen bis zur Toxizität kommen, z. B. erhöht Grapefruitsaft die Bioverfügbarkeit von Diazepam und Carbamazepin.

Bioverfügbarkeit von oral verabreichten Arzneimitteln:

- Geschwindigkeit der Magenpassage (Flüssigkeit beschleunigt, feste Nahrung verzögert Passage);
- Geschwindigkeit der Absorption (meistens im Dünndarm);
- präsystemische Metabolisierung (im Darm beginnende Metabolisierung, Cytochrom-P450-Enzyme, CYPs), ca. 60 % aller Arzneistoffe werden durch CYP3A4 metabolisiert;
- Lebermetabolismus;
- Arzneistoffkonzentration am Wirkort;
- Maß für die Bioverfügbarkeit: Fläche unter der Konzentrations-Zeit-Kurve (AUC = area under the curve);
- Mindestkonzentration für die Wirkung (MWK = minimale Wirk-Konzentration) entscheidend.

Folsäure vermindert die Wirksamkeit von **Phenytoin**. Infolge einer signifikanten Reduktion der Phenytoin-Konzentration im Plasma kann es zu erhöhten Frequenz von Anfällen kommen. Andererseits reduziert Folsäure das Fehlbildungsrisiko in der Frühschwangerschaft.

In der Schwangerschaft besteht eine höhere Bereitschaft für Magenschleimhautentzündungen. Bei Einnahme von Analgetika (**Acetylsalicylsäure, Paracetamol, Ibuprofen**) auf nüchternen Magen können diese Entzündungen verstärkt werden. Es kommt zu Schleimhauterosionen und Blutungen. Analgetika beeinflussen auch den Eicosanoid-Stoffwechsel.

Säurelabile Antibiotika (z. B. **Erythromycin-Stearat**) können im Magen bei einer längeren Kontaktzeit zersetzt werden. Die Zersetzungsgefahr ist bei einer kürzeren Verweildauer geringer, d. h. die optimale Einnahme erfolgt nüchtern mit reichlich Flüssigkeit. Auch für **Ampicillin** gilt: Nahrung vermindert die Bioverfügbarkeit.

Antazida, wie **Omeprazol, Panteprazol**, sind unabhängig von der Nahrungsaufnahme einzunehmen.

L-Thyroxin soll morgens nüchtern mindestens 30–60 min vor dem Frühstück eingenommen werden.

Schlecht lösliche Kalziumsalze, wie **Kalziumcarbonat**, benötigen zur Erhöhung der Bioverfügbarkeit eine längere Verweildauer im sauren Milieu des Magens. Die Aufnahme sollte mit der Nahrung erfolgen.

Die Absorption von **Eisen-Ionen** aus der Nahrung wird durch Phytinsäure, Polyphenole und Proteine vermindert. Das trifft auch für Eisen aus Supplementen zu. Eisensupplemente außerhalb der Mahlzeiten eingenommen führen zu gastrointestinalen Reizungen. Vitamin C kann pflanzliches Nahrungseisen (Fe^{3+}) reduzieren und damit die intestinale Eisenabsorption fördern.

In Kaffee, Tee und Cola-Getränken enthaltene Gerbsäure geht mit Eisenpräparaten schwerlösliche Verbindungen ein, die eine Eisenaufnahme ausschließen.

Fettreiche Nahrungsmittel fördern die Absorption einiger Malariamittel, z. B. **Mefloquin**.

Das Antiphlogistikum **Diclofenac** ist aufgrund der langen Verweildauer im Magen für die Schwangerschaft nicht geeignet.

Grapefruitsaft hemmt das intestinale CYP3A4; für die Hemmung ausreichend sind schon 200–300 ml Saft. Diese Wirkung hält 2–3 Tage an. CYP3A4 ist verantwortlich für die präsystemische Metabolisierung, d. h., aufgrund der CYP3A4-Aktivität kommt es zur Reduktion wirksamer Substanz, die das Kreislaufsystem und den Wirkort erreicht. Bei einer Hemmung der CYP3A4-Aktivität nimmt die Bioverfügbarkeit zu. Bei Applikation von **Carbamazepin** und **Diazepam** sollte auf Grapefruitsaft verzichtet werden. Gleiches gilt für **Kalzium-Kanal- Antagonisten**. In der Schwangerschaft sollte aus Gründen der Sicherheit auch bei der Anwendung von **Nifedipin** auf Grapefruitsaft verzichtet werden, obwohl die Bioverfügbarkeit nicht so stark beeinträchtigt wird, wie z. B. für **Verapamil**.

Grapefruitsaft vermeiden bei der Applikation von:

- Carbamazepin;
- Diazepam;
- Verapamil;
- Nifedipin.

Die **Zinkaufnahme** erfolgt im oberen Teil des Dünndarms. Eiweißreiche Kost erhöht die Resorption. Phytinsäure (z. B. Getreide, Hülsenfrüchte) inhibiert die Zinkresorption; Aufnahmehemmung auch durch Cadmium, Kupfer, Kalzium, Eisen.

Fazit: Bei der Supplementation von Vitaminen und Mineralien sind sowohl Wechselwirkungen mit Nährstoffen als auch mit Medikamenten zu beachten. Die Phytinsäure, z. B. in Getreide und Hülsenfrüchten enthalten, spielt dabei eine wichtige Rolle; sie hemmt die Aufnahme von Eisen, Zink und Kalzium.

Literatur:

1. Gu CH, Li H, Levons J, Lentz K, Gandhi RB, Raghavan K, Smith RL: Predicting effect of food on extent of drug absorption based on physicochemical properties. Pharm Res 2007; 2 4: 1118–1130.
2. Jochmann N, Lorenz M, Krosigk A, Martus P, Böhm V, Baumann G, Stangl K, Stangl V; The efficacy of black tea in ameliorating endothelial function is equivalent to that of green tea. Br J Nutr 2008; 99: 863–868.
3. Lorenz M, Jochmann N, von Krosigk A, Martus P, Baumann G, Stangl K, Stangl V: Addition of milk prevents vascular protective effects of tea. Eur Heart J 2007; 28: 219–223.
4. Wisker E: Interaktionen zwischen Nahrung und Arzneimitteln. Ernährungs-Umschau 2010; 57: 142–149.

4 Kostformen

4.1 Antiinflammatorische Ernährung

Eine „antiinflammatorische Ernährung" ist z. B. bei Rheuma, chronisch-entzündlichen Darmerkrankungen und Neurodermitis sinnvoll. Ein Rückgang von Entzündungen ist aber erst nach 6–12 Wochen zu erwarten. Es gibt krankheitsspezifische Ratgeber, z. B. zu Morbus Crohn und Colitis ulcerosa, Arthrose, Arthritis, Fibromyalgie, Osteoporose, Kollagenose, Vaskulitis. Die Ernährungstherapie bei der rheumatoiden Arthritis ist am besten untersucht. Nahrungsmittelunverträglichkeiten sind bei Autoimmunerkrankungen häufiger. „Risiko-Lebensmittel" bei rheumatoider Arthritis sind u. a. Schweine- und Rindfleisch, Mais, Weizen, Milch, Hafer, Eier, Roggen, Kaffee. Für Kalzium und Vitamin D besteht häufig eine Unterversorgung. Zentrale Bedeutung hat die vermehrte Zufuhr entzündungshemmender Lebensmittelinhaltsstoffe. Entzündlich-rheumatische Erkrankungen kommen bei Vegetariern seltener vor als bei Omnivoren.

Arachidonsäure: Eicosanoide, gebildet aus Arachidonsäure, umfassen:
- Prostaglandine;
- Thromboxane;
- Hydroxyfettsäuren und
- Leukotriene.

Es handelt sich um proinflammatorische Substanzen. Die Eicosanoidbildung korreliert mit der Menge der in den immunkompetenten Zellen vorhandenen Arachidonsäure. Allo- und Autoantigene setzen umso mehr Entzündungsmediatoren frei, je mehr Arachidonsäure in den Zellen enthalten ist.

Schlussfolgerung für die Ernährung:
- Eine Arachidonsäurearme Ernährung kann die Entzündungsreaktion eindämmen.

Eine vegane Ernährung enthält keine Arachidonsäure. Arachidonsäure wird mit tierischen Lebensmitteln zugeführt. Der Mensch ist zur Biosynthese der Arachidonsäure aus Linolsäure befähigt:
- Linolsäure (Omega-6-Fettsäure, C 18 : 2);
- γ-Linolsäure (C 18 : 3);
- Dihomo-γ-Linolsäure-Arachidonsäure (C 19 : 3);
- Arachidonsäure (C 19 : 4);
- proinflammatorische Eicosanoide.

Die enzymatische Kontrolle erfolgt durch Δ-6-Desaturase und Δ-5-Desaturase. Beide Desaturasen werden durch alle mehrfach ungesättigten Fettsäuren gehemmt wird. Linolsäure ist wichtig für den Aufbau der Zellmembran. 90 % der aus der Nahrung resorbierten Arachidonsäure dienen der Bildung von proinflammatorischen Eicosanoiden. Die tägliche Aufnahme der Arachidonsäure sollte 50 mg nicht übersteigen.

Arachidonsäure:
- 5, 8, 11, 14-Eicosatetraensäure, $C_{19}H_{31}COOH$;
- vierfach ungesättigte essenzielle Fettsäure (früher: Vitamin F);
- Ausgangsstoff für die Synthese von Prostaglandinen.

Hemmstoffe der endogenen Arachidonsäure-Bildung sind:
- mehrfach ungesättigte Fettsäuren;
- Linolsäure;
- α-Linolensäure;
- Fischölfettsäuren, wie Eicosapentaensäure (EPA) und Docosahexaensäure (DHA).

EPA und DHA sind Omega-3-Fettsäuren, bei denen es sich um besonders wirksame Inhibitoren derjenigen Enzyme handelt, die die Umwandlung von Arachidonsäure in proinflammatorische Eicosanoide unterstützen. Die Intensität der Entzündung ist von dem Verhältnis Arachidonsäure/EPA abhängig. Geringe Arachidonsäure-Mengen erhöhen die EPA-Wirkung. Patienten mit rheumatoider Arthritis wird eine wöchentliche Empfehlung von 350 mg Arachidonsäure und 6300 mg EPA empfohlen. Der „deutsche Durchschnitt" liegt gegenwärtig bei 300–400 mg pro Tag. Um den Zielbereich zu erreichen, muss der Fleischkonsum auf 2 Mahlzeiten pro Woche reduziert werden. Ebenso dürfen nur 2 Eigelb pro Woche verzehrt werden. Der Wochenbedarf von 6.300 mg EPA wird z. B. durch 3 Heringe oder 4 Portionen Thunfisch gewährleistet.
Nahrungsergänzungsmittel:
- EPA-reiche Fischöl-Konzentrate, täglich 3 Kapseln über 3 Monate. Nach 3 Monaten ist eine Tageszufuhr von 300 mg EPA ausreichend; z. B. 1 Hering pro Woche.

Zusätzlich unterstützt wird die Anreicherung der EPA durch Omega-3-reiche Speiseöle, z. B.:
- Leinöl,
- Weizenkeimöl,
- Walnussöl,
- Rapsöl,
- Olivenöl (sehr kalorienreich).

Rapsöl zeichnet sich durch einen hohen Anteil an Omega-3-Fettsäuren aus. Aufgrund dieser Aussagen hat sich das Image von Rapsöl laut einer Studie der Centrale Marketing-Gesellschaft der deutschen Agrarwirtschaft mbH deutlich verbessert. Im Lebensmittelhandel rangiert Rapsöl nach Olivenöl und Sonnenblumenöl auf Platz 3.

Nachteil: Pflanzliche Öle enthalten α-Linolensäure, die Umwandlung in EPA ist bei allen Menschen jedoch nicht ausreichend. Zur Absicherung eines optimalen EPA-Haushalts empfiehlt es sich, Fettsäuren im Blut zu messen:
- Erythrozytenlipide;
- Cholesterinester;
- Phospholipide.

Tab. 4.1: EPA-Gehalt von Fischen.

Fisch 100 g	EPA in mg
Forelle	140
Schwarzer Heilbutt	250
Scholle	250
Rotbarsch	260
Hering (Ostsee)	740
Lachs (Atlantik)	750
Makrele	1.020
Thunfisch	1.380
Hering (Atlantik)	2.040

Ein ernährungstherapeutischer Effekt ist bei einem Verhältnis von Arachidonsäure:EPA <1 : 4 zu erwarten.

Patienten mit chronisch entzündlichen Erkrankungen haben in der Regel erniedrigte Spiegel des Vitamin E im Plasma. Somit scheint eine Supplementierung mit Vitamin E angezeigt. Vitamin E schützt als einziges lipidlösliches Antioxidans die Zellwand. Die Oxidation der Arachidonsäure zu den Eicosanoiden spielt sich hauptsächlich in der Zellmembran immunkompetenter Zellen ab. Wenn das Vitamin E nicht durch die wasserlöslichen Antioxidanzien der Redoxkette (Vitamin C, Glutathion peroxidase, NADPH, Ubichinone und Flavinoide) regeneriert wird, wirkt das Vitamin E selbst wie ein Radikal. Die Supplementierung mit Vitamin E ist nicht unumstritten, da die nachgewiesene, immunstimulierende Wirkung des Vitamin E (Erhöhung der Aktivität der T-Lymphozyten, vermehrte Bildung von Immunglobulinen) den therapeutischen Nutzen wiederum infrage stellt.

Seitens der Mineralien ist eine Selen-Substitution interessant. Es ist davon auszugehen, dass die Konzentrationen des Selens im Plasma und in Erythrozytenlipiden bei Patienten mit chronischer Entzündung erniedrigt sind. Selen und Vitamin E werden z. B. mit 200 µg bzw. 200 IE pro Tag substituiert. Kontrollmarker für klinische Entzündungszeichen sind CRP, Leukotriene, Prostaglandin-Metabolite. Vitamin C ist ein weiteres Antioxidans, das einer ausreichenden Zufuhr vornehmlich über die Ernährung bedarf.

Influenza: Im neuen Jahrtausend ist laut WHO die Influenza A H1N1 die erste Pandemie. Auch Schwangere waren betroffen und sind besonders gefährdet. Impfung, Virostatika (Oseltamivir, Zanamivir), Antiphlogistika wurden angewandt. Welche Schutzfaktoren bieten Natur- und Mikronährstoffe. Bei der gegenwärtigen Pandemiewelle sind vorwiegend junge Menschen betroffen; eine Pneumonie führt zu lebensgefährlichen Komplikationen.

Risikogruppen sind:
- Patienten mit chronischen (Atemwegs-) Krankheiten;
- Schwangere;
- Kleinkinder.

Die Mutationsfähigkeit der Viren ist durch die hohe Fehlerrate des viralen Polymerasekomplexes begründet. Gegenüber Impfstoffen und Virostatika entwickeln sich resistente Varianten.

Virostatika sind:
- M2-Ionenkanalblocker: Amantaclin, Rimantaclin;
- Neuraminidaseinhibitoren: Oseltamivir (Tamiflu®), Zanamivir (Relenza®).

Nicht alternativ, aber ergänzend bzw. präventiv sind Pflanzenwirkstoffe und Mineralien interessant, die antiviral und antiphlogistisch wirken:
- Granatapfelpolyphenole;
- Zistrosepolyphenole;
- Holunderanthozyane;
- Vitamin D;
- Zink, Selen.

Die antiphlogistische Wirkung des Granatapfels ist aus dem Ayurveda bekannt; mögliche Mechanismen sind:
- Stabilisierung von Stickstoffmonoxid (NO);
- Hemmung der „Entzündungsenzyme" (Cyclooxygenase2, MAPK-Kinasen, Matrixmetalloproteasen);

- Hemmung der Entzündungsmediatoren (NF-κB, TNF-α, Interleukin 6 und 8);
- Verbesserung des Antioxidanzien-Status.

NF-κB gilt als „Schaltmolekül" für die Expression proentzündlicher Faktoren. Wirkungsvoll sind 50 ml Granatapfelkonzentrat/Tag über 1 Woche. Bei einer Infektion der Atemwege ist auch eine Kombination mit L-Acetylcystein angezeigt.

Granatapfelpräparate sind u. a.: Granimmun, Granatapfel-Elixier.

Vitamin-D-Gaben können grippale Infekte dosisabhängig lindern:

- Nahrungsergänzung: 800 I.E./Tag;
- höhere Dosis: 2.000 I.E./Tag.

Mögliche Wirkungsmechanismen des Vitamin D sind:

- Induktion antimikrobieller Peptide, z. B. Kathelizidin;
- Hemmung proinflammatorischer Mediatoren.

Zink und Selen unterstützen das humorale und zelluläre Immunsystem. Die DGE rechnet Zink zu den „kritischen" Wirkstoffen; geschätzte Unterversorgung bei einem Drittel der Bevölkerung. Ein Selenmangel ist bei Rauchern häufig. Besonders selenreich sind Paranüsse. Selenmangelgebiete sind Europa, USA, Kanada, China, Südostasien. Nahrungsergänzung für Zink und Selen:

- Zink: 10–15 mg/Tag saisonal bzw. bei erhöhtem Infekt-Risiko;
- Selen: 50–200 µg/Tag.

Vitamin A unterstützt den Aufbau der Schleimhäute im Mund, Lunge und Nasen-Rachen-Raum sowie die Abwehr von Infektionen.

Antiinflammatorische Ernährung und Adipositas: Forschungsarbeiten der letzten 20 Jahre bestätigen, dass Adipositas eine proinflammatorische Erkrankung ist. Curcurmin (Kurkuma, Gewürz) ist eine gut untersuchte antioxidative und antiinflammatorische Substanz (Aggarwal 2010). Curcurmin beeinflusst direkt Zellaktivitäten: Adipozyten, Pankreaszellen, Leberzellen (hepatic stellate cells, HSC; auch Ito-Zellen, Lipozyten, Fettspeicher-Zellen), Makrophagen, Muskelzellen.

Antiinflammatorische Signaltransduktion:

- Suppression der proinflammatorischen Transkription; Hemmung des „transcription factor nuclear factor-kappa B" (NF-κB); z. B. gegensätzlich aktiviert Angiotensin II diesen Signalweg;
- Suppression von „transcription-3" (STAT3); Signalweg für Zytokinexpression;
- Down Regulation: Adipokine, Tumornekrose-Faktor, Interleukin-6, Resistin, Leptin, Monozyten-Chemotaxin Protein-1 (monocyte chemotactic protein-1);
- Up-Regulation: Adiponectin;
- Klinische Effizienz: reverse Insulin Resistenz, Hyperglykämie, Hyperlipidämie; ähnlich wirksam sind u. a. Red Chili, schwarzer Pfeffer, Ginger.

Ernährung und antioxidativer Schutz: Unumstritten ist die Bedeutung der mütterlichen Ernährung für die fetale Entwicklung. Mit einzubeziehen sind sozioökonomische Fragen, die wiederum eng mit Faktoren, wie Malnutrition, Raucherstatus und Alkoholkonsum, zusammenhängen. Zur Absicherung des täglichen antioxidativen „Gegengewichts" zu den produzierten Sauerstoffradikalen empfiehlt die Deutsche Gesellschaft für Ernährung (DGE) die sog. „Fünfer-Regel"; Obst und Gemüse 5-mal am Tag. Dabei sollte der Gemüseanteil grösser als die Obstmenge sein. Supplementationen können auch prooxidativ wirken. Für die Schwangerschaft gibt es noch keine Evidenz basierten Empfehlungen. Z. B. konnten Supplementationen mit Vitamin C und E die Inzidenz der Präeklampsie nicht verringern. Die Einschätzung des antioxidativen Potenzials von Nährstoffen bzw. Nahrungsergänzungsmitteln und Nährstoffsupplementen ist schwierig. Gelegentlich werden einige Beispiele von Lebensmitteln mit antioxidativem Schutz angegeben, z. B. Rosenkohl. Gegenwärtig werden mehrere Laborparameter für eine Aussage zum antioxidativen Potenzial zusammengeführt. Plasma -Redox-Marker sind:

- α-Tocopherol-Konzentration;
- Trolox (Vitamin E-Derivat)-equivalent antioxidative capacity (TEAC);
- Retinol;
- β-Carotin;
- freie Thiolgruppen;
- Harnsäure;
- Thiobarbitursäure reaktive Substanzen (thiobarbituric acid-reactive substances, TBARS).

Es gibt Evidenz basierte Daten für eine Folsäure-Supplementation in der Schwangerschaft mit dem Ziel einer Fehlbildungsreduktion. Auch gibt es Hinweise für den Nutzen einer mütterlichen Fischöl-Substitution zur Verbesserung des fetalen bzw. neonatalen Fettsäurestatus. Langkettige ungesättigte Omega-3-Fettsäuren (n-3 long chain polyunsaturated fatty acids, n-3 LC-PUFAs) sind für die Entwicklung des heranreifenden Zentralnervensystems essenziell. Wissenschaftliche Belege für den Einfluss des mütterlichen Vitaminstatus auf die neonatale und kindliche Entwicklung des Zentralnervensystems gibt es bisher nur wenige.

Studie zum „verbesserten Fischölstatus" ab der 22. SSW (Krauss-Etschmann et al. 2007):

- 0,5 g Docosahexaensäure (DHA), 0,15 g Eicosapentaensäure (EPA) plus 400 μg Methyltetrahydrofolat(MTHF);
- Placebo kontrollierte Studie.
- Ergebnis:
  - Signifikante Verbesserung des mütterlichen DHA- und EPA-Status;
  - Kombination DHA/EPA plus MTHF verbessert nochmals den „Fischölstatus".

Andererseits entstanden nach Auswertung einer placebokontrollierten Studie zur Fischöl-Applikation in der Schwangerschaft Zweifel an einer Erhöhung des antioxidativen Potenzials durch DHA/EPA (Franke et al. 2010):

- erhöhter oxidativer Stress (TBARS) zu Beginn des 3. Trimesters (ca. 30 SSW) infolge von Fischölkapseln nachgewiesen.

Eine Supplementation mit β-Carotin (5–40 mg/Tag) erhöht nicht das antioxidative Potenzial (Elmadfa et al. 2004). Eine Intervention mit 5 mg β-Carotin/Tag über 5 Wochen führte zur Verminderung der Vitamin-C-Serumkonzentrationen.

- 5 mg β-Carotin über 5 Wochen wirken prooxidativ.

Günstigere Belege gibt es für Vitamin A. Nabelarterien-Vitamin-A-Konzentrationen, als Indiz für die Höhe des Vitamin-A-Plazentatransfers, korrelieren positiv mit der postnatalen neuromotorischen Entwicklung (Zhang et al. 2009).

Es ist festzustellen, dass nur wenige Beobachtungs- und kontrollierte Studien zur Einschätzung des antioxidativen Potenzials in der Schwangerschaft existieren. Estradiol ist in der Schwangerschaft ein wichtiger antioxidativer Faktor. Bisher gibt es nur Hinweise, dass Folsäure plus Fischöl den mütterlichen „Fischölstatus" verbessern kann.

Auch gibt es Vermutungen, dass prooxidative Faktoren für die Geburtsauslösung von Bedeutung sind.

Bewertung von Studien: In der Literatur werden Beobachtungsstudien aufgrund ihres geringen „Impacts" immer seltener publiziert. Bevorzugt werden placebokontrollierte Studien. Dabei wird vergessen, dass Placebopräparate Medikamente sind. Wechselwirkungen zwischen Erwartungshaltung und Medikament (Placebo) können die Ergebnisse entscheidend beeinflussen. Es ist denkbar, dass sowohl eine positive als auch eine negative Erwartungshaltung die körpereigene Biochemie beeinflusst.

Hypothese: Eine bewusste, nach eigener Einschätzung gesunde Ernährung ist über die „Psyche" in der Lage, das eigene antioxidative Potenzial positiv zu beeinflussen.

Fazit:

Antientzündliche Kost: langfristige Umstellung der Essgewohnheiten, insbesondere durch die Reduktion tierischer Fette. Eine antiinflammatorische Kost ist hauptsächlich eine laktovegetabile Kost (kein Eigelb!), die reich an Omega-3-Fettsäuren und Antioxidanzien ist. Nur langfristige Umstellungen (nach 10–12 Wochen: signifikante Verminderung der Arachidonsäure in den Fettspeichern) sind sinnvoll; individuelle Unverträglichkeiten in 15–20%. Eine zusätzliche Raucherentwöhnung ist obligat.

Antiinflammatorische Kost: vorwiegend laktovegetabile Kost (Vitamin B12 und Vitamin D substituieren!); Substitution von Fischöl (Omega-3-Fettsäuren), Vitamin D, Vitamin C, Zink; Substitution von Vitamin E und Selen im Einzelfall empfohlen (noch widersprüchliche Datenlage); Zink, besonders bei Patienten mit Psoriasis-Arthritis; verringerter Bedarf an NSAR und Kortison, z. B. bei rheumatischen Erkrankungen; weniger Rezidive und weniger Rest-Beschwerden bei chronisch entzündlichen Erkrankungen.

Rheuma-Ernährung: Fettreiche Lebensmittel tierischer Herkunft meiden: Schmalz, Leber, Eigelb, fettreiche Fleisch- und Wurstsorten; <2 Portionen Fleisch oder Wurst pro Woche;

Omega-3-Fettsäuren: Makrele, Lachs oder Hering (günstig: Atlantik-Hering): 2-mal pro Woche; weitere Omega-3-Fettsäure-Lieferanten sind Raps-, Soja-, Walnuss- und Leinöl;

Vitamin E: in Raps- und Sojaöl enthalten;

Antioxidative Substanzen: Verzehr von 5 Portionen Gemüse und Obst am Tag.

Literatur:

1. Aggarwal BB: Targeting Inflammation-Induced Obesity and Metabolic Diseases by Curcumin and Other Nutraceuticals. Annu Rev Nutr. 2010 Apr 26. [Epub ahead of print].
2. Adam O: Ernährung bei rheumatischen Erkrankungen. Ernährungs-Umschau 2008; 55: 734–740.

3. Bökelmann J: Natürliche Mittel gegen die Influenza-Pandemie. EHK 2009; 58: 340–345.
4. Elmadfa I, Rust P, Majchrzak D, Wagner KH, Genser D, Lettner R, Pinter M: Effects of beta-carotene supplementation on free radical mechanism in healthy adult subjects.Int J Vitam Nutr Res. 2004; 74: 147–152.
5. Franke C, Demmelmair H, Decsi T, Campoy C, Cruz M, Molina-Font JA, Mueller K, Koletzko B: Influence of fish oil or folate supplementation on the time course of plasma redox markers during pregnancy. Br J Nutr. 2010; 9: 1–9.
6. Krauss-Etschmann S, Shadid R, Campoy C, Hoster E, Demmelmair H, Jiménez M, Gil A,Rivero M, Veszprémi B, Decsi T, Koletzko BV; Nutrition and Health Lifestyle(NUHEAL) Study Group: Effects of fish-oil and folate supplementation of pregnant women on maternal and fetal plasma concentrations of docosahexaenoic acid and eicosapentaenoic acid: a European randomized multicenter trial. Am J Clin Nutr. 2007; 85: 1392–400.
7. Thompson JM, Wall C, Becroft DM, Robinson E, Wild CJ, Mitchell EA: Maternal dietary patterns in pregnancy and the association with small-for-gestational-age infants. Br J Nutr. 2010; 9: 1–9.
8. Zhang X, Chen K, Wei XP, Qu P, Liu YX, Chen J, Li TY: Perinatal Vitamin A Status in Relation to Neurodevelopmental Outcome at two Years of Age. Int J Vitam Nutr Res. 2009 Jul; 79(4): 238–49.

4.2 Mediterrane Kost als präventive Ernährungsform

Die mittlerweile wissenschaftlich erwiesenen Vorteile der Mediterranen Kost sowie das wachsende Interesse der Bevölkerung an einer präventiven und gesunden Ernährung lässt die traditionelle Mediterrane Ernährung als eine interessante und alternative Ernährungsform immer weiter in den Vordergrund treten. Aufgrund der guten Versorgung mit Mikronährstoffen ist die mediterrane Ernährung für Schwangere zu empfehlen. Der Begriff „Mittelmeerernährung" geht zurück auf die sog. Seven-Countries-Study, die 1952 in Europa begonnen wurde (Keys et al. 1984). Seinerzeit wollte man ergründen, warum die Bevölkerung vieler Mittelmeerländer, vor allem die Bewohner Kretas, extrem selten an koronaren Herzkrankheiten litt und über eine überdurchschnittlich hohe Lebenserwartung verfügte. Inzwischen ist auch erwiesen, dass eine mediterrane Kostform einen Beitrag zur Fehlbildungsprävention leistet.

Mediterrane Kost heißt:
- Basis sind Obst, Gemüse, Brot, Teigwaren, Getreideprodukte,
- reichlich sekundäre Pflanzenstoffe, wie Carotinoide und Flavonoide,
- Bevorzugung von „Einfachlebensmitteln",
- Hülsenfrüchte, Nüsse unbearbeitet,
- Olivenöl als Hauptfettquelle,
- Milchprodukte täglich in geringen bis mäßigen Mengen,
- Meeresfisch und Geflügel, mehrmals pro Woche in mäßigen Mengen,
- rotes Fleisch einmal im Monat.

Traditionelle Mediterrane Ernährung: „Mediterrane Ernährung" beschreibt die Ernährungsgewohnheiten in Olivenanbaugebieten der Mittelmeerregion: Kreta, große Teile Griechenlands, Süditalien. Im engeren Sinne handelt es sich um Ernährungsgewohnheiten bis Ende der 60er Jahre. Heute versteht man unter Mittelmeerkost eine Ernährungsform mit vorwiegend pflanzlichen Lebensmitteln und relativ wenig tierischen (Landtiere) Produkten.

Mediterrane Ernährungsgewohnheiten beruhen auf Kultur, Armut, Tradition, klimatischen Bedingungen, Anbauweise und Lebenseinstellung. Man ernährte sich primär von selbst angebautem Obst, Gemüse, Hülsenfrüchten und Getreide. Harte Arbeit auf den Feldern oder in der Küche trug zudem zur physischen Aktivität bei. Hinzu kamen gemeinschaftliches Essen, soziale Kontakte, familiäre Bindungen (Ess- und Sozialkultur, „slow food").

Neben dem Hauptgericht, welches meistens aus verschiedenen Gemüsesorten, Hülsenfrüchten (z. B. Bohnen, Okraschoten), Reis- und Getreideprodukten oder Pasta besteht, werden vor allem verschiedene Salate als Beilagen gereicht, jahreszeitabhängig z. B. Tomatensalat mit Gurken, Zwiebeln, Oliven und (Schafs-) Käse mit reichlich Olivenöl (einfach ungesättigte Omega-3-Fettsäuren!) und Essig (im Sommer) und verschiedene Kohlsalate mit reichlich Zwiebeln, Knoblauch und vor allem Olivenöl (im Winter). Auch geringe Mengen an Alkohol, vor allem Rotwein, gehören dazu. Alle Speisen werden hauptsächlich mit Olivenöl gekocht, gebraten und zubereitet. Bemerkenswert ist ebenfalls, dass zu allen Gerichten reichlich Brot gegessen wird. Zum Nachtisch werden Früchte wie Apfelsinen, Äpfel, Wassermelonen, Weintrauben etc. serviert. Zwischen den Mahlzeiten gibt es Joghurt, Käse und vor allem Obst.

Charakteristika der traditionellen Mediterranen Kost:
- erhöhte Aufnahme von Brot, Pasta und anderen Getreideprodukten;
- erhöhte Aufnahme von pflanzlichen Lebensmitteln, wie
- Reis und Kartoffeln;
- frischen Hülsenfrüchten;
- unverarbeiteten Nüssen;
- reichlicher Verzehr von frischen, wenig verarbeiteten, saisonal verfügbaren Gemüsesorten; frischen Kräutern sowie Zwiebeln und Knoblauch;
- umfangreiche Aufnahme von Olivenöl als Hauptfettquelle;
- mäßiger Verzehr von Fisch, Geflügel und Milchprodukten (Käse und Joghurt);
- geringer Verzehr von rotem Fleisch und Eiern;
- Aufnahme geringer Mengen Alkohol, meist in Form von Rotwein.

Eigenschaften aller Varianten der traditionellen Mediterranen Ernährung:
- hoher Anteil an antioxidativen Substanzen;
- reichlich Ballaststoffe;
- einfach ungesättigte Fettsäuren als primäre Fettquelle (Fisch!);
- Verhältnis von Omega-3- zu Omega- 6-Fettsäuren >2 : 1;
- geringere Aufnahme von Gesamtfett, Cholesterin, Salz und Purinen;
- reich an komplexen Kohlenhydraten;
- reich an sekundären Pflanzenstoffen, Vitaminen und Mineralstoffen.

Zum Vergleich machen in der asiatischen Küche Fette, insbesondere tierische Fette, ebenfalls nur einen geringen Anteil der Kalorienzufuhr aus. Stattdessen werden hauptsächlich Reis, Getreide, Knollengemüse und andere pflanzliche Produkte, einschließlich Nüsse und Hülsenfrüchte verzehrt. Mit Ausnahme von Indien gelten Milchprodukte in Asien nicht als Bestandteil der traditionellen Ernährung. Vor allem aber die häufige Benutzung von Kräutern und Gewürzen sowie die Verwendung von Soja als Ölquelle sind die primären Charakteristika der asiatischen Kost.

Tab. 4.2: Zusammensetzung der Mediterranen und der asiatischen Ernährung im Vergleich (Mylonas und Briese 2002).

Häufigkeit der Aufnahme	Mediterrane Ernährung	Asiatische Ernährung
Täglich	• Olivenöl, Getreideprodukte, Teigwaren • frisches Obst und Gemüse, Nüsse • Hülsenfrüchte, Kartoffeln • Zwiebeln und Knoblauch • Brot zu jeder Mahlzeit • Reis-, Mais- und Hirsegerichte • Mäßiger Alkoholgenuss (Rotwein)	• Sojaöl, Getreideprodukte, Nudeln • frisches Obst und Gemüse, Nüsse • Hülsenfrüchte • Reis • Gewürze • einige Male pro Woche Fisch
Einige Male pro Woche	• Fisch • Geflügel • Eier • Süßigkeiten	• Fisch • Geflügel • Eier • Süßigkeiten
Einige Male pro Monat	• rotes Fleisch	• rotes Fleisch

Wichtige Nahrungsinhalte der Mediterranen Kost

Nahrungsfette: Etliche Nahrungsfette spielen eine große Rolle in der täglichen Ernährung (s. Tab. 14). Fettsäuren sind phatische Monokarbonsäuren und bilden einen obligaten Bestandteil von Neutralfetten, Glyzerinphosphatiden und Sphingolipiden. Man unterteilt Fettsäuren in gesättigte (z. B. Essigsäure, Palmitinsäure, Stearinsäure) und einfach (z. B. Ölsäure) oder mehrfach ungesättigte Fettsäuren mit mehreren Doppelbindungen (z. B. Omega-3- und Omega-6-Fettsäuren). Als essenzielle Fettsäuren (so genanntes Vitamin F) werden Fettsäuren mit zwei oder drei Doppelbindungen bezeichnet, die nicht vom Organismus synthetisiert werden können und daher mit der Nahrung aufgenommen werden müssen (z. B. Arachidonsäure, Linolensäure, Linolsäure). Die Bedeutung des kalt gepressten Olivenöls als Hauptfettquelle tritt immer mehr in den Vordergrund, vor allem wegen seines hohen Gehaltes an Ölsäure, einer einfach ungesättigten Fettsäure (MUFA, monounsaturated fatty acids), und nennenswerter Mengen von Omega-3-Fettsäuren, Linolsäure, Linolensäure, Arachidonsäure sowie Squalenen, welche antiinflammatorische Eigenschaften aufweisen. Es wurde errechnet, dass die Bevölkerung Griechenlands 71 %, Italiens 42 % und Spaniens 37 % ihres totalen Pflanzenfetts von Olivenöl beziehen. Andere Quellen von Ölsäure sind Erdnuss-, Raps- und Distelöl. Omega-3- und Omega-6-Fettsäuren (PUFA, polyunsaturated fatty acids) sind ungesättigte Fettsäuren mit zwei Doppelbindungen. Physiologisch liegen die Doppelbindungen der ungesättigten Fettsäuren fast ausnahmslos in der cis-Konfiguration vor. Diese PUFA werden auch als Fischöl bezeichnet, da sie vermehrt in fettreichen Meeresfischen vorkommen, wie beispielsweise in Heringen, Makrelen und Thunfischen.

Antioxidanzien: Antioxidanzien sind leicht oxidierbare Moleküle, die durch ihr niedriges Redoxpotenzial andere Stoffe bzw. Zellbestandteile vor unerwünschter Oxidation schützen. Vor allem Carotine (z. B. Lycopin in Tomaten), α- und β-Carotin (in Ka-

Tab. 4.3: Zusammenfassung der wichtigsten Nahrungsfette.

Fett	Enthalten in	Wirkungen auf den Organismus
Gesättigte Fettsäuren	Fleisch- und Milchprodukte	Erhöhung des Herzinfarktrisikos
Einfach ungesättigte Fettsäuren (MUFA)	Olivenöl, Distelöl, Rapsöl	Minderung des Herzinfarktrisikos, Senkung des Cholesterinspiegels, verminderte Atherosklerose, Hemmung der Entstehung von verschiedenen Tumoren
Omega-3-Fettsäuren (PUFA)	Meeresfisch (u. a. Makrele, Hering, Lachs, Barbe, Thunfisch, Dorade)	Senkung des Cholesterinspiegels, verminderte Atherosklerose, Senkung des Blutdruckes, Hemmung der Ausbildung von Tumoren, entzündungshemmende Wirkung
Gesättigte Fettsäuren (Transfettsäuren)	Entstehung bei Härtung pflanzlicher Öle, wie z. B. Frittierfett, Margarine, Kekse, Chips, Salatsaucen	Erhöhung des Cholesterinspiegels, Erhöhung des Herzinfarktrisikos und der Tumorentstehung

rotten), Vitamin C (z. B. in Zitrusfrüchten) und Vitamin E spielen in diesem Zusammenhang eine große Rolle. Durch den vermehrten Verzehr von saisonalem Obst in Mittelmeerländern besteht ein erhöhtes Potenzial dieser Substanzen im Organismus. Da Antioxidanzien aufgrund ihrer Wirkung die Entstehung freier Radikale verhindern können, wird ihnen eine gewisse präventive Funktion beigemessen. Die Peroxide, die in vivo bei Wegfall des Schutzes durch Antioxidanzien entstehen, können stark toxisch wirken, vor allem durch Inaktivierung von Enzymen und Hormonen sowie Destabilisierung von Zellmembranen.

Mediterrane Kost und Fehlbildungen (multizentrische Studie, 50 Mütter von Kindern mit Spina bifida vs. 81 Kontrollen, Vujkovic et al. 2009): Serum- und Erythrozytenfolat sowie Serum-Vitamin-B12-Spiegel bei mediterraner Kost höher als bei normaler Kost; höheres Spina-bifida-Risiko bei normaler Kost im Vergleich zur mediterranen Kost.

Fazit: Die mediterrane Kost ist charakterisiert durch vorrangige Verwendung folgender Lebensmittel: Gemüse, Obst, Pflanzenöle, Fisch, Leguminosen, Cerealien. Karwoche; rotes Fleisch einmal pro Monat. Mediterrane Ernährung leistet einen Beitrag zur Prävention von Neuralrohrdefekten.

Literatur:

1. Keys A, Menotti A, Aravanis C, Blackburn H, Djordevic BS, Buzina R, Dontas AS, Fidanza F, Karvonen MJ, Kimura N: The seven countries study: 2,289 deaths in 15 years. Prev Med. 1984 Mar; 13(2): 141–54.
2. Mariscal-Arcas M, Rivas A, Monteagudo C, Granada A, Cerrillo I, Olea-Serrano F: Proposal of a Mediterranean diet index for pregnant women. Br J Nutr 2009; 26: 1–6.

3. Mylonas I, Briese V: Die Mediterrane Kost als präventive Ernährungsform. Frauenarzt. 2002, 43: 154–160.
4. Vujkovic M, Steegers EA, Looman CW, Ocké MC, van der Spek PJ, Steegers-Theunissen RP: The maternal Mediterranean dietary pattern is associated with a reduced risk of spina bifida in the offspring. BJOG. 2009; 116: 408–415.

4.3 Niedrig glykämische Kost

Die Basis der niedrig glykämischen Kost ist eine entsprechende Bewertung der Kohlenhydrate. Kohlenhydrate sind die dominanten Energieträger in der Schwangerschaft; Angaben variieren zwischen 40–60%. Der Glykämie-Index (GI) erleichtert die Auswahl von Lebensmitteln, die für die Schwangerschaft u. a. zur Prävention einer gestörten Glukosetoleranz vorzugsweise geeignet sind. Insbesondere aufgrund der besseren Sensorik werden im Alltag Lebensmittel mit hohem GI bevorzugt, z. B. Süßwaren, Desserts.

Glykämischer Index (Glyx):
- Beschreibung der Intensität des Blutzuckeranstiegs in Abhängigkeit von Art und Eigenschaften des Kohlenhydrats;
- ernährungsmedizinisch positive Bewertung eines geringen Blutzuckeranstiegs: niedriger Glykämie-Index (GI);
- Stabilität des Blutzuckers durch niedrig glykämische Kost;
- niedriger GI <55;
- mittlerer GI 56–69;
- hoher GI >70;
- Nachteil: GI bezieht sich immer auf 50g Kohlenhydrate; Umrechnung auf Portion erforderlich.

Lebensmittel mit einem GI <55 (Auswahl):
- Pumpernickel;
- Gerste, Mais, Roggenkörner, Weizenkörner, brauner Reis, Haferkleie, Buchweizen, Gemüsesorten;
- Frosties, Müslimischung, Weizenkleie mit Vollmilch;
- Nudeln, Spaghetti;
- Kartoffelklöße;
- Apfel, Birne, Aprikose, Banane, Erdbeeren, Grapefruit, Kirschen, Kiwi, Mango, Pfirsich, Pflaumen, helle Weintrauben;
- Bohnen, Linsen;
- Eiscreme (fett- und kalorienreduziert);
- Sushi, Fischstäbchen, Ravioli aus Hartweizengrieß, mit Fleisch gefüllt;
- Sandkuchen;
- Honig.

Lebensmittel mit einem GI 56–69 (Auswahl):
- Fladenbrot, Haferbrot (grobkörnig), Knäckebrot (ballaststoffreich), Knäckebrot aus Roggen, Roggenvollkornbrot;
- weißer Reis, Haferbrei aus Instantflocken, Haferflocken, Froot Loops;
- Süßkartoffeln, neue Kartoffeln;

- dunkle Weintrauben, Rosinen, Sultaninen, Papaya;
- Eiscreme, fettarmer Fruchtjogurt, gezuckert, Natur-Joghurt;
- Pizza mit Käse;
- Energieriegel, Müsliriegel, Muffin (Blaubeere).

Glykämische Last (GL): Die glykämische Last (GL) beschreibt Blutzucker- und Insulin-werte verzehrter Portionen:
- GL 10 = niedrig, GL 11–19 = mittlerer Bereich, GL >20 hoch;
- GL summarisch pro Tag <80 = niedrig;
- GL summarisch pro Tag >120 = hoch.

Ziel dieser niedrig glykämischen Ernährungsform ist es, postprandiale Hyperglykämien zu vermeiden. Es handelt sich um sogenannte „unbemerkte" Hyperglykämien.
- Auf Haushaltszucker verzichten;
- Synthetische Süßstoffe werden nicht empfohlen (Stevia, pflanzlicher Süßstoff, in Deutschland noch nicht zugelassen).
- Süßstoffe können die Energieaufnahme senken, wenn sie hochkalorische Produkte ersetzen; Beitrag zum Problem Adipositas.
- Der glykämische Index einer Mahlzeit kann auch durch die Zugabe von Protein und Fett vermindert werden.

Die **LOGI-Pyramide** (Low Glycemic Index Pyramid) (Quelle: Ernährungs-Umschau 51 (2004) Heft 4):
- Obst und stärkefreies Gemüse zubereitet mit gesundem Öl (Pyramidenbasis);
- fettarme Milchprodukte, Eier, mageres Fleisch und Fisch, Nüsse und Hülsenfrüchte;
- Vollkornprodukte, Nudeln und Reis;
- verarbeitetes Getreide (Weißbrot), Kartoffeln und Süßigkeiten (Pyramidenspitze).

Niedrig glykämische Kost (Cross over Studie über jeweils 12 Wochen, Aston et al. 2008):
- kein positiver Effekt auf Sättigung, Energieaufnahme und BMI;
- Kurzzeit-Appetit-Regulation durch postprandiale Insulinantwort (Flint et al. 2007)

Im Gegensatz dazu zeigen mehrere Studien (Testmahlzeiten), dass proteinreiche Mahlzeiten hinsichtlich Sättigungsgefühl und Insulinantwort günstigere Werte erzielen (Blom et al. 2006).

Indikationen zur Anwendung einer niedrig glykämischen Kost:
- Adipositas;
- Diabetes;
- Fettstoffwechselstörungen.

Senkung der Kohlenhydratbelastung durch:
- Limitierung der Kohlenhydrate pro Mahlzeit;
- komplexe Kohlenhydrate mit intrinsisch niedrigem glykämischen Index;
- Verminderung des glykämischen Index durch Protein und Fett.

Die Begrenzung der Kohlenhydrate pro Mahlzeit hat einen stärkeren Effekt auf die Verminderung des Insulinbedarfs als die Anwendung komplexer Kohlenhydrate.

Fazit: Eine niedrig glykämische Kost könnte in der Schwangerschaft einen guten An-satz zur Prävention des Gestationsdiabetes sein, unbedingt Fortsetzung post partum. Der Glykämie-Index (GI) bezieht sich nur auf Lebensmittel mit Kohlenhydraten; GI-Angabe pro 50 g Kohlenhydrate. Die Glykämie-Last (GL) bezieht sich auf Portionen und kann als Tages-GL berechnet werden.

Literatur:

1. Aston LM, Stokes CS, Jebb SA: No effect of a diet with a reduced glycaemic index on satiety, energy intake and body weight in overweight and obese women. Int J Obes (Lond). 2008; 32: 160–165.
2. Blom WA, Lluch A, Stafleu A, Vinoy S, Holst JJ, Schaafsma G, Hendriks HF: Effect of a high-protein breakfast on the postprandial ghrelin response. Am J Clin Nutr. 2006; 83: 211–220.
3. Flint A, Gregersen NT, Gluud LL, Møller BK, Raben A, Tetens I, Verdich C, Astrup A: Associations between postprandial insulin and blood glucose responses, appetite sensations and energy intake in normal weight and overweight individuals: a meta-analysis of test meal studies. Br J Nutr 2007; 98: 17–25.

4.4 Vegetarismus und Schwangerschaft

Vegetarier bekennen sich zum ausschließlichen Genuss von pflanzlichen Stoffen (Vegetabilien). Der Vegetarismus wendet sich insbesondere gegen die Massentierhaltung, den Einsatz von Chemikalien in der Landwirtschaft sowie in der Lebensmittelherstellung. Auch werden Hormone und Antibiotika abgelehnt. Auch wird die Erhöhung der vegetabilen Nahrungsanteils zur Bewältigung des zunehmenden Proteinbedarfs der Weltbevölkerung als der bessere Lösungsweg gesehen. Die Bildung von 1 kg tierischen Eiweißes benötigt 5–10 kg pflanzliches Eiweiß. Bevorzugte Lebensmittel sind Vollgetreide, Obst, Gemüse, Kartoffeln, pflanzliche Fette und Öle. Des Weiteren gehören Nüsse, Hülsenfrüchte, Honig, Milch und Milchprodukte sowie Eier dazu.

Strenger Vegetarismus (Vegans):
- Verzicht auf alle tierischen Produkte.

Lakto-Vegetarismus (laktovegetabile oder lakto-ovo-vegetabile Kost):
- zusätzlich zur pflanzlichen Kost: Milch, Käse, Butter, Eier, Honig.

Diätetischer Vegetarismus:
- Rohkost zu Heilzwecken.

Diskutiert werden häufig Mangelerscheinungen unter vegetarischer Ernährung; Eisen, Kalzium, Vitamin B2, Vitamin B12, Vitamin D, Eiweiße, einfach und mehrfach ungesättigte Fettsäuren. Eine Kombination aus Getreide, Nüssen, Pflanzenölen, Pflanzenfetten (z. B. Avocado!) und Hülsenfrüchten (ausgewogene vegetarische Ernährung) können den Protein- und Fettsäuregehalt ausreichend decken. Rapsöl enthält z. B. sowohl Omega-3- als auch Omega-6-Fettsäuren. Als sehr positiv ist der Ballaststoffreichtum der vegetarischen Ernährung zu beurteilen.

Fette – Einfach ungesättigte Fettsäuren:

Ölsäure: die wichtigste einfach ungesättigte Fettsäure
- beeinflusst positiv das Verhältnis Gesamtcholesterin/HDL-Cholesterin, die HDL-Konzentrationen und die Triglyzerid-Konzentrationen;
- enthalten in Raps- und Olivenöl, Avocados und Nüssen.

Fette – Mehrfach ungesättigte Fettsäuren:

Linolsäure: häufigste Omega-6-Fettsäure in unserer Nahrung
- Verringerung des Gesamt- und LDL-Cholesterins;
- Sonnenblumenkerne, Walnüsse, Leinöl.

Nicht nur für Vegetarier zu empfehlen:
- β-Carotin: Karotten, Brokkoli, grüne Salate, Spinat, Petersilie (100g frische Petersilie enthalten 200 mg Calcium und 4 mg β-Carotin sowie 170 μg Folat);
- Vitamin C: Brokkoli, grüne Salate;
- Vitamin E: Brokkoli, grüne Salate, Rapsöl, Haselnuss, Süßkartoffeln (225 g-Portion liefert 2 mg Eisen = 15 % des Tagesbedarfs und 3,3 g Ballaststoffe; deckt den täglichen β-Carotin und Vitamin E-Bedarf);
- Folat: Brokkoli, grüne Salate, Orangen, Petersilie;
- Vitamin B12: Algen (einziger pflanzlicher Vitamin B12-Lieferant!);
- Eisen: Brokkoli, Haferflocken, Aprikosen, Petersilie, Vollgetreide, Weizen, Weizenkeime, Sojabohnen, Mandeln, Kürbiskerne, Süßkartoffeln, Algen;
- Jod: Algen (Wakama-Algen enthalten 2,9 mg Eisen);
- Kalzium: Mandeln, Kakao-Pulver, Algen (25 g Wakama-Algen enthalten 169 mg Kalzium), Petersilie.

Fazit: Aus ernährungswissenschaftlicher Sicht wird eine ausgewogene vegetarische Ernährung als gleichwertig zur Normalkost gesehen. Der gesundheitliche Wert wird höher eingeschätzt als der einer fleischreichen Kost. In der Schwangerschaft sind Supplementationen mit Kalzium, Eisen, Jod, Vitamin D, Folsäure und Vitamin B12 angezeigt. Für die Vitamin-B12-Zufuhr gilt: Algen sind die einzigen pflanzlichen Vitamin-B12-Lieferanten!

5 Spezielle Fragen

5.1 Bioprodukte

Nur Bioprodukte aus der Region? Bioprodukte aus Südostasien? Wie gesund sind Bio-Lebensmittel? Diese so oft gestellten Fragen können nicht abschließend beantwortet werden.

Die Befürworter der Bio-Lebensmittel sprechen von einem biologischen Gesamtkonzept:

- Bio-Lebensmittel können nicht besser sein als ihre Umwelt.
- Grundlage ist die Nachhaltigkeit in Landwirtschaft und Tierhaltung, Abkehr von der industrialisierten, hin zur nachhaltigen Landwirtschaft.
- Erhaltung der Biodiversität;
- Die „Natürlichkeit" darf nur in Ausnahmefällen, z. B. Kupfer zur Schädlingsbekämpfung oder Antibiotika bei Infektionen, beeinflusst werden.
- Zusatzstoffe stellen die Ausnahme dar (Kennzeichnung!).
- Eine Anreicherung wertvoller Inhaltsstoffe ist nicht gefordert und ist auch nicht das Ziel.

Vielmehr kommt es den Herstellern von Bioprodukten darauf an, die Inhaltsstoffe der Lebensmittel als Bestandteile einer natürlichen „Gesamtkomposition" zu verstehen. Ein typisches Beispiel ist der Bio-Honig. Schwerpunkt ist die artgerechte und natürliche Zucht der Bienenvölker. Bioprodukte können einfache oder zusammengesetzte, unverarbeitete oder verarbeitete Lebensmittel sein:

- Verarbeitete Lebensmittel sind z. B. Rhabarberlimonade und hochwertige Öle;
- Hochverarbeitete Lebensmittel sind z. B. Tiefkühlpizza, Spritzkuchen.

Gute Informationen über Bio-Lebensmittel erhält man auf der alljährlich stattfindenden Bio-Fachmesse in Nürnberg; Treffpunkt der Biobranche. 2010 trafen sich dort 2.534 Aussteller aus 84 Ländern.

„Gekauft wird nur, was schmeckt". Dieser Tatsache folgend können Bioprodukte auf dem Markt bestehen. Hier haben Bio-Lebensmittel im Vergleich zu konventionellen Lebensmitteln in den letzten Jahren aufgeholt. Zur Testung der Lebensmittel gehören Eigenschaften wie Sensorik und „Mundgefühl"; Einschätzung durch ein Experten-Panel und Konsumententests. Eine geschmackliche Differenzierung zwischen Bio- und konventionellen Lebensmitteln wird bewusst in Kauf genommen. Auch gibt es jahreszeitliche Schwankungen. Diese werden bei konventionellen Lebensmitteln durch Aromastoffe ausgeglichen. Bio-Äpfel z. B. schmecken etwas saurer, Bio-Joghurt ebenso. Ein gutes Beispiel für die sensorische Qualitätsverbesserung ist die Bio-Schokolade.

Bioprodukte unterscheiden sich grundsätzlich von konventionellen Produkten durch die Nichtanwendung von Pestiziden. Rückstände von Pflanzenschutzmitteln lassen sich in konventionellen Lebensmitteln in 100–1.000-fach höheren Konzentrationen, z. B. als Metaboliten im Urin, nachweisen. Die Frage ist, wie bewertet man die Konzentrationen hinsichtlich ihrer Auswirkungen auf die Gesundheit. Die Wissenschaft liefert keine klaren Aussagen. Der Verbraucher erwartet schadstofffreie Lebensmittel.

Bio-Milch als Beispiel für ein höherwertiges Lebensmittel:
- Fettsäuremuster günstiger als in konventioneller Milch;
- höherer Gehalt an Omega-3-Fettsäuren – besonders im Sommer.

Bio-Lachs ist kein Wildlachs, sondern kommt aus Fischfarmen. Es handelt sich um einen gefarmten Lachs nach Aufzucht unter ökologischen Bedingungen; z. B. wird Fischmehl aus Schlachthofabfällen verwendet. Zur Aufzucht von konventionellem Lachs wird Fischmehl aus Abfällen der Industriefischerei verwendet. Der konventionelle Lachs ist sehr fettreich. Ökolachs hat mehr „Biss" und einen höheren Gehalt an Omega-3-Fettsäuren.

Ein weiteres Beispiel ist der Pangasius. Bio-Pangasius sollte unbedingt bevorzugt werden. Konventioneller Pangasius wird in der Regel mit wasserbindenden Mitteln versetzt: „Streckung der Ware". Bio-Pangasius ist aus diesem Grunde im Geschmack etwas trockener. Verwendete Konservierungsstoffe bei konventionellem Pangasius sind u. a.:
- Polyphosphate (E 450, E 451);
- Zitronensäure (E 350) und
- Natriumkarbonat.

Die Verwendung wasserbindender Mittel ist dem Verbraucher so nicht bekannt; Kompromisse sind nicht zu vermeiden:
- Antibiotika stellen in der Tierhaltung nur ein letztes Mittel dar; z. B. bei schwerer Euter-Entzündung.
- In einzelnen Fällen wird Kupfer zur Schädlingsbekämpfung angewandt.
- Überwiegend erfolgt die Schädlingsbekämpfung durch spezielle Anbaumethoden (präventiver Pflanzenschutz).
- Problem Dioxin: Dioxine sind ubiquitär in den Böden enthalten und dementsprechend auch in den Lebensmitteln nachzuweisen.
- Häufig werden Folien als Verpackungsmaterial verwendet, die Polyvinylchlorid (PVC) enthalten. Eine Migration von toxischen Bestandteilen in das Lebensmittel ist nicht auszuschließen. In Bio-Verordnungen auf EU-Ebene finden sich keinerlei Hinweise für Verpackungen.

Europasiegel:
- Ein Lebensmittel kann als Bioprodukt bezeichnet werden, wenn es zu 95 % aus „Bio" und zu 5 % aus „Nicht-Bio" besteht.
- „Nicht-Bio" sind gelistete Lebensmittel bzw. Zutaten, die unter natürlichen Bedingungen nicht vorkommen und zu kennzeichnen sind.
- Ein europaweit funktionierendes Kontrollnetz, die EU-Öko-Verordnung, soll absichern, dass „überall, wo Bio draufsteht, auch Bio drin ist".

Fazit: Beim jetzigen Stand der Erkenntnisse ist davon auszugehen, dass bei vorwiegender Verwendung von Bioprodukten eine Reduktion von Schadstoffen möglich ist. Die Verbraucher werden entscheiden, inwiefern sich dieser Markt weiter erweitert. Bemerkenswert: Bio-Milch hat einen höheren Gehalt an ungesättigten Fettsäuren.

5.2 Probiotika

Probiotika sind mikrobielle Präparate, die lebende und/oder abgetötete Mikroben, deren Bestandteile und Stoffwechselprodukte enthalten. Probiotika können gesundheitsfördernde Effekte ausüben, z. B. Regulation der Dickdarmflora. Besonders gut erforscht ist der Zusammenhang zwischen der bakteriellen Besiedelung des Darms und der Aktivität des Immunsystems. Aufgrund des GALT (gastrointestinal associated lymphoid tissue, lokales Immunsystem der Schleimhäute) ist auch eine Stimulation des lokalen Immunsystems, des sekretorischen Immunglobulin A (S-IgA), auf anderen Schleimhäuten möglich. 85 % des menschlichen Immunsystems ist Mucosa-assoziiert. Somit ist denkbar, dass in der Schwangerschaft oral applizierte Probiotika zur Schleimhaut-Protektion und zum Mukosaschutz im Zervikovaginal-Bereich beitragen. Dieser sogenannte „Mukosablock" beinhaltet mechanische, humorale, zelluläre sowie immunologische und nichtimmunologische Faktoren (Epithel, Schleim, Sekrete, Enzyme und immunkompetente Zellen). Er wirkt wie ein hochselektiver Filter, der kontrolliert Stoffe aufnimmt und in Auseinandersetzung mit dem antigenen Material das Immunsystem „trainiert".

Es ist davon auszugehen, dass oral verabreichte ca. 1 µm große Bakterien, wie die Lactobazillen, aus dem Darmlumen in das Darmstroma gelangen und einerseits immunkompetente dendritische Mukosazellen aktivieren, andererseits über Lymphe und Blut periphere lymphatische Organe (Milz, Lymphknoten) erreichen. Die M-Zellen der Darmschleimhaut nehmen endozytotisch Antigene aus dem Darmlumen auf und geben sie an Antigen-präsentierende dendritische Zellen weiter. Durch Kontakt mit immunkompetenten Zellen der Darmmukosa und des lymphatischen Systems wird die zelluläre und humorale Immunität stimuliert.

Unsere Darmschleimhaut macht eine Fläche von etwa 400 m^2 aus (Vergleich: Körperoberfläche 1,8 m^2). Über 500 verschiedene Mikroben-Arten bilden die Darmflora; insgesamt etwa 1.014 Keime. Dazu gehören mutualistische, kommensale, neutrale, opportunistische und pathogene Mikroorganismen. Mit über 400 kommensalen Spezies leben wir symbiontisch. Sie schützen uns durch Konkurrenz mit pathogenen Erregern um Platz und Nährstoffe. Eine gut funktionierende Darmflora ist Voraussetzung für die Aufnahme der Nährstoffe durch die Darmschleimhaut. Weitere Mechanismen dienen der Produktion von mikrobiozid wirkenden Substanzen und der Ansäuerung des Darmmilieus durch Stoffwechselprodukte (speziell durch Bifidobakterien und Lactobazillen). Bifidobakterien und Lactobazillen arbeiten vor allem mit Bacteroides zusammen und stellen eine wichtige Funktion in Form einer Kolonisationsresistenz dar. Diese Barriere funktioniert noch vor dem GALT und dient der Abwehr pathogener Mikroorganismen wie Salmonellen, Shigellen, Yersinien, enterotoxischen E.coli oder auch Candida und Clostridien.

Vom Magen, in dem nur wenige säuretolerante Organismen leben können, über Jejunum und Ileum mit noch zahlreichen aeroben Keimen nimmt die Bakteriendichte zum Kolon immer weiter zu (Abb. 5.1). Das Kolon ist am dichtesten besiedelt und besteht zu 90 % aus anaeroben Erregern.

Hypothese zur oralen Applikation von Probiotika (Lactobacillen und Bifidobakterien) in der Schwangerschaft:

- Korrektur und Stabilisierung des Vaginal-Milieus;
- Kontakt oral verabreichter Probiotika mit immunkompetenten Zellen der Darmmukosa und Stimulation der zellulären und humoralen Immunität;
- Verhinderung von Pilz- und bakteriellen Infektionen in der Scheide;

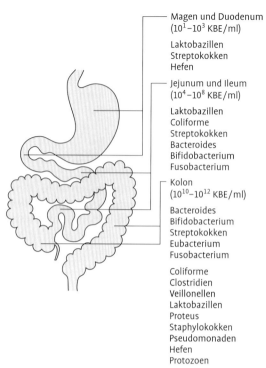

Magen und Duodenum
(10^1–10^3 KBE/ml)

Laktobazillen
Streptokokken
Hefen

Jejunum und Ileum
(10^4–10^8 KBE/ml)

Laktobazillen
Coliforme
Streptokokken
Bacteroides
Bifidobacterium
Fusobacterium

Kolon
(10^{10}–10^{12} KBE/ml)

Bacteroides
Bifidobacterium
Streptokokken
Eubacterium
Fusobacterium

Coliforme
Clostridien
Veillonellen
Laktobazillen
Proteus
Staphylokokken
Pseudomonaden
Hefen
Protozoen

Abb. 5.1: Mikrobielle Besiedlung des menschlichen Gastrointestinal-Trakts (KBE = Koloniebilden-de Einheiten); Gesamtkeimzahl pro ml Darminhalt bzw. pro g Fäzes (Quelle: Rusch K, Peters U: Der Darm – Zentrale des Immunsystems. Biologische Medizin. 2002; 31: 176–180).

- Überwindung der Immuntoleranz gegenüber Nahrungsmittelallergenen bei Allergie und Neurodermitis;
- günstige Entwicklung der kindlichen Darmflora post partum.

Probiotika (z. B. LGG, Kapseln mit 1.010 Einheiten) in der Prävention von Allergie und Atopie des Neugeborenen bei belasteter Eltern-Anamnese:
- Die Schwangeren nehmen 2 bis 4 Wochen lang vor dem errechneten Geburtster-min LGG.
- Stillperiode: täglich für sechs Monate LGG;
- Säuglinge, die nicht von der Mutter gestillt werden: in den ersten 4 Lebensmonaten LGG, zusätzlich zur Flaschennahrung.

Lactobacillus GG (LGG) ist ein probiotisches Milchsäurebakterium; die Entdecker wa-ren Goldin und Gorbach. Schwangere beginnen zur Vorbeugung 2–4 Wochen vor der Geburt mit der Einnahme von 2-mal täglich einer Kapsel LGG. Vorsicht: nicht in heiße Speisen oder Getränke (nicht wärmer als Körpertemperatur), Fruchtsäfte und Tee einrühren. Eine Obergrenze für die Einnahmedauer von LGG gibt es nicht.

Probiotika und Gestationsdiabetes:
- Probiotika können zur Senkung des mütterlichen Blutzuckerspiegels beitragen.
- Interventionsstudie mit Probiotika reduziert Frequenz des Gestationsdiabetes (pro-spektiv randomisierte Studie, n = 256).
- Verringerung der fetalen Makrosomie-Rate.

Probiotika bei drohender Frühgeburt:

Die Anwendung von Probiotika erfolgte in einer Rostocker Studie bei 36 Schwangeren mit den Symptomen einer drohenden Frühgeburt. Morbus Crohn und Colitis ulcerosa gehörten zu den Ausschlusskriterien.

Die Patientinnen nahmen bis zur 37. SSW einen Beutel Granulat pro Tag zu sich:

- SymbioLact® Comp. (SymbioPharm, Herborn, Deutschland) mit einer definierten Anzahl acidophiler Probiotika:
  - Lactobacillus acidophilus (5×10^8 Bakterien);
  - Lactobacillus casei (5×10^8 Bakterien);
  - Bifidobacterium bifidum (5×10^8 Bakterien);
  - Streptococcus lactis (5×10^8 Bakterien).

Für die Ansiedlung der Bifidobakterien und die Ausbildung einer protektiven Bifidobakterien-Dominanz im Vaginalbereich stellt die Darmsanierung eine präventive Maßnahme dar. Wenn eine Milieustörung der Vagina auftritt, also der pH-Wert ansteigt ($\geq 4{,}7$), weist dies auf eine Minderung des Lactobacillenschutz-Systems hin. Es liegen noch keine Zeichen einer Infektion (z. B. Bakterielle Vaginose) oder gar Hinweise für eine drohende Frühgeburt (vorzeitige Wehentätigkeit u./o. Zervixinsuffizienz) vor. Zu diesem Zeitpunkt dient eine orale Lactobacillen- und Bifidobakterien-Therapie in der Schwangerschaft, durch Aufbau eines physiologischen Darm- und Scheidenmilieus, der Prophylaxe einer vaginalen Infektion. Eine Evidenz konnte bisher nicht erbracht werden. Es zeigte sich lediglich eine Tendenz zur Verlängerung der Tragzeit (Rostocker Studie). Probiotika reduzieren möglicherweise die Inzidenz des neonatalen Reizdarm-Syndroms und der nekrotisierenden Enterocolitis bei Frühgeborenen <33, SSW.

Weitere Präparation:

- Lactobacillus salivarius CUL61, Lactobacillus paracasei CUL08 und Bifidobacterium animalis subsp. lactis CUL34, Bifidobacterium bifidum CUL20, 1×10^{10} Bakterien;
- Lactobacillus rhamnosus HN001 (L rhamnosus), Bifidobacterium animalis subsp lactis strain HN019.

Komplikationen durch Probiotika: Beschrieben wurden Dünndarmischämien in einer multizentrischen, doppelblinden Studie mit 300 Patienten, von denen 153 über eine Sondennahrung Probiotika erhielten. Geprüft wurde die Wertigkeit von Probiotika-Applikationen auf den Krankheitsverlauf einer schweren akuten Pankreatitis (Besselink 2008). In der Probiotika-Gruppe verstarben 16 % der Patienten vs. 6 % in der Placebogruppe. Zunächst lautet die Schlussfolgerung, dass Probiotika nicht verwendet werden sollen, wenn das Risiko einer Dünndarmischämie besteht.

Fazit: Eine generelle Empfehlung zur Anwendung von Probiotika in der Schwangerschaft kann noch nicht gegeben werden.

Bei Schwangeren mit einem hohen Risiko für Frühgeburtlichkeit kann der Versuch einer Tragzeitverlängerung unternommen werden. Säuglinge profitieren von der mütterlichen Probiotika-Einnahme 2–4 Wochen vor der Geburt bei Allergie- und Neurodermitis-Anamnese der Eltern.

Ein Joghurt enthält und liefert ebenfalls Laktobakterien, die eine gesunde Darmflora unterstützen können. Für eine gezielte Zufuhr von probiotischen Bakterien reichen die Konzentrationen nicht aus.

Aktuelle Studie: Probiotika reduzieren die Frequenz des Gestationsdiabetes und die fetale Makrosomie-Rate. Schwerwiegende Nebenwirkungen wurden nicht beobachtet.

Literatur:

1. Allen SJ, Jordan S, Storey M, Thornton CA, Gravenor M, Garaiova I, Plummer SF,Wang D, Morgan G: Dietary supplementation with lactobacilli and bifidobacteria is well tolerated and not associated with adverse events during late pregnancy and early infancy. J Nutr. 2010; 140: 483–488.
2. Besselink MGH: Probiotic prophylaxis in predicted severe acute pancreatitis: a randomised, double-blind, placebo-controlled trial. Lancet 2008; 371: 651–659.
3. Fäth-Neubauer B: Probiotika in der Schwangerschaft und Stillzeit. www.schwangerschaft.at, aufgerufen am 26. 3. 2010.
4. Grünewald-Funk D: Probiotika in der Prävention von Allergie und Atopie. DGEInfo. www.dge.de, aufgerufen am 26. 3. 2010.
5. Luoto R, Laitinen K, Nermes M, Isolauri E: Impact of maternal probiotic-supplemented dietary counselling on pregnancy outcome and prenatal and postnatal growth: a double-blind, placebo-controlled study. Br J Nutr. 2010 4: 1–8.
6. Probiotische Mikroorganismenkulturen in Lebensmitteln. Arbeitsgruppe „Probiotische Mikroorganismenkulturen in Lebensmitteln" am Bundesinstitut für gesundheitlichen Verbraucherschutz und Veterinärmedizin (BgVV), Berlin. EU 47 (2000).
7. Semmlow K: Eine prospektiv-randomisierte, placebokontrollierte Doppel-Blind-Studie und retrospektiver Vergleich zur Unterstützung des Einflusses oral verabreichter Lactobazillen und Bifidobakterien auf die drohende Frühgeburt. Inauguraldissertation in Rostock, 2008.
8. Wickens K, Black PN, Stanley TV, Mitchell E, Fitzharris P, Tannock GW, Purdie G,Crane J; Probiotic Study Group: A differential effect of 2 probiotics in the prevention of eczema and atopy: a double-blind, randomized, placebo-controlled trial. J Allergy Clin Immunol. 2008; 122: 788–794.

5.3 Kaffee

Koffein (methyliertes Xanthin) ist die am häufigsten konsumierte pharmakologische Substanz. Im Kaffee sind verschiedene Wirkstoffe von Bedeutung. Der Phenolsäuregehalt (Chlorogen- und Kaffeesäure) beträgt 75 mg/100 g. Phenolsäuren, Hydroxyzimt- und Hydroxybenzoesäuren treten in den Randschichten der Pflanzen auf. Auch in Obst, Gemüse und Cerealien kommen Phenolsäuren vor. Zahlreiche Wirkungen gehen auf das Koffein zurück. Koffein ist ein Alkaloid: 1,3,7-Trimethylxanthin. Kaffeesucht ist möglich: Koffeinismus. Das Stimulans Koffein ist die von Schwangeren am meisten konsumierte Droge („social drugs").
Koffein kommt vor in
- den Samen des Kaffeestrauchs;
- den Blättern des Teestrauchs (Thein);
- den Blättern der Matepflanze;
- den Früchten des Kakaobaums;
- den Früchten des Kolabaums;
- den Samen des Guarana-Strauchs.

Lebensmittel mit Koffein:

- 1 Tasse Kaffee: 30 bis 100 mg;
- 1 Espresso: 40 mg;
- 1 Tasse Schwarztee: 50 mg;
- 1 Tafel Vollmilchschokolade: 15 mg;
- 1 Tafel Bitterschokolade: 90 mg.

Pharmakologische Wirkungen:

- Koffein erreicht nahezu vollständig über den Gastrointestinaltrakt innerhalb von 45 Minuten das Blutgefäßsystem.
- Stimulation des Zentralnervensystems (ZNS), besonders der Großhirnrinde, ab ca. 100 mg:
  - vermindertes Müdigkeitsgefühl;
  - Erweiterung der Herzkranzgefäße;
  - positiv inotrope Wirkung, Tachykardie möglich, ca. 30–60 min;
  - diuretische Wirkung.

Toxische Wirkungen (zentrales und vegetatives Nervensystem):

- Unruhe;
- Euphorie mit Gedankenflucht;
- kontinuierliche Palpitationen;
- Übelkeit, Erbrechen;
- Schwindelgefühl, Schweißausbruch.

Kaffee hat aufgrund der enthaltenen Polyphenole auch gesundheitsfördernde Eigenschaften. Außerhalb der Schwangerschaft können täglich vier Tassen Kaffee getrunken werden. Kaffee wirkt anregend; mäßig steigen Pulsfrequenz und Blutdruck. Palpitationen werden gelegentlich als unangenehm empfunden. Kaffee ist kein potenzieller Auslöser von Arrhythmien, im Gegenteil, reduziert deren Häufigkeit (Klatsky A, Epidemiology and Prevention, San Francisco 2009). Damit sollte Kaffee nicht mehr als „proarrhythmogener Trigger" bezeichnet werden. Vier Tassen Kaffee erhöhen den Blutzucker um ca. 8 %. Der Genuss von mehr als zwei Tassen Kaffee (>300 mg Koffein) pro Tag hemmt bei Patienten mit chronischer Hepatitis C (HCV) das Fortschreiten der Leberzirrhose. Andere Koffeinquellen erwiesen sich nicht als protektiv.

3–7 mg Koffein/kg pro Tag, ca. 200 mg, werden konsumiert. Bezogen auf die Schwangerschaft liegen keine sicheren Zahlen vor; die durchschnittliche tägliche Koffeinaufnahme während der Schwangerschaft beträgt ca. 1–2 mg/kg (< 160 mg): Koffeinaufnahme mit Tee 62 %, mit Kaffee 14 %, mit Cola 12 %, mit Schokolade 12 %. Für Schwangere sollten 2 Tassen Kaffee am Tag (ca. 200 mg Koffein) nicht überschritten werden; besser keinen Kaffee, keinen schwarzen Tee, keine Cola. Größere tägliche Mengen könnten z. B. das Risiko einer Fehlgeburt erhöhen. In einer prospektiven Studie ermittelten Weng et al. (2008) ein 2-fach erhöhtes Abortrisiko bei einem täglichen Kaffeekonsum von >200 mg vs. < 200 mg. Ein erhöhtes Risiko wurde nur bei Schwangeren ohne vorausgegangene Fehlgeburten ermittelt. Koffein beeinträchtigt wahrscheinlich die Plazentaperfusion. 200 mg Koffein reduzieren den Blutfluss im intervillösen Raum der Plazenta um 25 %. Eine erhöhte Subfekundität wurde ab 500 mg Koffein pro Tag häufiger nachgewiesen. Dabei ist immer zu beachten, dass Koffein nicht nur durch Kaffee aufgenommen wird.

Ernst zu nehmende Ergebnisse verweisen auf eine Verminderung des Geburtsgewichts und auf ein erhöhtes Risiko der fetalen Wachstumsrestriktion durch Koffein:

- Wachstumsrestriktion in allen 3 Trimestern möglich;
- Koffein >200 mg reduziert das Geburtsgewicht um 60–70g. Zwischen Koffein und Gewichtsreduktion besteht eine lineare Dosis-Wirkungs-Beziehung.
- Besonders ungünstig: Kombination Rauchen und Kaffee;
- 5-fach erhöhtes Risiko für Spätaborte bei einem täglichen Kaffeekonsum >300 mg vs. <100 mg; Totgeburtenrate ebenfalls erhöht (Greenwood et al. 2010); kontroverse Ergebnisse in prospektiver Studie (Pollack et al. 2010);
- Individuelle Unterschiede im Metabolismus, wie erhöhte Aktivität von Cytochrom P450 führen zu erhöhter präsystemischer Metabolisierung mit ansteigenden Koffein-Clearance-Raten.
- Resümee: Schwangere sollten möglichst auf schwarzen Tee, Kaffee, Cola und Schokolade verzichten.

Kann Kaffee Fehlbildungen verursachen?

- kein Hinweis auf fetales „Koffein-Syndrom" („Caffeine teratogenic syndrome");
- Malformationen im Tiermodell nur bei Anwendung toxischer Koffeindosierungen;
- perikonzeptioneller Kaffeekonsum (768 Fälle von Neuralrohrdefekten [Anenzephalus, Enzephalozele, Spina bifida], [Schmidt et al. 2009], retrospektive Analyse):
  - positiver Zusammenhang zwischen Spina bifida und „totaler" täglicher Koffeinaufnahme (Odds Ratio 1.4);
  - schwarzer Tee allein ohne positiven Zusammenhang;
  - kein Nachweis einer Dosis-Wirkungs-Beziehung;
  - Confounder wurden nicht ausgeschlossen.
- schwache Assoziation zwischen mütterlichem Kaffeekonsum (>300 mg/Tag) und kongenitaler Analatresie (Miller et al. 2009);
- keine Assoziation zwischen mütterlichem Kaffeekonsum und Lippen-Kiefer-Gaumenspalten der Neugeborenen;
- Strabismus bei Kleinkindern häufiger, falls Mütter >10 Zigaretten pro Tag in der Schwangerschaft geraucht hat (RR = 1.90) (Torp-Pedersen et al. 2010).

Kann mütterlicher Kaffeekonsum die postnatale Entwicklung der Kinder beeinflussen?

- ESCALE-Studie: Genussmittel (Rauchen, Alkohol, Kaffee, Tee) in der Schwangerschaft und Hirntumoren bei den Kindern (Plichart et al. 2008):
  - Rauchen der Eltern 1 Jahr vor Geburt: erhöhtes Risiko für Astrozytome (OR = 3,1);
  - hoher Koffeinkonsum der Mutter in der Schwangerschaft: erhöhtes Risiko für Ependymome (OR = 2,7);
  - Alkohol: keine zusätzliche Noxe.

Fazit: Ein täglicher Kaffeekonsum >200mg (>2 Tassen) erhöht das Abortrisiko bei Schwangeren ohne vorausgegangene Fehlgeburten. Es gibt statistisch „schwache" Zusammenhänge zwischen Koffeingenuss in der Schwangerschaft und Fehlbildungen: Spina bifida, Analatresie, Strabismus bei Kleinkindern; kein Hinweis für häufigeres Auftreten von Lippen-Kiefer-Gaumenspalten. Hoher mütterlicher Kaffeekonsum erhöht das Risiko für Hirntumoren der Kinder (retrospektive Populationsstudie). Eine drastische Koffeinreduktion ist nach derzeitiger Datenlage sowohl prä-, peri-konzeptionell als auch während der Schwangerschaft angezeigt.

Literatur

1. Bolumar F, Olsen J, Rebagliato M, Bisanti L: Caffeine intake and delayed conception: a European multicenter study on infertility and subfecundity. European study Group on Infertility and Subfecundity. Am J Epidemiol 1997; 145: 324–334.
2. Christian MS, Brent RL: Teratogen update: evaluation of the reproductive and developmental risks of caffeine. Teratology. 2001; 64: 51–78.
3. Collier SA, Browne ML, Rasmussen SA, Honein MA; National Birth Defects Prevention Study: Maternal caffeine intake during pregnancy and orofacial clefts. Birth Defects Res A Clin Mol Teratol 2009; 85: 842–849.
4. Greenwood DC, Alwan N, Boylan S, Cade JE, Charvill J, Chipps KC, Cooke MS, Dolby VA, Hay AW, Kassam S, Kirk SF, Konje JC, Potdar N, Shires S, Simpson N, Taub N, Thomas JD, Walker J, White KL, Wild CP: Caffeine intake during pregnancy, late miscarriage and stillbirth. Eur J Epidemiol 2010 Mar 21. [Epub ahead of print]
5. Miller EA, Manning SE, Rasmussen SA, Reefhuis J, Honein MA; National Birth Defects Prevention Study: Maternal exposure to tobacco smoke, alcohol and caffeine, and risk of anorectal atresia: National Birth Defects Prevention Study 1997–2003. Paediatr Perinat Epidemiol 2009; 23: 9–17.
6. Plichart M, Menegaux F, Lacour B, Hartmann O, Frappaz D, Doz F, Bertozzi AI, Defaschelles AS, Pierre-Kahn A, Icher C, Chastagner P, Plantaz D, Rialland X, Hémon D, Clavel J: Parental smoking, maternal alcohol, coffee and tea consumption during pregnancy and childhood malignant central nervous system tumours: the ESCALE study (SFCE). Eur J Cancer Prev. 2008; 17: 376–383.
7. Pollack AZ, Buck Louis GM, Sundaram R, Lum KJ: Caffeine consumption and miscarriage: a prospective cohort study. Fertil Steril 2010; 93: 304–306.
8. Ruxton C: Health aspects of caffeine: benefits and risks. Nurs Stand. 2009; 24: 41–48.
9. Schmidt RJ, Romitti PA, Burns TL, Browne ML, Druschel CM, Olney RS; National Birth Defects Prevention Study: Maternal caffeine consumption and risk of neural tube defects. Birth Defects Res A Clin Mol Teratol. 2009 Nov; 85(11): 879–89.
10. Torp-Pedersen T, Boyd HA, Poulsen G, Haargaard B, Wohlfahrt J, Holmes JM, Melbye M: In-Utero Exposure to Smoking, Alcohol, Coffee, and Tea and Risk of Strabismus. Am J Epidemiol. 2010 Mar 25. [Epub ahead of print]
11. Weng X, Odouli R, Li DK: Maternal caffeine consumption during pregnancy and the risk of miscarriage: a prospective cohort study. Am J Obstet Gynecol 2008; 198: 279.e1–8.

5.4 Alkohol

Derzeit trinken etwa 9,5 Millionen Bundesbürger täglich mehr als 12 Gramm (Frauen) beziehungsweise 24 Gramm (Männer) Alkohol; z. B. 2 Gläser Bier (Quelle: Deutsche Hauptgeschäftsstelle für Suchtfragen). Im europäischen Vergleich steht Deutschland mit dem Alkoholkonsum pro Kopf an 5. Stelle. In Luxemburg, Irland, Ungarn und Tschechien wird noch mehr davon konsumiert.

Alkoholkonsum:
- Alkohol gelegentlich;
- Alkohol regelmäßig;

- missbräuchlicher Alkoholkonsum;
- Alkoholabhängigkeit.

In der Schwangerschaft sollte grundsätzlich auf Alkohol verzichtet werden; Aktion 0,0 Promille. Es gibt keinen Grenzwert für die Auslösung einer gestörten fetalen, postnatalen bzw. frühkindlichen Entwicklung. Alkohol gehört zu den von der Gesellschaft akzeptierten Drogen („social drugs"). Das Motto: „Ein Glas schadet nicht.", gilt für die Schwangerschaft nicht, weder für Rot-, noch für Weißwein. Bisher wurde nicht widerlegt, dass Alkohol die häufigste teratogene Noxe ist.

Fetales Alkoholsyndrom:
Das ausgeprägte fetale Alkoholsyndrom ist selten und geht einher mit:
- kraniofaziale Dysmorphie;
- geistige Entwicklungshemmung;
- Verhaltensanomalien;
- multiple Fehlbildungen.

Es tritt bei prägravidem Alkoholismus und weiterbestehendem chronischen Alkoholismus in graviditate in 40 % der Fälle auf (Abb. 5.2).

Kasuistik: 39-jährige Frau 10. Para, Nikotin- und Alkoholabusus, 2 × Schwangerenberatung nach der 21. und 25. SSW: klinisch und sonografisch kein Anhalt für fetale Wachstumsrestriktion. Keine weiteren Vorstellungen!
Aufnahme im Kreißsaal nach 34 SSW:
- vorzeitiger Blasensprung;
- Fundus am Nabel(!);
- CTG-Pathologie (nicht reaktiv);
- primäre Sectio caesarea.

Neugeborenes, männlich, 1.140 g (<5. Gewichtsperzentile), NApH 7,22, Apgar 6 nach 5 min, Plazenta-Infarkte.

Geburtsgewichte – mehrfach fetale Wachstumsrestriktion:
- 2.300 g spontan nach 37 SSW;
- 3.160 g spontan nach 40 SSW;

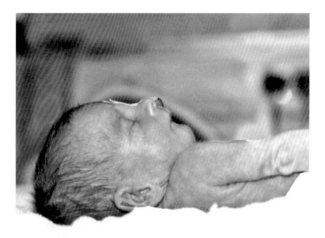

Abb. 5.2: Fetales Alkoholsyndrom.

- 2.520 g spontan nach 38 SSW;
- 3.000 g spontan nach 39 SSW;
- 2.400 g spontan nach 36 SSW;
- 2.750 g spontan nach 40 SSW;
- 1.800 g spontan nach 34 SSW;
- 1.140 g Sectio nach 34 SSW.

Laborwerte:
- Gamma-GT (GGT): 72 U/l (!) ↑;
- Albumin: 21,2 g/l ↓;
- CRP: 83,3 mg/l ↑;
- Hb: 5,8 mmol/l ↓;
- Leukozyten: 33 Gpt/l ↑;
- Quick (TPZ, Thromboplastinzeit): 84 % (Norm: 70–100 %);
- AT III: 73 % (Norm: 18–34 mg/dl, 75–125 %);
- PTT: 27,3 sec;
- TZ: 17,8 sec;
- Haptoglobin: 4,43 g/l (Norm: 0.30–2.0).

GGT (Gamma-Glutamyl-Transpeptidase):
- GGT-Referenzwert: Frauen 9–36 U/l;
- GGT-Erhöhung auch ohne Leberschaden;
- Einmaliger Alkoholexzess erhöht die GGT nicht.
- Es dauert mehrere Wochen, bis sich die GGT wieder normalisiert.

GGT und Alkoholismus:
- Parameter für: Erkrankung der Leber, der Gallenwege und des Alkoholismus;
- Besonders alkoholische Leberschäden und Abflussstörungen der Galle erhöhen die GGT.
- Jeder 2. Alkoholiker zeigt eine erhöhte GGT.
- Jede 3. GGT-Erhöhung eines Erwachsenen ist durch Alkohol verursacht.
- Besonders verdächtig: isoliert erhöhte GGT bei normalen oder fast normalen anderen Leber-Laborwerten.

Fazit: 0,0 Promille in der Schwangerschaft!

5.5 Rauchen

„Rauchen in der Schwangerschaft schadet ihrem Kind" – dies ist einer von 14 Warnhinweisen, die seit dem 1. Oktober 2003 per Tabakprodukt-Verordnung (vom 20. November 2002 nach EU-Richtlinie 2001/37/EG) auf Zigarettenpackungen aufgedruckt werden müssen.

In Deutschland wurden im Jahr 2008 1.068 Zigaretten pro Kopf verraucht; 2007 waren es 1.112 Zigaretten. Die gesellschaftliche Anerkennung des Rauchens ist immer noch erheblich. Auch aufgrund dieser Tatsache beginnt die Abhängigkeit bereits in der Jugend und Adoleszenz. Derzeit ist sogar von einem steigenden Zigarettenkonsum unter Jugendlichen auszugehen.

Tabakrauch enthält eine Vielzahl karzinogener Substanzen. Laut dem unabhängigen Kölner Institut für Umweltforschung sind die toxikologisch wichtigen Bestandteile von Zigarettenrauch u. a. Kohlenwasserstoffe, Alkohole (auch Methanol), Phenole, Nikotin, Nitrosamine, Kohlenmonoxid, Ammoniak, Stickoxide, Blausäure, Schwefelwasserstoff, polyzyklische aromatische Kohlenwasserstoffe, Dioxine, Schwermetalle (z. B. Cadmium, Arsen, Chrom u. a.), Formaldehyd und radioaktives Polonium. Im Nebenstrom des Zigarettenrauches, den der Passivraucher einatmet, sind die Konzentrationen an Nitrosaminen und Benzo[a]pyren sogar noch 10–20-mal höher. Durch die Lunge gelangen diese Substanzen in die Blutbahn und somit auch in die Plazenta und zum Feten.

Die Gefahren des Rauchens in der Schwangerschaft für Mutter und Kind sind seit Jahrzehnten bekannt. Trotzdem raucht ein großer Teil der Schwangeren nach Bekanntwerden der Schwangerschaft weiter. Die Raten in verschiedenen Studien über Populationen aus verschiedenen Ländern und Regionen liegen zwischen 11,8 % und 34 %. Die meisten Raucherinnen geben an, in der Schwangerschaft täglich 6–10 Zigaretten zu rauchen.

Nikotin:
- Hauptalkaloid des Tabaks;
- Nikotin als vasokonstriktorische Substanz;
- 25 % des inhalierten Nikotins erreichen in ca. 8 Sekunden das ZNS.
- hohes Suchtpotenzial durch direkte Wirkung auf die nikotinergen Azetylcholin-Rezeptoren und die Beeinflussung des Dopamin-Systems (Belohnungseffekt);
- regelmäßige Nikotinaufnahme führt zur Vermehrung der zentralen nikotinergen Azetylcholin-Rezeptoren;
- Ausbleiben der Nikotinzufuhr verursacht Entzugssymptome.

Nikotin und Präeklampsie:
Hypertonie ist bei Raucherinnen seltener als bei Nichtraucherinnen; außerhalb und während der Schwangerschaft. Die fetale Wachstumsrestriktion wird sowohl mit Präeklampsie (Spätform) als auch mit Nikotin assoziiert.

Präeklampsie-Theorie als Kompensations-Mechanismus bei utero-plazentarer Insuffizienz: Der materno-fetale Nährstofftransport ist gestört (Warkentin 1994).
- Kompensation: Steigerung der Plazenta-Durchblutung bei Entwicklung der Präeklampsie-Symptomatik; Erhöhung des Blutdrucks, gesteigerte Gefäßpermeabilität;
- gesteigerte Präeklampsie-Häufigkeit bei höheren Kindsgewichten; aufgrund höherer Anforderungen an die Plazenta und einer notwendigen erhöhten Plazenta-Durchblutung;
- Dekompensation (forcierte Mobilisation nutritiver Reserven): Proteinurie und verstärkte Ödem-Neigung aufgrund der erhöhten maternalen Gefäßbelastung zur Aufrechterhaltung der Plazenta-Durchblutung und Zunahme der Gefäßpermeabilität;
- Erschöpfung nutritiver Reserven: führt zu fetaler Wachstumsrestriktion.

Nikotin: fetale Schädigung bereits in der Frühschwangerschaft:
- frühe fetale Wachstumsrestriktion;
- Spätschwangerschaft: keine Notwendigkeit zusätzlicher Mobilisation nutritiver Reserven; d. h., keine Kompensationsmechanismen – geringere Präeklampsie-Prävalenz.

BMI-Gruppen	< 10. Perzentile		> 90. Perzentile	
	hypotrophe Neugeborene		hypertrophe Neugeborene	
	Nichtraucherinnen	Raucherinnen	Nichtraucherinnen	Raucherinnen
< 18,50	16,0	29,5	3,6	1,5
18,50–24,99	9,0	19,4	8,4	4,0
30,00–34,99	6,2	12,4	17,4	10,5
35,00–39,99	6,0	11,9	20,9	13,0
> 40,00	5,6	8,7	25,2	16,2

Abb. 5.3: Anteile hypotropher und hypertropher Neugeborener bei Nichtraucherinnen und Raucherinnen unter Berücksichtigung des BMI (Deutsche Perinatalerhebung 1998–2000; n = 499.267).

Mit dieser Theorie lassen sich nicht die verminderten Hypertonie-Prävalenzen bei Raucherinnen außerhalb der Schwangerschaft erklären. Die Endothel-Schäden, mit den Folgen degenerativer Erkrankungen, sind jedoch unverkennbar.

Einfluss des Rauchens auf die Hypo- und Hypertrophie-Rate der Neugeborenen bei untergewichtigen, normalgewichtigen und adipösen Müttern (Abb. 5.3):

- fetale Wachstumsrestriktion, erhöhte Hypotrophie-Raten (small for gestational age, SGA);
- duale fetale Belastung durch die kombinatorische Wirkung Rauchen und Adipositas;
- fetale Programmierung.

Postnatale Entwicklung: Neugeborene von Raucherinnen weisen ein catch-up-growth bis zum 5. Lebensjahr bezüglich des Gewichtes auf. In Bezug auf Körperlänge und Kopfumfang liegt ein partielles catch-up-growth vor. Kinder von Raucherinnen zeigen kein catch-up-growth in den ersten sechs Monaten.

Auch die Spätfolgen des Rauchens in der Schwangerschaft haben ein hohes Gefährdungspotenzial für das Kind. So steht das Rauchen im Verdacht, ein Risikofaktor für eine sich später manifestierende Adipositas zu sein. Ein signifikant erhöhtes Risiko für die postnatale Entwicklung einer atopischen Dermatitis konnte ebenfalls gezeigt werden. Auch ist das Risiko für das Kind, in der Jugend am Aufmerksamkeits-Defizit-Hyperaktivitäts-Syndrom (ADHS) zu erkranken, erhöht.

Kinder von Raucherinnen sind im weiteren Leben gefährdet:
- Störungen der Entwicklung des Zentralnervensystems;
- verstärktes Suchtverhalten;
- Adipositas;
- Diabetes mellitus Typ 2.

Raucher-Entwöhnung ist in der Schwangerschaft möglich:
- Nicotine replacement therapy (NRT): Bupropiron, Varenicline;
- Nikotin-Kaugummi 2 mg.

Das Rauchen wird nicht immer aufgegeben, aber reduziert. Auch kommt es zur Verminderung der fetalen Wachstumsrestriktion und der Frühgeborenenraten. Ebenso wurden geringere Kotininspiegel im Serum nachgewiesen. Rauchen wird hauptsächlich durch das soziale Umfeld geprägt; größter Abhängigkeitsfaktor.

Fazit: Rauchen ist der fetale „Wachstumskiller Nr. 1". Unterlassen die Schwangeren nach Bekanntwerden der Schwangerschaft das Rauchen, so verringern sie das Risiko, ein untergewichtiges Neugeborenes zu bekommen, deutlich. Postnatale Entwicklungsstörungen von Neugeborenen rauchender Mütter sind nachgewiesen. Anti-Rauch-Kampagnen sind zumeist in der Form erfolgreich, dass sie bei Schwangeren sowohl die Rate der Aktiv-Raucherinnen, als auch die Rate der Passiv-Raucherinnen verringern. Auch das „Weniger-Rauchen" ist ein Erfolg. Besonders gefährdet sind untergewichtige und adipöse Schwangere <25 Jahre sowie Dritt- und Mehrgebärende.

Literatur:

1. Fenercioglu AK, Tamer I et al.: Impaired postnatal growth of infants prenatally exposed to cigarette smoking. Tohoku J Exp Med 2009; 218: 221–228.
2. Warkentin B Die fetale Entwicklung bei Spätgestose und Nikotinkonsum. Geburtsh Frauenheilk 1994; 54(5): 262–267. DOI: 10.1055/s-2007–1022837

5.6 Schwangerschaft über 40

Entsprechend der demographischen Entwicklung entscheiden sich immer mehr Mütter für die erste Schwangerschaft >30 Jahre. Sogar die Zahl der Erstgebärenden >40 Jahre nimmt deutlich zu. Eine Trendwende ist gegenwärtig nicht erkennbar. Zusätzlich entscheiden sich ältere Frauen zunehmend für „Nachzügler"-Schwangerschaften. Der Gender Datenreport der Bundesrepublik (Bundesregierung) Deutschlands belegt das ansteigende mütterliche Alter mit Zahlen: Hatten 1991 nur 0,8 % der Erstgebärenden ein Alter von >40 Jahren, waren es in den Jahren 2000 und 2003 1,8 % bzw. 3,9 %. Frauen streben nach beruflicher Selbständigkeit. Aus der Literatur wissen wir um die Zunahme der Schwangerschafts- und Geburtsrisiken im Zusammenhang mit dem ansteigenden mütterlichen Alter und bezeichnen Schwangere >35 Jahre als Risikoschwangere. Aufgrund einer intensiven und umsichtigen Schwangerenberatung entspricht die perinatale Mortalität derjenigen von Müttern <30 Jahre. Die entscheidenden Risikofaktoren von Schwangeren >35 Jahre sind neben höheren Frühgeborenenraten Uterus myomatosus, Adenomyosis uteri, chronische Hypertonie, Gestationshypertonie, Präeklampsie, Plazenta praevia, Adipositas, metabolisches Syndrom, Diabetes mellitus Typ 2, Gestationsdiabetes, mütterliche Erkrankungen in graviditate. In der Anamnese sind Belastungsfaktoren, wie vorausgegangene Aborte, Abruptiones, ektopische Graviditäten, Tot- und Frühgeburten in höherer Anzahl zu verzeichnen. Mütterliche Erkrankungen in graviditate und e graviditate führen häufiger zu Totgeburten und können medizinisch indizierte Frühgeburten bedingen. Komorbiditäten durch hohes mütterliches Alter und Rauchen erhöhen das Risiko eines intrauterinen Fruchttods.

Andererseits rauchen ältere Schwangere seltener als jüngere und weisen häufiger ein höheres Gesundheitsbewusstsein auf. Besonders dieser Anteil der Schwangeren > 40 Jahre realisiert häufiger eine gesunde Ernährungsweise einschließlich der bedeutsamen Folsäure-Prävention. Die physische Kondition 40-jähriger Frauen unterscheidet

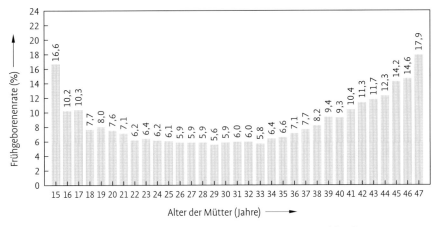

Abb. 5.4: Frühgeborenen-Raten nach dem Alter der Mütter (Deutschland, 1998–2000).

sich nur unwesentlich von der Kondition jüngerer Frauen. Damit verfügen Schwangere >40 Jahre nicht nur über biologisch ungünstige Merkmale, sondern können dadurch begründete Nachteile mit sozialer Kompetenz und Bildungskompetenz ausgleichen. Ältere Frauen sind auch geübt in Strategien zur Stressbewältigung und Lösung von Konfliktsituationen.

Frauen über 40 stehen mitten im Leben, d. h., sie haben bereits schwierige Situationen gemeistert, verfügen in der Regel über einen stabilen Gesundheitszustand, sind unabhängig in ihren Entscheidungen und haben entsprechend ihrer Lebenserwartung ausreichend Zeit, Kinder und Jugendliche zu begleiten. Die nachfolgenden zwei Abbildungen der Deutschen Perinatalerhebung 1998–2000 (8 Bundesländer, Einlings-

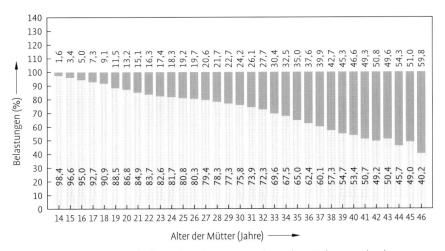

Abb. 5.5: Belastungen nach dem Alter der Mütter. Blau: ohne Belastung durch vorausgegangene Totgeburten, Aborte, Abbrüche und ektopische Graviditäten (n = 371.659; 75,5 %); Gelb: mit Belastung durch vorausgegangene Totgeburten, Aborte, Abbrüche und ektopische Graviditäten (n = 120.914; 24,5 %).

Geburten) zeigen jedoch eine erhöhte Frühgeborenen-Rate in Folge der mütterlichen anamnestischen Belastung. Ohne Belastung ist die Frühgeburtlichkeit nur wenig erhöht.

Geht ein höheres mütterliches Alter mit höheren Geburtsgewichten einher?

Tatsächlich sind die Geburtsgewichte statistisch gesichert höher. Verantwortlich dafür sind begleitende Faktoren, wie höheres mütterliches Gewicht und höhere Anzahl vorausgegangener Geburten.

Muss ich mich als Schwangere über 40 Jahre bei der Geburtsplanung eher zum Kaiserschnitt entscheiden?

Grundsätzlich besteht bei einem durch Ultraschall geschätzten Geburtsgewicht unterhalb von 4.500g kein Grund dafür. Ein Sonderfall ist eine Diabetes-Erkrankung der

Tab. 5.1: Risiko-Kategorien für Mütter über 40, Beratungs- und Entscheidungshilfen vor einer geplanten Schwangerschaft.

Merkmal (n = 10)	Kategorie A: Kein Risiko	Kategorie B: Mittleres Risiko	Kategorie C: Hohes Risiko
Kondition	belastungsfähig	eingeschränkt belastungsfähig	wenig belastungsfähig
Psychosoziale Belastung	keine	belastet	sehr belastet
Chronische Erkrankungen	nein	Allgemeinbefinden nur wenig beeinträchtigt	Allgemeinbefinden deutlich beeinträchtigt
Depressionen/ Psychosen	nein	gelegentlich	in Behandlung
Adipositas (BMI >30)	nein	BMI 30–39,9	BMI >40
Hypertonus	nein	Blutdruck senkende Medikamente	Komplikationen am Herzen, an den Gefäßen und/oder an den Nieren
Vorausgegangener schwangerschafts- bedingter Bluthochdruck (Gestose, Präeklampsie)	nein	–	ja
Diabetes	nein	Diabetes mellitus Typ 1/2 ohne Komplikationen, Schwangerschaftsdiabetes in vorausgegangener Schwangerschaft	Komplikationen an den Gefäßen, den Nieren und/ oder den Augen
Zustand nach Herz-Kreislauf- erkrankungen, z. B. Herzinfarkt	nein	–	ja
Zustand nach Thrombose	nein	–	ja

Mutter. Die Praxis zeigt aber eindeutig erhöhte Kaiserschnittraten bei Frauen über 40 Lebensjahre. Der Grund besteht darin, auf jeden Fall mögliche Komplikationen bei einer vaginalen Entbindung (normaler Geburtsweg) verhindern zu wollen.

Aufgrund erhöhter Raten chromosomaler Anomalien erfolgt eine umfassende Pränataldiagnostik, z. B. Chorionbiopsie, Amniozentese. Dennoch ist die veränderte Morbiditätsstruktur älterer Schwangerer nicht zu unterschätzen. Immer mehr Frauen bekommen bereits im gebärfähigen Alter Hypertonie und Diabetes mellitus Typ 2. Innerhalb der präkonzeptionellen Beratung ist zu bedenken, dass ACE-Hemmer und Sartane in der Schwangerschaft kontraindiziert sind. Im Tennessee Medicaid-Programm wurden retrospektiv die Medikationen von Schwangeren aus den Jahren 1988 bis 2003 analysiert (Bowen et al. 2008). Die Rate von ACE-Hemmer-Einnahmen stieg mit dem Alter der Schwangeren stark an: 2003 von 24 Einnahmen pro 10.000 Schwangerschaften bei Frauen <25 Jahre auf 256 pro 10.000 Schwangerschaften bei Frauen >35 Jahre. Schwangere >40 Jahre haben im Vergleich zu Schwangeren <30 Jahre ein 3–5-fach erhöhtes Risiko für eine chronische Hypertonie. Hinzu kommen höhere Adipositas-, Präeklampsie- und Pfropfpräeklampsie-Raten.

Fazit: Bei entsprechender präkonzeptioneller Beratung und Abklärung gesundheitlicher Risiken (Hausarzt, Internist) steht einer Schwangerschaft nichts entgegen. Zusätzlich ist ggf. eine genetische Beratung angezeigt. Erhöhte Abort- und Frühgeborenen-Raten resultieren in erster Linie aus vorausgegangen Aborten, Früh- und Totgeburten sowie mütterlichen Erkrankungen im Sinne von Schwangerschaftsrisiken, z. B. chronische Hypertonie.

Literatur:

1. Billmann MK, Burkhardt T, Kurmanavicius J, Beinder E: Maternales und neonatales Outcome von Schwangerschaften bei mütterlichem Alter von >40 Jahren. Geburtsh Frauenheilk 2008; 68: S22.
2. Bowen ME, Ray WA, Arbogast PG, Ding H, Cooper WO: Increasing exposure to angiotensin-converting enzyme inhibitors in pregnancy. Am J Obstet Gynecol. 2008 Mar; 198(3): 291.e1–5. Epub 2008 Jan 14.

5.7 Haarausfall nach der Geburt (Alopecia post partum)

Syn. englisch: Post partum effluvium, alopecia; alopecia puerperium, postpartum; temporary diffuse telogen. Alopezie bezeichnet einen Haarverlust infolge einer Erkrankung der Haarfollikel und/oder eines gestörten Haarzyklus.

Haarzyklus: (1) anagen (Wachstum), (2) catagen (Involution), (3) telogen (Verlust). Die Alopecia post partum ist ein transientes Ereignis, 1 Tag bis ca. 6 Monate post partum. Der Verlust von 50 bis 100 Haaren am Tag gilt als normaler Haarwechsel, falls sich durch entsprechende Haarneubildung ein stabiles Gleichgewicht einstellt. Die androgenetische Alopezie ist die häufigste Ursache des Haarverlustes bei Frauen. Typisch sind höhere 5α-Reductase-Spiegel (Konversion Testosteron zu Dihydrotestosteron), eine höhere Anzahl von Androgenrezeptoren an den Haarfollikeln und erniedrigte Cytochrom P450-Spiegel (Konversion Testosteron zu Östrogen). Postnatal könnten auch abfallende Östradiol- und Thyroxinspiegel sowie Eisen- und Zinkmangel pathogenetisch von Bedeutung sein. Ursächlich kommen auch Medikamente, wie z. B. Betablocker, Antidepressiva, Gerinnungshemmstoffe in Frage.

Symptome: Ungefähr zwei bis vier Monate nach der Geburt verlieren manche Frauen plötzlich ungewöhnlich viele Haare. Es werden 2 Arten von Haarausfall unterschieden: kreisrunder (Alopecia areata) und diffuser Haarausfall. Der postpartale Haarverlust ist in der Regel ein diffuser Haarverlust.

Diagnostik: Familiäre Anamnese, Inspektion der Kopfhaut: Erythem, Haardichte, makroskopische und mikroskopische Einzelhaar-Analyse.

Differenzialdiagnosen: Hyperthyreose, Hypothyreose, Eisenmangel, Zinkmangel, Lues, saisonal verstärkter Haarausfall im Herbst.

Therapie: Nach ca. 6 Monaten ist mit einer Remission zu rechnen. Therapie der 1. Wahl ist Minoxidil 1 %, 2 %, 3 % und 5 %. Minoxidil verlängert die anagene Wachstumsphase. Eine Langzeiteinnahme über 3−4 Monate ist notwendig. Topische Progesteron- und Östradiol-Lotionen wurden in Studien nicht kontrolliert untersucht. Das gilt ebenso für Nahrungsergänzungsmittel wie Flavonoide, Vitamin C, E, Vitamin-B-Komplex.

Therapie-Optionen:
- Eisensubstitution mit Eryfer® comp. Hartkapseln:
  1 Kapsel enthält 152 mg Eisen(II)-sulfat, entspricht 50 mg Fe^{2+}, 0,3 mg Vitamin B12, 0,2 mg Folsäure, Dosierung: 1−2 Kapseln morgens u./o. abends 2h vor bzw. 2h nach dem Essen.
- Eisensubstitution mit ferro sanol comp Kapseln:
  1 Kapsel enthält 170,3 mg Eisen(II)-glycin-sulfat-Komplex, entspricht 30 mg Fe^{2+}, 0,025 mg Vitamin B12, 0,5 mg Folsäure, Dosierung: 3-mal täglich 1 Kapsel 2h vor bzw. 2h nach dem Essen.
- Zinksubstitution:
  Zink AL 25 mg Brausetabletten, 1 Brausetablette enthält Zinksulfat 69 mg, entspricht 25 mg Zink, Dosierung: ½−1 Tablette/Tag.
- Ernährung: Es dominieren Zeralien, Obst und Gemüse sowie Proteine.
- Regaine® für Frauen:
  − 1 ml Lösung enthält 20 mg Minoxidil, weitere Bestandteile sind Propylenglykol, Ethanol 96 %, gereinigtes Wasser;
  − Indikation: Erblich bedingter Haarausfall, androgenetische Alopezie, Rote Liste Gr. 3, Dosierung: 2-mal täglich 1 ml Lösung auf die betroffenen Stellen der trockenen Kopfhaut auftragen.
- Rezeptur:
  − 5 g Minoxidil;
  − 25 g Propylenglykol;
  − 25 g H_2O gereinigt;
  − Auffüllen bis 100 ml mit 96 %-igem Äthanol;
  − Dosierung: 1-mal/Woche auftragen.

Prävention: Ausgewogene Ernährung unter besonderer Berücksichtigung von Obst, Gemüse und Proteinen.

Stillen: Das Stillen hat keinen Einfluss auf den Haarausfall.

Fazit: Der Haarverlust post partum kann sehr belastend und unangenehm sein. Topisch angewandtes Minoxidil 1 % und 5 % entfaltet keine systemischen Wirkungen und sollte als Präparat der 1. Wahl angewandt werden. Nach einem halben Jahr stellt sich eine Normalisierung der Haarzyklen ein; Supplementation mit Eisen, Zink, Folsäure und Vitamin B12.

Literatur:

1. Eastham JH: Postpartum alopecia. Ann Pharmacother. 2001; 35: 255–258.
2. Thiedke CC: Alopecia in women. Am Fam Physician. 2003; 67: 1007–1014.

6 Erkrankungen in der Schwangerschaft – ernährungsmedizinische Aspekte

6.1 Adipositas – präkonzeptionelle Beratung und Schwangerenberatung

Längst ist Adipositas ein prägender Faktor weltweiter Gesundheitssysteme und betrifft eine wachsende Anzahl von Menschen. Die epidemiologischen Daten sind Anlass genug für das öffentliche Gesundheitswesen, Interventionsprogramme zu fördern. Energiereiche Nahrungsmittel, kombiniert mit geringer Bewegung sind charakteristisch für eine „adipogene" Umwelt (obesogenic environment) in den westlichen Industrieländern und entscheidende Faktoren für Übergewichtigkeit. Fettgewebe wird in der modernen Zivilisationen aufgrund eines Missverhältnisses zwischen Nahrungsüberfluss und Bewegungsmangel zum Risikoorgan, denn es sezerniert proinflammatorische, Arteriosklerose-fördernde Zytokine. Bauchfett ist besonders gefährlich für die Gesundheit. Adipositas kann als proinflammatorische Erkrankung bezeichnet werden (Aggarwal 2010).

Die WHO hat bereits vor zwölf Jahren festgestellt: „Adipositas ist eine chronische Erkrankung". In Deutschland leiden rund 16 Millionen Menschen an krankhaftem Übergewicht.

Die Abb. 6.1 zeigt die BMI-Verteilung in einem Schwangerenkollektiv der Deutschen Perinatalerhebung (DPE). Einen BMI von >30 hatten 10,3% der Schwangeren und 0,8% der Schwangeren einen BMI >40. Die in der Kohortenstudie verwendeten Da-

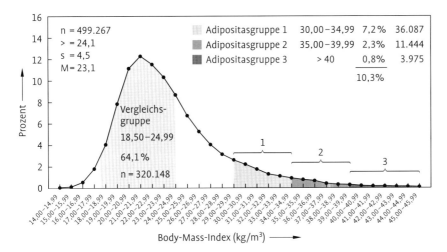

Abb. 6-1: Verteilung nach dem Body-Mass-Index der Mütter. Mütterliches Alter (Mittel- und Medianwert) (Quelle: Briese V, Voigt M: Adipositas und Schwangerschaft – neonatale Makrosomierate. Prakt Päd 2009; 14: 219–220).

ten stammen aus 8 Bundesländern Deutschlands (Bayern, Hamburg, Sachsen, Sachsen-Anhalt, Thüringen, Niedersachsen, Mecklenburg-Vorpommern, Brandenburg) aus den Jahren 1998–2000 (n = 499.267 mit Einlings-Geburten).

Laut der Gesundheitsberichterstattung des Bundes waren 2006 in Deutschland 36 % der Frauen übergewichtig (BMI > 25,0 bis 29,9 kg/m^2); 23 % waren adipös (BMI = 30 kg/m^2). Für die Adoleszenz gibt es aktuelle Zahlen der Kinder- und Jugendgesundheitssurvey. Demnach sind 15 % aller 3- bis 17-Jährigen übergewichtig (BMI > 90. Perzentile). Eine Adipositas (BMI > 97. Perzentile) ist bereits bei 6,3 % der heranwachsenden Kinder und Jugendlichen zu verzeichnen. So wird das fertile Alter erreicht werden.

„Die Empfehlungen für einen gesunden Lebensstil im Alltag zu beherzigen, übersteigt häufig die Möglichkeiten des Einzelnen. Die Gesellschaft ist gefordert." (Sabine Fankhänel; Ernährungswissenschaftlerin).

In einer Studie zur Selbsteinschätzung des Gesundheitszustands zeigten Holzapfel et al. (2008, MONICA/KORA-Studie) eine Korrelation zwischen ansteigendem BMI und negativer Selbsteinschätzung insbesondere im Zusammenhang mit frustranen Gewichtsabnahme-Versuchen. Hinter dieser Oberfläche verbergen sich zahlreiche auch soziale Faktoren, die es zu hinterfragen gilt. Persönlichkeitsstruktur und Lebensstil, wie Rauchen, Alkohol, Bewegung, Ernährung, sind ebenso bedeutsam. Präkonzeptionell werden die Gynäkologen häufiger den Problemen des metabolischen Syndroms gegenüberstehen.

Das metabolische Syndrom kann sich in der Schwangerschaft nachteilig auf Mutter und Kind (fetale Programmierung) auswirken. Adipositas ist der wesentliche Promotor dieses Syndroms; genetische Disposition von besonderer Bedeutung.

Genetische Disposition zu Adipositas:

- fat mass and obesity-associated gene (FTO)-Mutation, single nucleotide polymorphism (SNP);
- mit FTO-Genmutationen assoziiert sind höherer BMI und größerer Bauchumfang;
- Sport (Täglich 1 Stunde!) reduziert BMI und Bauchumfang; Studie bei Jugendlichen.

Das Ziel der präkonzeptionellen Beratung besteht darin, den Gesundheitszustand der Frauen vor Beginn der Schwangerschaft zu optimieren, um vorhandene Risikofaktoren zu verringern. Dabei ist es Aufgabe des Arztes, den Patientinnen die Auswirkungen der Schwangerschaft auf die chronische Erkrankung Adipositas und umgekehrt, die Folgen der Adipositas auf die Schwangerschaft und den Feten zu erläutern. Häufig ändern Frauen gesundheitsgefährdende Verhaltensweisen erst nach einem positiven Schwangerschaftstest. Zu diesem Zeitpunkt ist jedoch die kritische Phase der Organogenese (Tag 17–56 post conceptionem) vorüber.

Klassifikation von Übergewicht und Adipositas; Berechnungsgrundlage ist der Body-Mass-Index (BMI) = Quotient aus Gewicht und Körpergröße zum Quadrat (kg/m^2):

- Übergewicht ist definiert als BMI > 25 kg m^2;
- Adipositas als BMI > 30 kg/m^2.

Kategorien, BMI und Risiken für Begleiterkrankungen:

- Untergewicht <18,5 – Risiko niedrig;
- Normalgewicht 18,5–24,9: Risiko durchschnittlich;
- Übergewicht > 25,0–27,9: kein erhöhtes Risiko;
- Präadipositas 28,0–29,9: gering erhöhtes Risiko;
- Adipositas I° 30–34,5: erhöhtes Risiko;

- Adipositas II° 35–39,9: hohes Risiko;
- Adipositas III° >40: sehr hohes Risiko;
- Morbide Adipositas permagna > 45: Hochrisikopatientin!

BMI-Kategorien (MONICA/KORA-Projekt Augsburg, Holzapfel et al. 2008):

- untergewichtig (<20,0 kg/m^2);
- normalgewichtig (20,0–24,9 kg/m^2);
- präadipös (25,0–29,9 kg/m^2);
- adipös (> 30,0 kg/m^2).

Für eine bevorstehende Schwangerschaft wichtige Begleit- und Folgeerkrankungen der Adipositas:

- Störungen des Kohlenhydratstoffwechsels: Insulinresistenz, gestörte Glukosetoleranz, Diabetes mellitus Typ 2, Gestationsdiabetes;
- Metabolische Störung: Dyslipoproteinämie, Hyperurikämie, Störungen der Hämostase;
- Arterielle Hypertonie, linksventrikuläre Hypertonie;
- Kardiovaskuläre Erkrankungen: koronare Herzkrankheit, Schlaganfall, Herzinsuffizienz;
- Hormonelle Störung: Hyperandrogenämie, polyzystisches Ovar-Syndrom (PCOS);
- Pulmonale Komplikation: Dyspnoe, Hypoventilations- und Schlafapnoe-Syndrom;
- Gastrointestinale Erkrankung: Cholezystolithiasis, Cholezystitis, Fettleberhepatitis, Refluxkrankheit;
- Psychosomatische Erkrankungen, psychosoziale Konsequenzen;
- Adipositas stellt im Zusammenhang mit psychosozialen Faktoren einen Risikofaktor für rezidivierende Vaginalcandidosen dar.
- Ein erhöhter BMI ist assoziiert mit Asthma.
- Übergewicht und Adipositas sind häufiger mit Rücken- und Gelenkbeschwerden assoziiert.

Eine ganzheitliche klinische Untersuchung umfasst:

- eine multidisziplinäre Vitalitätsdiagnostik nach Meißner-Pöthig; Messung von Vitalitäts- bzw. Altersindikatoren;
- Bio-Impedanz-Analyse (BIA); elektronische Bestimmung der Anteile an Muskel- und Fettmasse;
- Pulse-Performance-Index (PPI); Pulsfrequenz/Beanspruchungszeit in s^{-1}.

Schwerwiegende Begleiterkrankungen in der Schwangerschaft sind:

- Präeklampsie;
- Thromboembolie;
- Vorhofflimmern;
- Myokardinfarkt;
- Schlaganfall;
- Steatohepatitis und akute Fettleber;
- Kompressions-Neuropathien.

Die Kriterien zur Diagnose des metabolischen Syndroms lauten nach dem Vorschlag der NCEP ATP III (National Cholesterol Education Program, Adult Treatment Panel III):

- abdominale Adipositas: Taillenumfang bei Frauen > 88 cm;
- erhöhte Triglyceride (nüchtern) >150 mg/dl (1,70 mmol/l);
- niedriges HDL-Cholesterin (nüchtern) für Frauen <50 mg/dl (<1,3 mmol/l);
- Bluthochdruck >130/85 mm Hg (24h-Blutdruck als Goldstandard);

- erhöhte Nüchtern-Blutglukose >110 mg/dl (6,1 mmol/l) (Plasmaglukose);
  - Blutzucker: 1 mmol/l = 18,02 mg/dl oder 1 mg/dl = 1/18,02 mmol/l
  - Die Friedewald-Formel lautet: LDL-Cholesterin = Gesamtcholesterin – HDL-Cholesterin – (Triglyceridwert/5);
  - Laborwerte Fettstoffwechsel: DGFF (Lipid-Liga e. V.), www.lipid-liga.de.

Die empfohlenen Untersuchungen sind:
- Nüchternblutzucker, Gesamt-, HDL- und LDL-Cholesterin, Triglyceride, Harnsäure;
- Kreatinin, Elektrolyte, TSH, Mikroalbuminurie.

Weitere Untersuchungen sind:
- EKG, Oberbauchsonographie.

Fakultative Untersuchungen:
- Bioimpedanzanalyse, oraler Glukosetoleranztest, Dexamethason-Hemmtest zum Ausschluss eines Morbus Cushing.

Zusätzliche Herz-Kreislaufparameter:
- Ergometrie, Herzecho, Dopplersonographie, 24h-Blutdruckmessung, Schlafapnoe-Screening.

Kind und Surbek (2008) erarbeiteten ein Konzept zur präkonzeptionellen Beratung, das drei Ziele verfolgt: Risikoerkennung, Gesundheitsberatung und Interventionen (siehe Tab. 6.1).

Tab. 6.1: Präkonzeptionelle Beratung mit interdisziplinären Aspekten (mod. nach Kind und Surbek 2008).

1. Risikoerkennung	• Anamnese (wichtigster Parameter zur Risikoabschätzung eines zukünftigen Schwangerschaftsverlaufs) • Körperliche Untersuchung • Screening (Zervixzytologie, Infektionen/Serologie, Urin, Blutdruck, Gewicht) • Toxoplasmose-Test • Ggf. genetische Untersuchung • Fettstoffwechsel, Leberenzyme • Schilddrüsenfunktion • Glukosetoleranz • Thrombophilie • Entzündungsparameter (C-reaktives Protein, CRP) • Ggf. Kontrazeption
2. Gesundheitsberatung	• Allgemeine Gesundheits- und Ernährungsberatung mit Folsäure-Einnahme (1 mg/Tag prä- und perikonzeptionell) • Rauch- und Alkoholstopp • Impfschutz • Gewichtsmanagement, Sport/ Bewegung • Einschätzung/Verbesserung der psychosozialen Lebensbedingungen • Familienplanung
3. Interventionen	• Auffrischung oder Nachholen von Impfungen • Umstellung/Anpassung/Überprüfung von Medikamenten • Ernährungsberatung • Folsäure-Supplementation bei Adipositas 1 mg/Tag

Eine Indikation für eine Therapie besteht:
- wenn ein BMI >30 vorliegt;
- bei einem Übergewicht mit einem BMI 25,9–29,9 mit Gesundheitsstörungen (z. B. Hypertonie, Diabetes mellitus Typ 2, Dyslipoproteinämie) oder wenn ein abdominales Fettverteilungsmuster dominiert;
- bariatrische Operation ab BMI > 40 ggf. indiziert.

Eine erfolgreiche Therapie umfasst nicht nur die Gewichtsreduktion, sondern dient auch der Vermeidung Adipositas assoziierter Risikofaktoren und Krankheiten. Stabilisierung des Gewichtes bzw. mäßige Senkung desselben um 5–10 % ist zunächst anzustreben. Die Therapie der Adipositas ist stets eine interdisziplinäre Therapie, die Schulungen und Einzelbehandlungen umfassen. Keine Reduktionsdiät in der Schwangerschaft: Kohlenhydrate/Fette/Proteine = 50 %/30 %/20 %.

Dyslipidämie durch Ernährung korrigieren:
- cholesterinarme Ernährung; <300 mg Cholesterin pro Tag;
- Ratio ungesättigter/gesättigten Fettsäuren >2 : 1;
- Ratio mehrfach ungesättigte/einfach ungesättigten Fettsäuren 5:1;
- Monascus purpureus: auf Reis kultivierte Hefe = fermentierter Reis;
- Fermentierter Reis (Rote-Hefe-Reis) senkt den LDL-C-Spiegel (Ann Int Med 150, 2009, 830).

Gegenwärtig ist davon auszugehen, dass Cholesterin eine zentrale Bedeutung bei der Pathogenese der Arteriosklerose besitzt. Je höher der Blutcholesterinspiegel, desto größer ist das Atherosklerose-Risiko. In den Plaques befinden sich große Mengen von Immunzellen, die eine Inflammation auslösen. Die präkonzeptionelle Gewichtsreduktion erfolgt interdisziplinär zunächst mit konservativen Maßnahmen. Wichtiger Ansatzpunkt: Menschen mit einem BMI über 40 vermeiden praktisch jegliche körperliche Aktivität. Bei Applikation von Medikamenten, wie Orlistat (Xenical®) und Sibutramin (Reductil®) auf optimale Kontrazeption achten. Adipositas permagna ist eine Indikation für chirurgische Interventionen zur prägraviden Gewichtsreduktion, z. B. „gastric banding". Bei Adipositas erfolgt die Folsäuresubstitution prä- und perikonzeptionell bis einschließlich 8 SSW mit 1 mg/Tag; im weiteren Schwangerschaftsverlauf 800 µg/Tag.

Die konservative Adipositastherapie sollte unbedingt Bestandteil der ärztlichen Beratung sein. Interdisziplinär werden Gynäkologie, Innere Medizin und Ernährungsmedizin zusammengeführt.

Konservative Adipositastherapie:
- Bewegung/Sport;
- Ernährung/Stoffwechsel;
- Lebensstiländerung/Motivation.

Diäten sind nur unter Anleitung sinnvoll. Das betrifft auch Naturheilverfahren, z. B. Fasten nach Buchinger. An dieser Stelle sei nochmals betont:
- keine Diättherapie in der Schwangerschaft;
- nur präkonzeptionell.

Die „Zone-Diät" kommt den Empfehlungen für die Schwangerschaft sehr nahe. Gardner et al. (2007) haben vier populäre Diäten bei 311 übergewichtigen prämenopausalen Frauen verglichen: die Atkins-Diät (wenig Kohlenhydrate), die Zone-Diät (ungesättigte Fettsäuren, komplexe Kohlenhydrate), die Ornish-Diät (wenig Fett) und die LEARN-Diät (fettarm und kohlenhydratreich). Sie folgten über ein Jahr einem bestimmten Diätplan, der per Telefon-Interview überprüft wurde. Frauen mit der Atkins-Diät hatten nach zwölf Monaten durchschnittlich 4,7 kg abgenommen; mit der LEARN-Diät 2,6 kg, mit der Ornish-Diät 2,2 kg und mit der Zone-Diät 1,6 kg. Bei der Atkins-Diät war ein Anstieg des HDL-C Wertes (plus 5 mg/dl), eine Senkung des Triglyzeridwertes (minus 29 mg/dl) sowie eine Senkung des diastolischen (minus 4,4 mm Hg) und des systolischen Drucks (minus 7,6 mm Hg) zu verzeichnen. Bei den anderen Diäten fielen die Veränderungen geringer aus. Schon innerhalb eines Jahres war eine Abnahme der Compliance zu verzeichnen. Nach zwei Jahren werden im Durchschnitt 4 kg abgenommen, 15–20 % reduzieren ihr Anfangsgewicht um >10 % (Sacks et al. N Engl J Med 2009; 360: 859–873).

Die tägliche Zufuhr an Cholesterin über die Nahrung sollte 300 mg nicht überschreiten. Zusammengefasst die wichtigsten Elemente einer präkonzeptionellen und „herzgesunden" Kost:

- möglichst wenig tierische, dafür mehr pflanzliche Fette, vor allem einfach ungesättigte Fettsäuren (Oliven- und Rapsöl);
- <300 mg Cholesterin/Tag;
- Innereien, Eigelb, Butter, Käse, Schmalz, Sahne, fettes Fleisch, Wurst enthalten hohe Mengen an Cholesterin.
- Margarine mit hohem Anteil an Transfettsäuren (bis 30 % möglich!) meiden;
- möglichst viele Ballaststoffe (>30g/Tag);
- wenig Zucker;
- kein Alkohol;
- kein Nikotin;
- wenig salzen;
- Kräuter und Gewürze einsetzen;
- viel Obst, Gemüse und Salat;
- viel trinken (1,5 l–2 l/Tag).

Vier Diäten im Vergleich:
- **Atkins-Diät:** Wenig Kohlenhydrate, zu Beginn weniger als 20 g pro Tag, nach 2 bis 3 Monaten 50 g täglich. Fette ohne Einschränkung (low carb diet).
- **Ornish-Diät:** Eingeschränkter Fettkonsum. Nur 10 % der aufgenommenen Kalorien sollten aus Fett stammen. Gemüse, Obst und Getreide dürfen in beliebigen Mengen konsumiert werden, fettarme Milchprodukte nur in Maßen.
- **Zone-Diät:** Nahrung besteht zu 40 % aus Kohlenhydraten, zu 30 % aus Fett und zu 30 % aus Protein. Ziel: Insulinspiegel stabilisieren („Zone"). Keine stärkehaltigen Kohlenhydrate (z. B. Nudeln).
- **LEARN-Diät:** Geringer Fett- und hoher Kohlenhydrat-Anteil (low fat diet).

Unbedingt meiden: gesüßte Softdrinks und Fertignahrungsmittel (NHANES-Studie, Welsh et al. 2010):
- (hoch)kalorische Süßungsmittel in vielen industriell gefertigten Nahrungsmitteln und Getränken;
- Süßungsmittel: meist in Form von Saccharose (Haushaltszucker) oder Fruktose (Fruchtzucker);
- besonders ungünstig: „high fructose corn syrup" (HFCS), Zuckerkonzentrat aus Maisstärke vor allem in Soft-Drinks;
- Fettstoffwechsel negativ beeinflusst: Verschlechterung speziell der HDL-Cholesterin- und Triglyzeridwerte;

- bei Frauen Trend zu ungünstigeren LDL-Cholesterin-Werten;
- Erhöhung des kardiovaskulären Risikos.

Sättigung und Kalorienreduktion – Kurzzeit-Appetitregulation: Proteinreiche Ernährung erzeugt hohes und auch länger anhaltendes Sättigungsgefühl. Proteine haben einen größeren thermischen Effekt als Kohlenhydrate und Fette (Ratliff 2010).
- Proteine werden nicht gespeichert, sondern umgehend metabolisiert.
- Erhöhte Aminosäure-Konzentrationen tragen zur Sättigung bei und stimulieren die Glukoneogenese und senken die Glykämie.
- Stimulation von Cholecystokinin und GLP-1 (glucagon-like peptide 1) → ↑ Sättigungsgefühl, verzögerte Magenentleerung;
- keine erhöhten postprandialen Glukosekonzentrationen im Serum; im Gegensatz zur kohlenhydratreichen Kost;
- Anstieg der postprandialen Insulinspiegel im Serum um das 5,5-fache vs. das 8-fache nach kohlenhydratreicher Kost;
- Anstieg der postprandialen Glukagon-Konzentrationen um 130 % vs. 31 % nach kohlenhydratreicher Kost.

Es handelt sich um Studienergebnisse (Probanden mit einem durchschnittlichen BMI von 25), die möglicherweise in Einzelfällen kontrolliert umgesetzt werden können.

Fetale Programmierung

Das Geburtsgewicht gilt als Surrogate-Marker für spätere degenerative Erkrankungen. Sowohl eine Mangelversorgung des Feten (intrauterine fetale Wachstumsrestriktion) als auch ein Übergewicht des Neugeborenen kann eine Adipositas-Erkrankung in der Adoleszenz bzw. im adulten Lebenslauf nach sich ziehen. Das trifft auch für andere Erkrankungen des metabolischen Syndroms zu. Das Neugeborenen-Übergewicht (Geburtsgewicht >4.000 g bzw. >4.500 g, Geburtsgewicht >90. Perzentile) ist meistens die Folge mütterlicher Überernährung oder eines Gestationsdiabetes. Inwieweit Fettstoffwechselstörungen von Bedeutung sind, ist noch unklar.

Die präkonzeptionelle Beratung, mit dem Ziel der mütterlichen Gewichtsoptimierung, ist ein wichtiger Schritt zur Prävention degenerativer Erkrankungen von Mutter und Kind (fetale Programmierung). Sowohl ein mütterliches Normalgewicht (BMI 18,5–24,9) als auch ein mütterliches Übergewicht (BMI 25,0–29,9) stellen dabei einen optimalen Endpunkt zur Vermeidung neonataler Extremgewichte dar.

Neugeborenen-Übergewicht:
- erhöhter Body-Mass-Index (BMI) im Erwachsenenalter;
- erhöhtes Risiko für einen Diabetes mellitus Typ 2.

Niedriges Geburtsgewicht:
- abdominale Fetteinlagerung im Kindes- und Erwachsenenalter;
- Entwicklung einer abdominalen Adipositas.

Sowohl ein exzessiv erhöhter BMI als auch eine abdominale Adipositas sind ein Risiko für Diabetes mellitus Typ 2 sowie für kardiovaskuläre Erkrankungen im Erwachsenenalter.

Neonatales Übergewicht: Eine intrauterine Überernährung ist wahrscheinlich die Ursache von funktionellen Veränderungen der Adipozyten, wobei sich die Anzahl der

Präadipozyten infolge eines erhöhten Blutglukose-Spiegels beim Feten erhöht. Dieser Vorgang stellt eine Disposition für im weiteren Leben ansteigende Fettablagerungen dar. Postnatalstudien werden gegenwärtig noch kontrovers diskutiert.

Welche Konsequenzen ergeben sich nunmehr für die Ernährungsberatung von Schwangeren?

Eine wünschenswerte präkonzeptionelle Beratung fehlt bei den meisten Schwangeren. Bezogen auf den BMI (Übergewicht, Untergewicht, Normalgewicht) sieht sich der Arzt oder die Hebamme erst bei der Erstvorstellung in der Schwangerschaft mit den Gegebenheiten konfrontiert. In der Schwangerschaft wird nach dem prägraviden Ausgangsgewicht gefragt, um eine empfohlene Spanne der Gesamtgewichtszunahme während der Schwangerschaft ableiten zu können:

- Untergewicht (BMI <18,50 kg/m^2) bedeutet 12,5–18 kg Gewichtszunahme;
- Normalgewicht (BMI > 18,5–24,99 kg/m^2) bedeutet 11,5–16 kg Gewichtszunahme;
- Übergewicht (BMI 25,00–29,99 kg/m^2) bedeutet 7–11,5 kg Gewichtszunahme;
- Adipositas (BMI = 30,0 kg/m^2) bedeutet Gewichtszunahme 6–8 (= 10) kg.

Eine Reduktion des mütterlichen Ausgangsgewichts in der Schwangerschaft auch bei Adipositas per magna ist zu vermeiden, da diese Reduktion mit einer intrauterinen fetalen Mangelernährung verbunden sein kann. Wichtig für die Ernährungsberatung sind die Erkenntnisse zur fetalen Programmierung, des metabolischen Syndroms und anderer Erkrankungen. Neben einer ausreichenden Versorgung mit Folsäure (1 mg bis zur 8. SSW, danach 800 µg/Tag), Jod (100 µg/Tag) und Eisen (30 mg/Tag) ist immer die Gewichtszunahme während der Schwangerschaft zu beachten. Die Gewichtszunahme ist ein Indikator für die mütterliche Energieaufnahme und auch für die Versorgung des Fetus. Folgende Punkte sind zu beachten:

- Die werdenden Mütter sollten keinesfalls "für zwei" essen (qualifizierte Ernährungsberatung), 200 bis 300 kcal zusätzlich pro Tag ausreichend (tägliche Aufnahme von ca. 2000–2500 kcal).
- Der Fettanteil der täglichen Nahrungsmenge überschreitet nicht 30 %.
- Der Anteil gesättigter Fettsäuren (Fleisch, Wurst) überschreitet nicht 10 %, d. h., der überwiegende Fettanteil resultiert aus einfach und mehrfach ungesättigten Fettsäuren.
- Noch ungeklärt ist das richtige Verhältnis von langkettigen ungesättigten Omega-6-Fettsäuren zu langkettigen ungesättigten Omega-3-Fettsäuren.
- Ausreichende Versorgung mit Omega-3-Fettsäuren für die Entwicklung des fetalen ZNS. Einfach ungesättigte Omega-3-Fettsäuren besonders in Kaltwasserfischen und Olivenöl.
- Eine Folsäure-Supplementation (1 mg bis zur 8. SSW, danach 800 µg/Tag) bzw. entsprechende Ernährung ist perikonzeptionell und in den ersten 6–8 SSW essenziell.

Adipositas permagna: BMI >40 kg/m^2, Komorbidität entspricht dem metabolischen Syndrom (Dyslipidämie, diabetische Stoffwechsellage, Hypertonus), d. h., kommen zum Risikofaktor Adipositas noch Risikofaktoren Diabetes mellitus Typ 2 (Nüchtern-Blutzuckerwerte >110 mg/dl, >6,1 mmol/l), Fettstoffwechselstörungen (Triglyceride >150 mg/dl, >1,70 mmol/l und HDL-Cholesterin <50 mg/dl, <1,3 mmol/l) und Blut-

druck ab >130 mm/Hg systolisch und >85 mm/Hg diastolisch) hinzu, besteht zusätzlich eine deutlich höhere Gefahr für eine Herzkreislauferkrankung. Eine Erhöhung des C-reaktiven Proteins (CRP) stellt einen weiteren Risikofaktor dar. In der Schwangerschaft ist die Hypertonie-Inzidenz bei Adipositas permagna um das 8-Fache erhöht. Die Prävalenz der Adipositas permagna in der Schwangerschaft beträgt 0,6 %–1 %. Die wesentlichen Komplikationen stehen im Zusammenhang mit dem metabolischen Syndrom. Differnzialdiagnosen:
- Endokrinopathien;
- genetische Ursachen (10 %);
- Crouzon-Syndrom.

Empfehlungen zur Schwangerenberatung bei Adipositas

Thromboseprophylaxe: Abbildung 6.4 gibt einen Überblick zur Risikoeinschätzung hinsichtlich Thromboembolie und Schwangerschaft. Dabei stellen Schwangerschaft und Adipositas eine ungünstige Konstellation dar. Kommen Rauchen und z. B. Faktor-V-Leiden-Mutation hinzu, vervielfacht sich das Risiko. Besonders gefährlich ist das Vorhofflimmern. Neben den eigenen Empfehlungen werden diejenigen der AWMF-Leitlinie zur VTE (venöse Thromboembolie)-Prophylaxe genannt. Die klinischen Symptome der Lungenembolie sind sehr variabel. Leitsymptom ist die Dyspnoe; in 50 % thorakale Schmerzen. Die Mortalität ist jedoch bei Patienten ohne Schmerzen doppelt so hoch wie bei Patienten mit Schmerzen!
Risikograde für venöse Thromboembolien (VTE); Adipositas bezeichnet ein mittleres Risiko (Quelle: nach AWMF-Leitlinie VTE-Prophylaxe, Ärzte Zeitung, 16. 04. 2010).

Niedriges VTE-Risiko:
- Schwangere mit familiärer Thromboseanamnese;
- Schwangere mit thrombophilen Faktoren ohne eigene oder familiäre Thromboseanamnese.

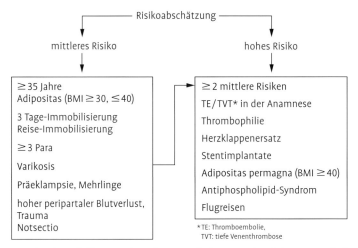

Abb. 6.2: Entscheidungshilfe zur Thromboseprophylaxe in der Schwangerschaft (Risikoabschätzung) (Quelle: Briese V, Bolz M, Voigt M: Erkrankungen in der Schwangerschaft – Teil 6: Venöse Thromboembolien. Prakt Gyn 2010; 14).

Mittleres VTE-Risiko:
- Schwangere mit Thrombose in der Eigenanamnese ohne hereditäres thrombophiles Risiko;
- Schwangere mit wiederholten Spontan-Aborten oder schwerer Präeklampsie/HELLP-Syndrom und Thrombophilie (angeboren, erworben) ohne Thrombose in der Eigenanamnese;
- Schwangere mit homozygoter Faktor V Leiden-Mutation in der Eigenanamnese;
- Schwangere mit niedrigem Risiko und zusätzlichen Risikofaktoren (Adipositas, Präeklampsie, Infektion, Bettlägerigkeit).

Hohes VTE-Risiko:
- Schwangere mit wiederholter Thrombose in der Eigenanamnese;
- Schwangere mit homozygoter Faktor V Leiden-Mutation oder kombinierten thrombophilen Faktoren und einer Thrombose in der Eigenanamnese.

Bei Adipositas permagna sollte eine Thromboseprophylaxe durchgeführt werden. Hinsichtlich Prävention gibt es folgende Ansatzpunkte: Hemmung der Thrombozytenaggregation (Acetylsalicylsäure, ASS), Hemmung der Gerinnungskaskade (LMWH, low molecular weight heparin; UFH, unfraktioniertes Heparin), Mobilisierung und Kompressionsstrümpfe. Ein individuelles Risikoprofil dient als Entscheidungsgrundlage. Die Verabreichung von niedermolekularem Heparin vermindert das Risiko der Throm-

Tab. 6.2: Empfehlungen zur Schwangerenberatung bei Adipositas.

Erstuntersuchung (12 SSW)	Anamnese
	• Geburtshilfliche Anamnese (Zustand nach Sectio caesarea!)
	• Gynäkologische Basisuntersuchung
	• Internistischer Status, (24h-Blutdruck)
	Dermatologischer Status
	Serumparameter:
	• Hämoglobin
	• Kreatinin
	• Fettstoffwechsel (Triglyzeride, LDL-C, HDL-C)
	• Leberwerte
	Belastungs-EKG
	Echokardiographie
	75 g oraler Glukose Toleranztest (75 g oGTT)
	Thromboseprophylaxe bei Adipositas permagna
	Ernährungs- und Trainingsprogramm besprechen
	Folat-Substitution 800 μg/Tag, Jod 100 μg/Tag, Vitamin D 800 I.E./Tag
	Die regelmäßige Einnahme von Eisen vermindert die Anämie-Rate signifikant um 62 %.
2–4 wöchentlich	Hypertonie-Trias: Blutdruck, Proteinurie, Ödeme
6-wöchentlich	75 g oGTT
20. SSW	Sonographische Fehlbildungsdiagnostik, Makrosomiezeichen, Hydramnion
24. SSW	Duplexsonographie der Aa. uterinae
28. SSW	Respiratorische Plazentafunktion: CTG einmal wöchentlich, fetale Blutflussmessung in 2-wöchentlichem Abstand
36. SSW	Vorstellung im Kreißsaal, Geburtsplanung

Tab. 6.3: Prophylaktische und therapeutische Dosierungen häufig angewandter LMWHs (low molecular weight heparins) (Duhl et al. 2007, Laurent et al. 2002).

LMWH	Präparat	Prophylaxe	Therapie
Enoxaparin sodium	Lovenox, Sanofi-Aventis	40 mg (4.000 IE)	1 mg (100 IE)/kg KG
Dalteparin sodium	Fragmin, Pfizer Corporation	2500–5000 IE	100 IU/kg KG

bogenese und wirkt sich günstig auf die Rückbildung vorhandener Thromben aus (silente TVT bei Adipositas). Die Applikation stellt kein Risiko für das Ungeborene dar, da LMWH die Plazenta-Schranke weder im zweiten noch im dritten Trimenon passiert. Für die Prophylaxe werden Anti-Xa-Serumkonzentrationen von 0,2 U/ml empfohlen.

Thromboserisiko durch Ernährung reduzieren:
- Hoher Fleischkonsum steigert das Thromboserisiko. 1,5 Portionen rotes oder verarbeitetes Fleisch verdoppeln das Thromboserisiko.
- Obst und Gemüse plus Fisch 2-mal pro Woche reduzieren das Thromboserisiko um 50 %.
- 56 g Walnüsse (5 Esslöffel) am Tag bewirken eine Vasodilatation (Cave: 300 kcal!).
- Knoblauch hemmt die Thrombozytenkonzentration.
- 2 l Flüssigkeit am Tag verbessern die Fließeigenschaften (Blutviskosität) des Blutes.
- Bei Thrombose blähende Kost vermeiden.

Thrombose-Risiko durch orthomolekulare Therapie reduzieren:
- Folsäure, Vitamin B6, Vitamin E, Omega-3-Fettsäuren (2–4 g pro Tag) verringern das Thromboserisiko.
- Eiweißspaltende Enzyme pflanzlichen Ursprungs (z. B. Bromelain) verringern die Blutviskosität.
- Im Ginkgo enthaltene Flavonoide hemmen die Thrombozytenaggregation.

Hypertonie: Der Welt-Hypertonie-Tag 2010 steht unter dem Motto „Zuviel Gewicht erhöht den Blutdruck!". Die Prävention besitzt die höchste Priorität. Ca. 30 Millionen Menschen in Deutschland haben eine Hypertonie. In Deutschland sind 75 % der Männer und 59 % der Frauen übergewichtig.
Die Folgen von Bluthochdruck sind hauptsächlich kardiovaskuläre Krankheiten:
- Schlaganfall;
- Herzinfarkt;
- Nierenversagen;
- Gefäßschäden.
Präkonzeptionelle Beratung:
- Abnehmen bei Übergewicht als effiziente Maßnahme zur Prävention und Therapie des Hypertonus;
- bei Erreichen des Normalgewichts normalisiert sich der Blutdruck; Verzicht bzw. Einsparung von Medikamenten;
- Endothelschäden durch Gewichtsverlust reversibel; sehr wichtig für eine bevorstehende Schwangerschaft.

Geburtshilfliches Management:

Geburtszeitpunkt:

- zeitliche Übertragung vermeiden;
- häufig vorzeitige Entbindung aus mütterlicher Indikation.

Entbindungsmodus:

- Vaginale Entbindung nur bei spontanem Wehenbeginn bzw. reifer Zervix erfolgreich.
- Entscheidende Risikofaktoren sind auch: Grad der Adipositas, erhöhtes mütterliches Alter, langes Zeitintervall zur vorausgegangenen Geburt, fetale Makrosomie. Ein geschätztes Gewicht >4.000 g sollte den Empfehlungen des Gestationsdiabetes folgend eine Sectio-Indikation sein. Re-Sectio bei Zustand nach Sectio caesarea großzügig (Cave: Uterusruptur!).
- Bei morbider Adipositas und Zustand nach Sectio caesarea erhöht sich das Risiko einer Uterusruptur um das 5–10-Fache.
- Zu beachten sind erhöhte Totgeburten- und Atonie-Raten sowie die Gefahren einer Schulterdystokie.

Wochenbett:

- kein Ergometrin (Cave: Eklampsie bei Risikopatienten);
- Wundheilungsstörungen;
- Eine Stressharn-Inkontinenz tritt häufiger auf (Bei Adipositas ist bereits präkonzeptionell häufiger eine Stressinkontinenz zu verzeichnen, die auch im Wochenbett vorwiegend konservativ behandelt werden kann.).

Kasuistik (1): Bei einer 27-jährigen Erstpara kommt es nach vorzeitiger Wehentätigkeit nach 31 SSW zum vorzeitigen Blasensprung. Auf der Basis einer chronischen Hypertonie entwickelt sich eine Pfropfpräeklampsie; Medikation: Nifedipin® 2 × 20 mg, Dopegyt® (α-Methyldopa) 2 × 250 mg. Mütterliches Gewicht nach 8 Schwangerschaftswochen 93 kg (zentrale Adipositas) bei einer Körperhöhe von 1,63 m (BMI = 35,00), Gewicht nach 30 Schwangerschaftswochen 107 kg. Aus mütterlicher Indikation, Entschluss zur Sectio: Geburtsgewicht 2.550 g, Apgarwerte 5/8/8, NApH 7,20. Zervikovaginale Bakteriologie: Streptokokken der Sero-Gruppe B spärlich, Candida albicans, Ureaplasma urealyticum >10.000 KBE, Gardnerella vaginalis mäßig, Chlamydia trachomatis (DNA): negativ, CRP: 7,0 mg/l. In der Schwangerschaft erfolgte kein Glukosetoleranztest. Eine präkonzeptionelle Gewichtsreduktion als therapeutischer Ansatz wurde nicht erwogen.

Kasuistik (2): Entwicklung eines HELLP-Syndroms bei Adipositas (Körperhöhe 168 cm, Körpergewicht 122 kg, BMI = 43,2 kg/m2) und Präeklampsie bei einer Zweitpara. Bereits in der ersten Schwangerschaft gab es eine Schnellsectio nach 35 SSW aufgrund einer schweren Präeklampsie. Aus mütterlicher Indikation erfolgt in der zweiten Schwangerschaft eine Kaiserschnittentbindung nach 24 SSW. Zuvor zeigte sich eine zunehmende Proteinurie mit 4,75 g/l, krampfartige Oberbauchbeschwerden, relativer Thrombozytenabfall von 183 auf 140 Gpt/l. Die Verdachtsdiagnose lautete: HELLP-Syndrom. Entschluss zur Re-Sectio: Apgar nach 1 Minute = 3, nach 2 Minuten = 5; Nabelarterien-pH 7,28; Geburtsgewicht 380 g (nach einem halben Jahr Retinopathie und neurologische Handicaps). Postoperativ fielen die Thrombozyten auf 82 Gpt/l, nach 12 Stunden auf 75 Gpt/l ab, Hämoglobin 6,1 mmol/l, Transaminasen-Erhöhung um das 10-fache. Eine latente Hypothyreose (TSH 6,31 MU/ml) wurde diagnostiziert.

Kasuistik (3): 28-jährige Erstpara, BMI 36 kg/m^2. Es folgte die Verlegung in ein Perinatalzentrum nach 38 SSW. Vor 2 Jahren erlitt die Patientin einen Myokardinfarkt; es erfolgten 3 Stent-Einlagen. Eine präkonzeptionelle Beratung der Patientin erfolgte nicht. Thromboseprophylaxe: ASS + LMWH + (Clopidogrel). Peripartal wurde ASS abgesetzt. Aufgrund einer CTG-Pathologie erfolgte die Kaiserschnittentbindung. Die Mutter verstarb post partum; thrombotischer Stentverschluss.

Anmerkung: Geburtshelfer werden zunehmend mit bisher nicht gekannten Komorbiditäten konfrontiert werden. Interdisziplinäre antepartale Konsile sind sehr wichtig.

Kasuistik (4) – kardiale Dekompensation bei Präeklampsie: 27-jährige Erstpara, BMI 38 kg/m^2, stationäre Aufnahme nach 38 SSW, Präeklampsie RR 170/110 mm Hg, Laborwerte unauffällig. Primäre Sectio für den nächsten Tag geplant. Innerhalb von 12 Stunden-Entwicklung von Dyspnoe mit zunehmender Tachykardie, umgehende Verlegung auf die interdisziplinäre Intensiveinheit; primäre Sectio caesarea in Intubationsnarkose. Akuter Blutdruckabfall nach Entwicklung der Plazenta und Gabe von 3 IE Oxytozin. Asystolie nach wenigen Minuten, Reanimation mit nachweisbaren Herzaktionen. Erneuter Herzstillstand, Anschluss an Herz-Lungen-Maschine, kardiochirurgische Intervention – mütterlicher Tod 3 Stunden post partum.

Anmerkung: Protrahierter Verlauf einer Präeklampsie. Kardiale Dekompensation initial nicht erkannt.

Fazit: Patientinnen mit Übergewicht (BMI ≥25,00 bis 29,99) sollten nicht überzeugt werden, präkonzeptionell ein Normalgewicht zu erreichen; wichtiger ist die Konditionierung mit einem Trainingsprogramm.

Therapeutische Interventionen präkonzeptionell ab BMI ≥30 angezeigt.

Bariatrische Operationen präkonzeptionell ab BMI ≥40 oft sinnvoll; keine Kontraindikation für nachfolgende Schwangerschaft.

Auch bei Adipositas: Gewichtszunahme in der Schwangerschaft 6–8 (10) kg.

75 g oGTT!

Inzwischen haben wir gelernt, dass nicht „Pauschalrezepte", sondern individuell orientierte Vorgehensweisen zum Erfolg führen.

Das Ausmaß der Gewichtsreduktion ist kein Maßstab für den therapeutischen Erfolg. Anzustreben ist eine „qualifizierte" Gewichtsabnahme: Vermeidung von Hunger und Stress, Fettdepots ab- und Muskelmasse aufbauen.

Sibutramin oder Orlistat sind präkonzeptionell indiziert, wenn Leberveränderungen, Fettstoffwechselstörungen, eine gestörte Glukosetoleranz oder ein manifester Diabetes mellitus Typ 2 bestehen.

Es besteht ein erhöhtes Risiko für Folgeerkrankungen des Herzkreislaufsystems oder für Diabetes mellitus Typ 2, wenn mindestens drei der folgenden fünf Komponenten des metabolischen Syndroms erfüllt sind: Blutdruck über 130/85 mm Hg. Erhöhter Nüchternblutzucker über 110 mg/dl (6,1 mmol/l), Triglyzerid-Werte über 150 mg/dl (1,7 mmol/l), HDL-C Werte unter 40 mg/dl (1,0 mmol/l) bei Frauen, Taillenumfang von mehr als 88 cm bei Frauen.

Eine besondere Gewichtung sollte die Adipositas permagna (BMI > 40 kg/m^2) in der Schwangerschaft erfahren. Präeklampsie, Thromboembolie, Ventilationsstörungen und kardiale Komplikationen, u. a. Myokardinfarkt, werden zunehmend eine interdisziplinäre Herausforderung in der Perinatologie insbesondere hinsichtlich mütterlicher Mortalität darstellen.

Ein unerkannter Gestationsdiabetes kann in seltenen Fällen zur schweren Ketoazidose führen.

Eine besonders an Transfetten reiche Ernährung erhöht das Schlaganfall-Risiko.

Thromboseprophylaxe durch Ernährung: Gemüse, Obst, Fisch. Thromboseprophylaxe durch orthomolekulare Therapie: Folsäure, Vitamin B6; Omega-3-Fettsäuren, Bromelain, Flavonoide.

Literatur:

1. Aggarwal BB: Targeting Inflammation-Induced Obesity and Metabolic Diseases by Curcumin and Other Nutraceuticals. Annu Rev Nutr 2010 26. [Epub ahead of print] Expected final online publication date for the Annual Review of Nutrition Volume 30 is July 17, 2010.
2. Briese V, Bolz M, Reimer T: Krankheiten in der Schwangerschaft. Diagnosen von A–Z. Verlag de Gruyter, 2010.
3. Cengiz B, Söylemez F, Oztürk E, Cavdar AO: Serum zinc, selenium, copper, and lead levels in women with second-trimester induced abortion resulting from neural tube defects: a preliminary study. Biol Trace Elem Res 2004; 97: 225–235.
4. Doc Weight-Kurs – Multimodales Therapiekonzept zur effektiven und dauerhaften Senkung von krankhaftem Übergewicht (BMI >30) als Patientenschulungsmaßnahme der Sekundär-Tertiärprävention auf der Grundlage von § 43 Nr. 2 SGB V – entwickelt von der Arbeitsgruppe „Adipositas" im Bundesverband Deutscher Ernährungsmediziner e. V. (BDEM)" (Schilling-Maßmann 2008).
5. Duhl AJ, Paidas MJ, Ural SH, Branch W, Casele H, Cox-Gill J, Hamerslev SL, Hyers TM, Katz V, Kuhlmann R, Nutescu EA, Thorp JA, Zehnder JL, Pregnancy and Thrombosis Working Group: Antithrombotic therapy and pregnancy: consensus report and recommendations for prevention and treatment of venous thromboembolism and adverse pregnancy outcomes. Am J Obstet Gynecol 2007; 197: 457–69.
6. Gardner CD, Kiazand A, Alhassan S, Kim S, Stafford RS, Balise RR, Kraemer HC, King AC: Comparison of the Atkins, Zone, Ornish, and LEARN Diets for Change in Weight and Related Risk Factors Among Overweight Premenopausal Women. JAMA 2007; 297: 969–977.
7. Hauner H, Bramlage P, Lösch C, Schunkert H, Wasem J, Jöckel KH, Moebus S: Übergewicht, Adipositas und erhöhter Taillenumfang: Regionale Prävalenzunterschiede in der hausärztlichen Versorgung. Dtsch Arztebl 2008; 105: 827–833.
8. Hernandez-Diaz S, Werler MM, Louik C, Mitchell AA. Risk of gestational hypertension in relation to folic acid supplementation during pregnancy. Am J Epidemiol 2002; 156: 806–812.
9. Hibbard JU, Gilbert S, Landon MB, Hauth JC, Leveno KJ, Spong CY, Yarmer MW, Caritis SN, Harper M, Wapner RJ, Serokin Y, Miodovnik M, Carpenter M, Peaceman AM, O'sullivan MJ, Sibai BM, Langer O, Thorp JM, Ramin SM, Mercer BM, Gabbe SG: Trial of labor or repeat cesarean delivery in women with morbid obesity and previous cesarean delivery. Obstet Gynecol 2006; 108: 125–133.
10. Holzapfel MS, Gedrich K, Karg G, Lang O, Döring A: Selbsteinschätzung des Gesundheitszustands und Body Mass Index. Ergebnisse aus dem MONICA/KORA – Projekt Augsburg. Ernährungs-Umschau 2008; 55: 584–591.
11. Hösli I.: Ernährung in der Schwangerschaft – Risikofaktor Übergewicht. Schweizer Zeitschrift für Ernährungsmedizin 3/2007, S. 6–8.
12. Kind A., Surbek D.: Präkonzeptionelle Beratung und Prävention. Gynäkologie 3/2008, S. 6–11.
13. Laurent P, Dussarat GV, Bonal J et al.: Low molecular weight heparins. A guide to their optimum use in pregnancy. Drugs 2002; 62: 463–477.

14. Meißner-Pöthig D, Michalak U. Hrsg. Vitalität und ärztliche Intervention. Stuttgart: Hippokrates; 1997.
15. Moebus S, Hanisch J, Bramlage P, Lösch, CH, Hauner H, Wasem J, Jöckel KH: Regional unterschiedliche Prävalenz des metabolischen Syndroms. Daten zur primärärztlichen Versorgung in Deutschland. Dtsch Ärztebl 2008; 105: 207–213.
16. Ratliff J, Leite JO, de Ogburn R, Puglisi MJ, VanHeest J, Fernandez ML: Consuming eggs for breakfast influences plasma glucose and ghrelin, while reducing energy intake during the next 24 hours in adult men. Nutr Res. 2010; 30: 96–103.
17. Sacks F, Bray G, Carey V, Smith S, Ryan DH, Anton S, McManus K, Champgne C, Bishop L, Laranjo NBA, Leboff M, Rood J, deJonge L, Greenway F, Loria C, Obarzanek E, Williamson DA: Comparison of Weight-Loss with different Compositions of Fat, Protein, and Carbohydrates. N Engl J Med 2009; 360: 859–873.
18. Vander Wal JS, Marth JM, Khosla P, Jen KL, Dhurandhar NV: Short-term effect of eggs on satiety in overweight and obese subjects. J Am Coll Nutr. 2005; 24: 510–515.
19. Welsh JA, Sharma A, Abramson JL, Vaccarino V, Gillespie C, Vos MB: Caloric sweetener consumption and dyslipidemia among US adults. JAMA 2010; 303(15): 1490–1497.

6.2 Präeklampsie

Präeklampsie steht für Hypertonie nach 20 Schwangerschaftswochen (SSW) und Proteinurie (>300mg im 24 h-Urin); Prävalenz 2–8%. Fehlt die Proteinurie, handelt es sich um eine Gestationshypertonie. Neben einem erhöhten BMI sind Nulliparität, Auftreten von Präeklampsien in der Familie, Diabetes mellitus Typ I, Mehrlingsschwangerschaften, mütterliches Alter >30 Jahre, vorbestehende Nierenerkrankungen und Autoimmunerkrankungen Risikofaktoren für eine Präeklampsie. Präexistente Hypertonie, Diabetes, Adipositas und Mehrlingsschwangerschaften entwickeln während der Schwangerschaft in 22,3% als Komorbidität eine Präeklampsie. Bei Adipositas (BMI >30 kg/m2) erhöht sich die Präeklampsie-Rate um das 3,4-fache. Eine erhöhte Gewichtszunahme in der Schwangerschaft hat nur einen Einfluss auf die zunehmende Rate transienter Hypertonien.

In 10–15% aller mütterlichen Todesfälle ist eine Präeklampsie pathogenetisch von Bedeutung. Ebenso ist die Präeklampsie bedeutungsvoll in Hinsicht auf die perinatale Mortalität und die fetale Wachstumsrestriktion. Oxidativer Stress gilt als ein Pathomechanismus der Präeklampsie. Anhaltender oxidativer Stress führt zu Endothelschäden, Manifestation entsprechender Erkrankungen, und vermindert die plazentare Perfusion. Anhaltender oxidativer Stress ist das Resultat einer übermäßigen Stoffwechselbelastung, einer Dekompensation. Endothelschäden können auch durch erhöhte Harnsäurespiegel infolge einer Inflammation hervorgerufen werden.

Präeklampsie-Theorie als Kompensations-Mechanismus bei utero-plazentarer Insuffizienz:

- Der materno-fetale Nährstofftransport ist gestört (Warkentin 1994).
- Kompensation: Steigerung der Plazenta-Durchblutung bei Entwicklung der Präeklampsie-Symptomatik; Erhöhung des Blutdrucks, gesteigerte Gefäßpermeabilität.
- gesteigerte Präeklampsie-Häufigkeit bei höheren Kindsgewichten; aufgrund höherer Anforderungen an die Plazenta und einer notwendigen erhöhten Plazenta-Durchblutung;

- Dekompensation (forcierte Mobilisation nutritiver Reserven): Proteinurie und verstärkte Ödem-Neigung aufgrund der erhöhten maternalen Gefäßbelastung zur Aufrechterhaltung der Plazenta-Durchblutung und Zunahme der Gefäßpermeabilität;
- Erschöpfung nutritiver Reserven: fetale Wachstumsrestriktion.

Präeklampsie – nutritive Überlastung und oxidativer Stress:
- Geburtshilflich-toxisches Syndrom: Hypertonie, Proteinurie;
- oxidativer Stress, antioxidative Imbalance ;
- ↑ Synthese vasoaktiver Eicosanoide; Thromboxane A(2);
- ↑ Lipid-Peroxidation; Schädigung der Zellmembranen;
- ↑ Il6, ↑ Il18 (Inflammation);
- plazentare Kompensation der prooxidativen Situation: ↑ Coenzym Q10-Synthese in der Plazenta vs. ↓ Q10-Plasmaspiegel;
- ↑ Q10-Nabelarterienwerte bei Präeklampsie;
- niedriger antioxidativer Status: Superoxiddismutase (SOD)-Spiegel <1.102 U/g Hb oder 164 U/mL.

Antioxidanzien und Präeklampsie – widersprüchliche Ergebnisse

Antioxidanzien: Coenzym Q10, Coenzym an der oxidativen Phosphorylierung, Nahrungsaufnahme und Eigensynthese, bedeutsam für „Cellbiosis" (Mitochondrienfunktion), antiinflammatorische Wirkung (negative Korrelation von IL-18-Spiegeln mit Q10)
- Vitamin E, Vitamin C;
- Lycopin;
- Selen, Zink, Magnesium;
- Melatonin.

Umfangreiche Studie: Eine Supplementation mit Vitamin C und Vitamin E in der Frühschwangerschaft eignet sich nicht für die Prävention einer Schwangerschafts-assoziierten Hypertonie oder Präeklampsie (Roberts et al. 2010; multizentrische randomisierte Doppelblindstudie, n = 10.154; Evidenz level I). Auch bei der Rate von Geburtskomplikationen gab es keine Vorteile.
- täglich 1000 mg Vitamin C und 400 IU (400 mg all-rac-α-Tocopheryl-Acetat) Vitamin E;
- Applikationsdauer 9–16 SSW;
- Zielparameter: Schwangerschafts-assoziierte Hypertonie (milde und schwere Form), erhöhte Leberenzyme, Thrombozytopenie, Serum-Kreatinin, Präeklampsie;
- Eklampsie, medizinisch indizierte Frühgeburt, fetale Wachstumsrestriktion;
- Totgeburt;
- Präeklampsieraten 7,2 % vs. 6,7 %.
Bereits 2006 publizierten Rumbold et al. Ergebnisse einer randomisierten und multizentrischen Studie über täglich 1000 mg Vitamin C und 400 IU (400 mg all-rac-α-Tocopheryl-Acetat)Vitamin E zwischen 14 und 22 SSW mit dem gleichen Ergebnis. Die Präeklampsieraten betrugen 5 % vs. 6 %. Die Raten fetaler Wachstumsrestriktion betrugen 8,7 % vs. 9,9 %.

Folsäure – keine Evidenz für Prävention der Präeklampsie:
- Perikonzeptionelle Folat-Supplementation vermindert uteroplazentare vaskuläre Resistenz.

- Folat -Supplementation in der Frühschwangerschaft (0,5 und 5 mg) (n = 246); keine Präeklampsie in beiden Gruppen (kleine Fallzahl!).

Multivitaminpräparate:

- Multivitamin-Supplementation im 2. Trimester (plus Folsäure) reduziert Präeklampsie-Risiko; Serum-Folat (durchschnittlich 10,51 µmol/l);
- vermindertes Plasma-Homocystein (durchschnittlich 0.39 µmol/l) (Wen et al. 2008; n = 2.951, prospektive Studie);
- Perikonzeptionelle Multivitamin-Supplementation reduziert bei normalgewichtigen Müttern das Präeklampsie-Risiko um ca. 20 % (Catov et al. 2009).
- Bei erniedrigtem antioxidativen Status (Superoxiddismutase <1.102 U/g Hb oder 164 U/mL): tägliche Supplementation zwischen 8 und 12 SSW mit Vitamin A (1.000 IU), B6 (2,2 mg), B12 (2,2 µg), C (200 mg), and E (400 IU = 400 mg), Folat (400 µg), N-Acetylcystein (200 mg), Cu (2 mg), Zn (15 mg), Mn (0,5 mg), Fe^{2+} (30 mg), Kalzium (800 mg), Selen (100 µg); Verminderung der mütterlichen und neonatalen Morbidität (Rumiris et al. 2006).

Eisen: Tägliche Eisensubstitutionen erhöhen die schädliche Lipid-Peroxidation im Vergleich zur wöchentlichen Applikationen.

Fazit: Exzessive Gewichtszunahme in der Schwangerschaft, insbesondere bei Adipositas, vermeiden; Präventionsprogramme ab BMI >30. Die Compliance beträgt in der Schwangerschaft 75 %.

Sekundäre Prävention der Präeklampsie mit Kalzium und Aspirin (Evidenz basiert): Vitamin-C- (1 g) und Vitamin-E- (400 mg) Supplementation reduziert die Präeklampsierate nicht; erhöhte Risiken für Abort, perinatale Mortalität und vorzeitigen Blasensprung (premature prelabor rupture of membranes, PPROM).

Antioxidanzien: keine endgültige Beurteilung, wahrscheinlich nur in oxidativen Stresssituationen bedeutungsvoll;
Supplementationsversuche mit Omega-3-Fettsäuren, Kalzium, Magnesium, Vitamin C und E erwiesen sich aus präventivmedizinischer Sicht als ineffektiv; möglich Acetylsalicylsäure (ASS) und intensivierte Schwangerenberatung.

Literatur:

1. Asbee SM, Jenkins TR, Butler JR, White J, Elliot M, Rutledge A: Preventing excessive weight gain during pregnancy through dietary and lifestyle counseling: a randomized controlled trial. Obstet Gynecol 2009; 113: 305–312.
2. Bhatla N, Kaul N, Lal N, Kriplani A, Agarwal N, Saxena R, Gupta SK : Comparison of effect of daily versus weekly iron supplementation during pregnancy on lipid peroxidation. J Obstet Gynaecol Res 2009; 35: 438–445.
3. Briceño-Pérez C, Briceño-Sanabria L, Vigil-De Gracia P: Prediction and prevention of preeclampsia. Hypertens Pregnancy 2009 May; 28(2): 138–55.
4. Catov JM, Nohr EA, Bodnar LM, Knudson VK, Olsen SF, Olsen J: Association of periconceptional multivitamin use with reduced risk of preeclampsia among normal-weight women in the Danish National Birth Cohort. Am J Epidemiol 2009; 169: 1304–1311.
5. Hairong X, Perez-Cuevas RP, Xiong X, Reyes H, Roy C, Julien P, Smith G, von Dadelszen P, Leduc L, Audibert F, Moutquin J-M, Piedboeuf B, Shatenstein B, Parra-Cabrera S, Choquette

P, Winsor S, Wood S, Benjamin A, Walker M, Helewa M, Dubé J, Tawagi G, Seaward G, Ohlsson A, Magee LA., Olatunbosun F, Gratton R, Shear R, Demianczuk N, Collet J-P, Wei S, Fraser WD and the INTAPP study group: An international trial of antioxidants in the prevention of preeclampsia (INTAPP). Am J Obstet Gynecol 2010; 202: 239.e1–10.

6. Helewa ME, Burrows RF, Smith J, Williams K, Brain P, Rabkin SW: Report of the Canadian Hypertension Society consensus conference,1: definitions, evaluation and classification of hypertensive disorders in pregnancy. CMAJ 1997; 157: 715–25.

7. Littarru GP, Tiano L: Clinical aspects of coenzyme Q10: an update. Nutrition. 2010; 26: 250–254.

8. Manizheh SM, Mandana S, Hassan A, Amir GH, Mahlisha KS, Morteza G: Comparison study on the effect of prenatal administration of high dose and low dose folic acid. Saudi Med J 2009; 30: 88–97.

9. Roberts JM, Myatt L, Spong CY, Thom EA, Hauth JC, Leveno KJ, Pearson GD, Wapner RJ, Varner MW, Thorp JM Jr, Mercer BM, Peaceman AM, Ramin SM, Carpenter MW,Samuels P, Sciscione A, Harper M, Smith WJ, Saade G, Sorokin Y, Anderson GB; Vitamins C and E to prevent complications of pregnancy-associated hypertension. N Engl J Med. 2010 8; 362: 1282–1291.

10. Roland L, Gagné A, Bélanger MC, Boutet M, Julien P, Bilodeau JF: Plasma interleukin-18 (IL-18) levels are correlated with antioxidant vitamin coenzyme Q(10) in preeclampsia. Acta Obstet Gynecol Scand. 2010; 89: 360–366.

11. Rumbold AR, Crowther CA, Haslam RR, Dekker GA, Robinson JS; ACTS Study Group. Vitamins C and E and the risks of preeclampsia and perinatal complications.N Engl J Med 2006; 354: 1796–1806.

12. Rumiris D, Purwosunu Y, Wibowo N, Farina A, Sekizawa A: Lower rate of preeclampsia after antioxidant supplementation in pregnant women with low antioxidant status. Hypertens Pregnancy 2006; 25: 241–253.

13. Shirazian T, Monteith S, Friedman F, Rebarber A: Lifestyle Modification Program Decreases Pregnancy Weight Gain in Obese Women. Am J Perinatol [Epub ahead of print]

14. Teran E, Racines-Orbe M, Vivero S, Escudero C, Molina G, Calle A. Preeclampsia is associated with a decrease in plasma coenzyme Q10 levels. Free Radic Biol Med. 2003 ;35: 1453–1456.

15. Timmermans S, Jaddoe VW, Silva LM, Hofman A, Raat H, Steegers-Theunissen RP, Steegers EA: Folic acid is positively associated with uteroplacental vascular resistance: The Generation R Study. Nutr Metab Cardiovasc Dis. 2009 Oct 9. [Epub ahead of print]

16. Warkentin B Die fetale Entwicklung bei Spätgestose und Nikotinkonsum. Geburtsh Frauenheilk 1994; 54(5): 262–267. DOI: 10.1055/s-2007–1022837

17. Wen SW, Chen XK, Rodger M, White RR, Yang Q, Smith GN, Sigal RJ, Perkins SL,Walker MC: Folic acid supplementation in early second trimester and the risk of preeclampsia. Am J Obstet Gynecol. 2008; 198: 45.e1–7.

18. Zusterzeel PL, Rütten H, Roelofs HM, Peters WH, Steegers EA: Protein carbonyls in decidua and placenta of pre-eclamptic women as markers for oxidative stress. Placenta. 2001; 22: 213–219.

6.3 Migräne

Definition: Intensive und episodisch auftretende Kopfschmerzen pulsierenden Charakters verbunden mit Übelkeit, Erbrechen, Licht- und Lärmempfindlichkeit sowie einem reduzierten Allgemeinbefinden. Typisch sind Migräneattacken. Mit Beginn der Menarche ist das weibliche Geschlecht 2–3 × häufiger betroffen. Es leiden ca. 14 % der Frauen an Migräne (Lebensprävalenz). Frauen über 35 Jahre sind prädestiniert.

Risiko- und Triggerfaktoren:
- Hormonschwankungen (z. B. Menstruationszyklus, Hormonpräparate, Klimakterium);
- Familiäre Disposition;
- Psychische Belastung oder Entlastung;
- Durchblutungsstörungen;
- Klimaeinfluss (schnelle Wetteränderung, Föhn an den Alpen);
- Genussmittel (z. B. Alkohol, Nikotin, Käse, Zitrusfrüchte).

Schwangerschaftskomplikationen: Während der Schwangerschaft, und besonders im 2. und 3. Trimester kommt es meist zu einer Besserung vorbestehender Migräneattacken (50–80 % der Fälle). Eine ungünstigere Prognose hat die erstmals in der Schwangerschaft auftretende Migräne (Schwangerschafts-Migräne, pregnancy associated migraine).

Wenn Frauen während der Schwangerschaft Migräne bekommen, ist die Gefahr für einen Schlaganfall deutlich erhöht. Die Schlaganfallrate erhöht sich um den Faktor 19, die Herzinfarktrate um das 5-fache.

Möglicherweise ist die Schwangerschafts-Migräne Zeichen einer Präeklampsie. Über eine verborgene Präeklampsie könnte sich das erhöhte Schlaganfallrisiko bei den betroffenen Frauen erklären lassen.

Bei prophylaktischer Gabe von Betarezeptorenblockern in der Schwangerschaft kann es postpartal in den ersten 24–48 Stunden zu fetalen Bradykardien, Hypoglykämien und Atemdepressionen kommen.

Hohen Dosierungen von Magnesium können zur fetalen bzw. neonatalen Hypokalziämie führen.

Klinik

Symptome: Die Migräne beginnt durch ein Vasokonstriktion mit konsekutiver Vasodilatation von Hirngefäßen. Anfallsartige, pulsierende, häufig einseitige Kopfschmerzen beginnen oft in den Morgenstunden und können Stunden bis Tage (4–72 Stunden) anhalten. Photo- und Phonophobie können die Schmerzen begleiten.

Diagnostik: Leitsymptom ist die Klinik bei vorwiegend normalem neurologischen Untersuchungsbefund.

Zusätzliche Diagnostik, wie MRT, bei strenger Indikationsstellung:
- Plötzlich einsetzendem Vernichtungskopfschmerz (Trauma, Verdacht auf Subarachnoidalblutung);
- erheblich von bekannter Klinik abweichende Symptomatik;
- Kopfschmerzen mit neurologischen Ausfällen.

Differnzialdiagnosen:
- „Normale" Kopfschmerzen;
- Cluster-Kopfschmerz;
- Meningitis, Enzephalitis;
- Ischämischer Insult, TIA, Amaurosis fugax;
- Akute Sinusvenenthrombose;
- Subarachnoidalblutung;

- Präeklampsie oder Eklampsie;
- akuter Glaukomanfall;
- Hinterkopfschmerz nach HWS-Distorsion;
- Pseudomigräne mit Pleozytose.

Therapie: Nichtmedikamentöse Behandlungen wie Muskelentspannung, Biofeedback oder Akupunktur sollten bei gegebener Effektivität bevorzugt werden. Aber auch das Meiden von Licht und Lärm, sowie die lokale Kälteanwendung kann Abhilfe schaffen.

Medikamente: Paracetamol (500 mg–1.000 mg/Tag) als Medikament der 1. Wahl während der gesamten Schwangerschaft. Indometacin und ASS können im 3. Trimester zum Verschluss des Ductus arteriosus Botalli führen; Indometacin des Weiteren zur fetalen Niereninsuffizienz.

Aus bisher vorliegenden Untersuchungsergebnissen über Ibuprofen ergeben sich keine Hinweise auf Teratogenität. Ibuprofen verursacht eine Geburtsverzögerung, erhöhte fetale Blutungsneigung sowie einen vorzeitigen Verschluss des Ductus Botalli. Ibuprofen im 3. Trimester vermeiden. Metamizol darf im zweiten Drittel der Schwangerschaft eingenommen werden. Kontraindikationen sind: Glukose-6-Phosphat-Dehydrogenase-Mangel, Leberfunktionsstörungen, hepatische Porphyrie, Erkrankungen des hämatopoetischen Systems. Vorsicht bei Kombination mit Captopril, Methotrexat und Diuretika. Diclofenac sollte ebenso nur im 2. Trimester verabreicht werden. Naproxen im 3. Trimester nicht applizieren.

Analgetika-Dosierungen (Präparate der 2. Wahl):
- ASS 500 mg–1.000 mg/Tag (z. B. als Brausetablette Aspirin® plus C, Aspisol® i. v. in Akutsituationen);
- Indometacin 50 mg–150 (200) mg/Tag;
- Ibuprofen 200 mg–500 (800) mg/Tag (TMD: 1.200 mg);
- Metimazol 500 mg–2000 mg/ Tag;
- Diclofenac 50 mg–150 mg/ Tag;
- Naproxen 500–1.250 mg/ Tag.

Für Triptane (Sumatriptan) besteht keine offizielle Zulassung. Es liegen bislang jedoch keine klinischen Hinweise vor, die einen Zusammenhang zwischen Triptanen und Fehlbildungen im 1. Trimester nachweisen. Tierstudien mit Kaninchen verweisen auf Embryoletalität ohne Teratogenität. Es liegen über 1.000 Eintragungen in Schwangerschaftsregistern von Frauen, die mit Sumatriptan in der Schwangerschaft behandelt wurden, ohne Hinweise auf Fehlbildungsmuster vor. Sumatriptan sollte in der Schwangerschaft lediglich als Medikament der 3. Wahl angewandt werden, da Migräneattacken die kindliche Entwicklung mehr belasten als potenziell die Triptangaben.

Triptane (Präparate der 3. Wahl):
- Sumatriptan (Imigran®) Injektion zu 6 mg (max. 12 mg/24 h), p. o. 25 mg–100 mg/ Tag, 20 mg als Nasenspray od. 25 mg als supp.;
- Sumatriptan-Mepha Lactab 25 mg–50 mg (TMD 200 mg/24h).

Prävention: Indiziert bei rezidivierenden und länger anhaltenden Migräneattacken mit Erbrechen und/oder ausgeprägten neurologischen Symptomen. Als Präparate in der Schwangerschaft kommen Betarezeptorenblocker (Wirkungseintritt nach 6–8 Wochen), ASS und Magnesium in Frage. Betarezeptorenblocker können zur fetalen Wachstumsrestriktion führen.

Prophylaxe:
- Metoprolol (Beloc®, Beloc-Zoc®), initial 50 mg/ Tag, Erhaltungsdosis 100 mg−50 (200) mg/Tag;
- Propranolol (Dociton®), initial 40 mg/Tag, Erhaltungsdosis 120 mg−160 mg/Tag;
- ASS 100 (200) mg/Tag plus Magnesium 600 mg/Tag.

Geburtshilfliches Management

Entbindung: Im letzten Schwangerschaftsdrittel häufig Abnahme der Migräne − Attacken. Somit ist eine vorzeitige Entbindung nicht indiziert.

Wochenbett: Postpartal können Migräneattacken gehäuft auftreten (30−40%). Kopfschmerzen können aber auch durch Spinalanästhesie, einer akzidentiellen Durapenetration bei Periduralanästhesie oder als Symptom einer Eklampsie auftreten.

Stillen: Kann die Besserung der Migräne des letzten Trimesters aufrechterhalten.

Fazit: Die Migräneattacken bessern sich oder sistieren ganz in ca. 60−80% der Fälle nach dem 1. Trimester der Schwangerschaft. Für die medikamentöse Therapie kommen Analgetika und Triptane in Frage. In nachfolgenden Schwangerschaften sind Migräne-Attacken wiederum sehr wahrscheinlich.

Literatur:

1. Ch.oddb.org. peer reviewed open drug database. http://ch.oddb.org/de/gcc/home/aufgerufen am 24. 5. 2009.
2. Leitlinie der Deutschen Migräne- und Kopfschmerzgesellschaft und der Deutschen Gesellschaft für Neurologie von S. Evers, A. May, G. Fritsche, P. Kropp, C. Lampl, V. Limmroth, V. Malzacher, P. Sandor, A. Straube, H-C. Diener: Akuttherapie und Prophylaxe der Migräne. In: Nervenheilkunde, 2008; 27: 933−949.
3. Sixt GJ: Migräne in der Schwangerschaft. Journal für Neurologie Neurochirurgie und Psychiatrie. 2009; 10: 18−24.

6.4 Frühgeburt-Prävention

Die Frühgeburt ist durch eine Schwangerschaftsdauer <36 Schwangerschaftswochen (SSW) gekennzeichnet. Klinisch abgegrenzt wird die frühe Frühgeburt (<31 SSW). Es handelt sich um ein multifaktorielles Geschehen (Frühgeburten-Syndrom). Die klinischen Symptome der drohenden Frühgeburt sind: Vorzeitige Wehentätigkeit, vaginale Blutungen, Zervixinsuffizienz. Anamnestische Risikofaktoren sind: Zustand nach Totgeburt, Frühgeburt, Abort und Schwangerschaftsabbruch. Ein höheres Frühgeburtenrisiko liegt auch vor bei Nikotinabusus und einem mütterlichen Alter <20 und >35 Jahren sowie bei vaginaler Dysbiose. Die Therapie der drohenden Frühgeburt ist symptomatisch: Wehenhemmung, z. B. β-Mimetika, Oxytozin- Rezeptor-Antagonisten, Antibiose, Psychotherapie. Eine Primärprävention der Frühgeburt ist nicht möglich. Ansätze zur Sekundärprävention bieten Programme zur Analyse von Risikomerkmalen mit nachfolgender Intensivschwangerenberatung. Ein kontinuierliches vaginales pH-Screening dient der frühestmöglichen Erkennung der vaginalen Dysbiose (pH > 4,5). Bei Bestätigung der Dysbiose (pH-Kontrolle) wird eine lokale Antibiose mit Clindamicin oder Metronidazol empfohlen. Eine Alternative könnte eine lokale Antiinfektiva-Applikation sein

Die Frühgeburtlichkeit bedingt den Hauptanteil der intra- und postnatalen Mortalität sowie der frühen und späten Morbidität. Die Rate der Frühgeborenen <36 SSW liegt unverändert seit ca. 30 Jahren zwischen 5 % und 7 %.

Ernährungsmedizinische Aspekte – einschließlich Abusus zur erhöhten Frühgeburtlichkeit:

- Adipositas (medizinisch indizierte Frühgeburt häufiger);
- Mangelernährung und mütterliches Untergewicht;
- Rauchen, Alkohol, Drogen;
- Koffein >300 (200) mg/Tag (ca. 3 Tassen Kaffee);
- niedriger sozioökonomischer Status;
- Vitamin C (1 g/Tag) und Vitamin E (400 mg/Tag)-Supplementaion (Ergebnisse randomisierter Studien, u. a. Hairong et al. 2010).

Ernährungsmedizinische Aspekte zur Reduktion der Frühgeburtlichkeit:

- perikonzeptionelle Supplementation mit Multivitaminpräparaten (Catov et al. 2007);
- prä- und postkonzeptionelle Ernährungsberatung bei mütterlichem Untergewicht und bei Adipositas;
- Applikation von Probiotika bei drohender Frühgeburt (keine Evidenz);
- tägliche Vitamin C-Infusionen (2 g/Tag) bei drohender Frühgeburt (keine Evidenz);
- antiinflammatorische Ernährung (keine Evidenz).

Eine Supplementation mit einem Multivitamin-Mineralien-Präparat nur im 3. Trimester verminderte nicht, sondern erhöhte sogar die Frühgeborenenrate <37 SSW (Odds Ratio = 3,4) (Alwan et al. 2010). Dagegen konnte gezeigt werden, dass eine entsprechende Supplementation im 1. und 2. Trimester die Frühgeborenenraten deutlich senken konnte (Scholl et al. 1997):

- Senkung der Frühgeborenenrate <37 SSW um das 2-fache;
- Senkung der Frühgeborenenrate <33 SSW um das 4-fache.

Einzelfallbericht:

- Diagnose: drohende Frühgeburt nach 22 SSW;
- Anamnese: 4 vorausgegangene Aborte;
- komplementäre Vitamin C-Infusionen, 2 g/Tag bei drohender Frühgeburt und Zervixinsuffizienz über 4 Wochen (24–28 SSW);
- weitere symptomatische Therapiemaßnahmen: niedermolekulares Heparin (NMH), β-Mimetika, Antibiose;
- Verlauf: Entbindung nach 38 SSW.

Fazit: Ernährungsdefizite und Abusus (Nikotin, Alkohol, Kaffee, Drogen) stehen mit erhöhten Frühgeborenenraten im Zusammenhang. Hinsichtlich einer Supplementation auf Vitaminbasis zeichnen sich widersprüchliche Ergebnisse ab: Vitamin C (1 g/Tag) und Vitamin E (400 mg/Tag) erhöhen die Frühgeburtlichkeit; perikonzeptionell eingenommene Multivitaminpräparate vermindern dieselbe. Verständlich erscheint die Empfehlung einer antiinflammatorischen Ernährung zur Prävention. Zusammenhänge zwischen einem niedrigen sozioökonomischen Status, Mangelernährung und Frühgeburt sind unübersehbar.

Literatur:

1. Alwan NA, Greenwood DC, Simpson NA, McArdle HJ, Cade JE: The relationship between dietary supplement use in late pregnancy and birth outcomes: a cohort study in British women. BJOG 2010 Mar 29. [Epub ahead of print]
2. Ananth CV, Peltier MR, Getahun D, Kirby RS, Vintzileos AM: Primiparity: an intermediate risk group for spontaneous and medically indicated preterm birth. J Matern Fetal Neonatal Med. 2007; 20: 605–611.
3. Brows JS Jr, Adera T, Masho SW: Previous abortion and the risk of low birth weight and preterm births. J Epidemiol Community Health. 2008; 62: 16–22.
4. Buchmayer SM, Sparen P, Cnattingius S: Previous pregnancy loss: risks related to severity of preterm delivery. Am J Obstet Gynecol. 2004; 191: 1225–1231.
5. Catov JM, Bodnar LM, Ness RB, Markovic N, Roberts JM: Association of periconceptional multivitamin use and risk of preterm or small-for-gestational-age births. Am J Epidemiol. 2007; 166: 296–303.
6. Copper RL, Goldenberg RL, Das A, Elder N, Swain M, Norman G, Ramsey R, Cotroneo P, Collins BA, Johnson F, Jones P, Meier AM: The preterm prediction study: maternal stress is associated with spontaneous preterm birth at less than thirty-five weeks gestation. National Institute of Child Health and Human development Maternal-Fetal Medicine Units Network. Am J Obstet Gynecol. 1996; 175: 1286–1292.
7. Goldenberg RL, Iams JD, Mercer BM, Meis P, Moawad A, Das A, Cooper R, Johnson F: National Institute of Child Health and Human Development Maternal-Fetal Medicine Units Network: What we have learned about the predictors of preterm birth. Semin Perinatol. 2003; 27: 185–193.
8. Hairong X, Perez-Cuevas RP, Xiong X, Reyes H, Roy C, Julien P, Smith G, von Dadelszen P, Leduc L, Audibert F, Moutquin J-M, Piedboeuf B, Shatenstein B, Parra-Cabrera S, Choquette P, Winsor S, Wood S, Benjamin A, Walker M, Helewa M, Dubé J, Tawagi G, Seaward G, Ohlsson A, Magee LA., Olatunbosun F, Gratton R, Shear R, Demianczuk N, Collet J-P, Wei S, Fraser WD and the INTAPP study group: An international trial of antioxidants in the prevention of preeclampsia (INTAPP). Am J Obstet Gynecol 2010; 202: 239.e1–10.
9. Hendler I, Goldenberg RL, Mercer BM, Iams JD, Meis PJ, Moawad AH, MacPherson CA, Caritis SN, Miodovnik M, Menare KM, Thurnau GR, Sorokin Y: The Preterm Prediction Study: association between maternal body mass index and spontaneous and indicated preterm birth. Am J Obstet Gynecol. 2005; 192: 882–886.
10. Joseph KS, Liston RM, Dodds L, Dahlgren L, Allen AC: Socioeconomic status and perinatal outcomes in a setting with universal access to essential health care services. CMAJ. 2007 11; 177: 583–590.
11. Moreau C, Kaminski M, Ancel PY, Bouver J, Escande B, Thiriez G, Boulot P, Fresson J, Arnaud C, Subtil D, Marpeau L, Rozé JC, Maillard F, Larroque B, EPIPAGE Group: Previous induced abortions and the risk of very preterm delivery: results of the EPIPAGE study. BJOG. 2005; 112: 430–437.
12. Mercer BM, Goldenberg RL, Moawad AH, Meis PJ, Iams JD, Das AF, Caritis SN, Miodovnik M, Menard MK, Thurnau GR, Dombrowski MP, Roberts JM, McNelis D: The preterm prediction study: effect of gestational age and cause of preterm birth on subsequent obstetric outcome. National Institute of Child Health and Human Development Maternal-Fetal Medicine Units Network. Am J Obstet Gynecol. 1999; 181: 1216–1221.
13. Scholl TO, Hediger ML, Bendich A, Schall JI, Smith WK, Krueger PM: Use of multivitamin/mineral prenatal supplements: influence on the outcome of pregnancy. Am J Epidemiol. 1997; 146: 134–141.
14. Smith GC, Pell JP, Dobbie R: Interpregnancy interval and risk of preterm birth and neonatal death: retrospective cohort study. BMJ. 2003; 327: 313.

15. Usta IM, Zoorob D, Abu-Musa A, Naassan G, Nassar AH: Obstetric outcome of teenage pregnancies compared with adult pregnancies. Acta Obstet Gynecol Scand. 2008 ; 87: 178–183.

6.5 Allergie

Die häufigste Allergieform in der Schwangerschaft ist die Rhinitis allergica. In der Gravidität erweitern sich die Blutgefäße der Nasenschleimhaut. Jede fünfte Schwangere leidet in der Folge an einer gestörten Nasenatmung, besonders zu Beginn des zweiten Schwangerschaftstrimesters. 10–20 % der Bevölkerung haben eine Nahrungsmittelallergie; hinzu kommen Nahrungsmittelunverträglichkeiten; teilweise ist in der Schwangerschaft mit einer Besserung der Symptome zu rechnen. Auch Erstmanifestationen sind möglich.

Schwangerschaftskomplikationen:
- Quinke-Ödem;
- Dyspnoe;
- anaphylaktoide Reaktionen;
- Somnolenz;
- anaphylaktischer Schock.

Notfalltherapie:
- 100–200 (1.000 nmg) Prednisolut oder Celestan® solubile 4–20 mg und/oder Tavegil®-Injektionslsg. 1 Amp. (5 ml) lgs. i. v., 1 ml Fenestil® Injektionslösung pro 10 kg KG lgs. i. v. (1 Amp./2 min).

Typische Kandidaten für Unverträglichkeiten: Schweinefleisch, Alkohol, Zitrusfrüchte, glutamathaltige Fertignahrungsmittel, Laktose, Weißmehl. Die Ernährungsindustrie bedient sich zunehmend verschiedenster Lebensmittel-Imitate, deren Auswirkungen auf die Schwangerschaft unbekannt sind. Empfehlung: in der Schwangerschaft natürliche und weitestgehend einfache Lebensmittel verwenden.
Die Häufigkeit allergischer Erkrankungen in der Bevölkerung Deutschlands beträgt:
- Atemwegsallergien (Rhinokonjuktivitis allergica, Asthma) 25 % (20 Mio Menschen);
- Neurodermitis 10 % (8 Mio Menschen);
- Lebensmittelallergien und -unverträglichkeiten 8 % (6,4 Mio Menschen);
- allergisches Kontaktekzem 8 % (6,4 Mio Menschen);
- Urtikaria 5 % (4 Mio Menschen).
Nach Aufnahme von Nahrung, die normalerweise gut toleriert wird, kommt es zu reproduzierbaren Symptomen; lokale Kontaktreaktion bis hin zur Anaphylaxie. Schwierig ist die Differenzierung zwischen „echten" Nahrungsmittelallergien und nicht allergischen Überempfindlichkeitsreaktionen. Nur eine leitlinienorientierte allergologische Diagnostik führt zur Diagnose; z. B. Anamnese, Hauttest und spezifisches IgE.
Im Labor ermittelte IgG-Antikörper gegen Lebensmittel sind nicht für die Beurteilung einer Allergie geeignet. Es handelt sich um eine natürliche Produktion von IgG-Antikörpern; Immunantwort auf fremde Proteine. Dementsprechend berechtigen nachweisbare Antikörper nicht zur Elimination von einzelnen Lebensmitteln. In der Schwangerschaft kann das spezifische IgE wegweisend sein. Bei Lebensmittelallergien

beweist ein spezifisches IgE noch nicht die klinisch relevante Allergie. Eine Diagnostik in der Schwangerschaft ist auch nur dann angezeigt, wenn ausgeprägte Symptome
- zur Mangelernährung führen;
- ein Krankheitswert besteht;
- psychosomatische Störungen die Schwangerschaft beinträchtigen.

Häufige Allergene in der Schwangerschaft sind:
- Nickel;
- „Gräser"- und „Pollen";
- Erdnüsse, Para- und Haselnüsse, Soja, Milcheiweiß;
- Erdbeeren, Tomaten;
- Hausstaub;
- Medikamente; Penizillin, Analgetika, Prednison.

Lebensmittelallergien können Triggerfaktoren für Ekzemschübe sein. Wichtige Allergene für den Soforttyp- oder Spättyp (6–24 Stunden)-Reaktion sind:
- Hühnerei;
- Kuhmilch;
- Weizen;
- Sojabohne;
- Haselnuss;
- Erdnuss;
- Fisch.

Individuell relevant sind 1–2 Lebensmittel; Ausnahmen: so genannte „Multiallergiker". Allergene in Lebensmitteln können zu akuten anaphylaktischen Reaktionen infolge einer primären Sensibilisierung führen; z. B. Lupinen-Allergie. Zu beachten sind Kreuzreaktion zwischen Pollen- und Lebensmittelallergenen, z. B. weisen Personen mit Überempfindlichkeit gegenüber Birkenpollen in 80 % der Fälle eine Kreuzreaktivität gegenüber folgenden Lebensmitteln auf:
- Apfel, Kirsche, Kiwi, Orange, Pfirsich;
- Sellerie, Tomate, Karotte;
- Paranuss, Haselnuss.

Patienten mit Rhinokonjunktivitis allergica reagieren auf kreuzreagierende Lebensmittel am häufigsten. Problematisch sind auch Patienten mit Neurodermitis, Rhinokonjunktivitis und Asthma; eindeutige Empfehlungen gibt es nicht. *Ein Lebensmittelprovokationstest ist in der Schwangerschaft kontraindiziert.*

Einen Ausweg könnte noch die oligoallergene Basiskost bieten. Es handelt sich um Lebensmittel, die selten Allergien auslösen; ca. 15 Lebensmittel.

Lebensmittel, die am häufigsten Allergien/Unverträglichkeiten auslösen (EU-Richtlinie 2000/13/EG, Anhang IIIa):
- glutenhaltiges Getreide (Weizen, Roggen, Gerste, Hafer, Dinkel, Kamut oder Hybridstämme davon);
- Krebstiere;
- Eier;
- Fisch;
- Erdnüsse;
- Soja;
- Milch;

- Schalenfrüchte (Mandel, Walnuss, Kaschunuss, Pecanuss, Paranuss, Pistazie, Macadamianuss, Queenslandnuss);
- Sellerie;
- Sesamsamen;
- Weichtiere;
- Lupine und jeweils daraus hergestellte Erzeugnisse;
- Schwefeldioxid und Sulfite in einer Konzentration von >10 mg/kg oder 10 mg/l, angegeben als SO_2 (EU-Richtlinie 2003/89/EC, geänderte Richtlinie 2000/13/EC).

Lebensbedrohliche Sofortreaktionen und schwere Neurodermitisschübe häufiger bei:
- Erdnüssen;
- Sesamsamen;
- Fisch;
- Hühnerei;
- Schalen- und Krustentieren;
- Gewürzen;
- Sellerie.

Patienten mit einer pollenassoziierten Lebensmittelallergie müssen aufgeklärt werden, dass rohe Obst- und Gemüsesorten ein höheres Allergierisiko darstellen. Erhitzung oder Sauerstoffeinwirkung können die allergene Potenz vieler Lebensmittelallergene abschwächen.

Allergisches Potential gentechnisch veränderter Pflanzen bzw. Lebensmittel: Die meisten Lebensmittelallergene sind Proteine mikrobiellen, pflanzlichen und tierischen Ursprungs. Die Allergieausprägung eines Individuums erfolgt erst nach einem immunologischen Sensibilisierungsprozess aufgrund des Zusammenwirkens eines Allergens mit einer genetischen Disposition. In der Folge kommt es zur Synthese spezifischer Antikörper (IgE). Mit der Expression neuer Proteine, unabhängig ob diese auf gentechnischen oder züchterischen Verfahren beruhen, ist immer von einem Risikopotential in Hinsicht auf Lebensmittelallergien auszugehen. Lebensmittelallergien werden noch nicht völlig verstanden. Es gibt keine sicheren wissenschaftlichen Methoden zur Abschätzung des allergenen Potentials eines Lebensmittels bzw. eines Proteins.

Allergieprävention: Eine dramatische Zunahme allergischer Erkrankungen in den letzten Jahrzehnten ist unverkennbar. Lediglich die Karenz stellt die Therapie bei Lebensmittelallergien dar. Allergieanamnese zu Beginn der Schwangerschaft! *Es gibt Hinweise, dass Schwangere mit hohen Folsäure-Blutspiegeln seltener an Allergien in ihrer Schwangerschaft leiden* (Evidenzgrad III). Grenzwerte können noch nicht benannt werden. *Hyposensibilisierungen sind in der Schwangerschaft kontraindiziert.*

Leitlinie zur Allergieprävention 2009 (Update):
- Allergie-Karenz nicht mehr praktikabel;
- Auseinandersetzung mit dem Allergen ist Voraussetzung für Toleranzentwicklung;
- Neue Präventionsstrategie: „Weg von Karenz und hin zur gezielten Prävention";
- Stillen gilt nur über 4 Monate als wirksames Instrument zur Prävention atopischer Erkrankungen.
- „Längeres" Stillen bringt keinen Vorteil.
- Eine Verzögerung der Beikosteinführung bringt keinen Vorteil.
- Wenn Stillen unzureichend, partiell oder extensiv hydrolysierte Säuglingsnahrung bis 4 Monate post partum;

- Soja-basierte Säuglingsnahrungen werden nicht empfohlen.
- Für diätetische Restriktionen während der Schwangerschaft gibt es keine Belege.
- Fisch in der mütterlichen Ernährung während der Schwangerschaft und Stillzeit wirkt protektiv auf die Entwicklung atopischer Erkrankungen beim Kind.
- Ebenso dürfte sich Fischkonsum des Kindes im 1. Lebensjahr protektiv auswirken; ebenso gibt es Hinweise auf eine Protektion durch Hafer.
- Keine allgemeine Diät zur Allergieprävention;
- Ein erhöhter BMI ist assoziiert mit Asthma.
- Keine einheitliche Datenlage zum Einfluss von Probiotika auf die Allergieprävention.
- Kuraufenthalt 1500–2500 m (Höhengrenze in der Schwangerschaft) vermindert das Allergierisiko.

Aktuelle Studien zeigen, dass häufiger Fischverzehr das Allergierisiko der Kinder um ca. 35 % vermindert; vermutlich aufgrund der antiinflammatorischen Wirkung der Omega-3-Fettsäuren. Gleiche Resultate wurden mit Fischölpräparaten erreicht.

Notfall-(Selbst)-Therapie bei Anaphylaxie-Patienten:
- Prävention einer generalisierte Hypersensitivitätsreaktion mit Schock, Blutdruckabfall oder Kollaps;
- Anaphylaxie ist bei jedem dritten Patienten ein wiederholtes Ereignis;
- Notfallsets mit Antihistaminika und Glukokortikoiden;
- Anaphylaxie-Patienten brauchen Adrenalin-Autoinjektor.

Anaphylaktischer Schock:
- 0,3–0,5 mg Epinephrin-Lsg. (1 : 1.000) i.m.,
- bei liegender i. v. Kanüle: Verdünnen von 1 ml Epinephrin-Lsg. (1 : 1.000) auf 10 ml oder Epinephrin-Fertigspritze 1 : 10.000 lgs. i. v., cave: Herzrhythmusstörungen);
- Volumensubstitution: Vollelektrolytlösung, physiologische Kochsalzlösung, Hydroxyäthylstärke (HES);
- Applikation von Sauerstoff, inhalatives Adrenalin;
- Antihistaminika i. v., z. B. Dimetinden 0,1 mg/kg KG oder Clemastin 0,02 mg/kg KG lgs. i. v., bei Nichtansprechen + H2-Blocker (Cimetidin 5 mg/kg KG od. Ranitidin 1 mg/kg KG);
- 250–1.000 mg Prednisolon i. v.

Antiallergika in der Schwangerschaft:
- Chlorphenamin;
- Chlorphenoxamin;
- Clemastin;
- Dimetinden, Fenestil®-24h-Retardkapseln.

Ggf. Antihistaminika der zweiten Generation:
Levocetiricin (nicht in der Stillzeit anwenden);
Loratidin (1. Wahl), Desloratadin (2. Wahl) (Anwendung in der Stillzeit möglich).

Kasuistik (1)

24-jährige Erstgravida, 32 Schwangerschaftswochen (SSW), meldet sich abends im Bereitschaftsdienst in Begleitung in der Notfallambulanz. Neben generalisierten Ödemen fällt ein ausgeprägtes Quinke-Ödem auf; Gesicht hochrot, „heiß", kein Fieber. Stark eingeschränkter Visus aufgrund periorbitaler Anschwellungen. Neuropathische Störungen und Sensibilitätsstörungen. Die Patientin klagte weiterhin über Kopfschmerzen und Schluckstörungen und plötzlich einsetzende Abgeschlagenheit.

Verdachtsdiagnose: allergische Sofortreaktion (Anaphylaxie)

Blutdruck: 100/60 mm Hg;

Tachykardie: 120 /min;

Labor: ASAT/ALAT zweifach erhöht, Gerinnung unauffällig, Leukozytose 14 Gpt/l, CRP 15 mg/l, Kreatinin im Serum unauffällig;

Kardiotokographie (CTG): fetale Tachykardie (155 bpm), eingeengt undulatorisch; Die Patientin wurde umgehend auf die Intensivtherapiestation verlegt (ITS):
- Herz- und Kreislaufüberwachung (24-Stunden-Monitoring);
- Ein- und Ausfuhr.

Therapie:
- Prednisolut 3 × 200 mg i. v. (Blutzuckerkontrolle! Cave: hyperglykämisches Koma bei gestörter Glukosetoleranz in der Schwangerschaft!);
- Thromboseprophylaxe mit niedermolekularem Heparin (Clexane 40).
Bereits nach 30 Minuten ließ die Hautspannung nach. Im weiteren Verlauf kam es zur raschen Besserung.

Bemerkungen: Die Ursache der Allergie blieb zunächst unklar. Nach erneuter Befragung berichtete die Patientin, dass sie bereits 1 Stunde vor der akuten Symptomatik ein pelziges Gefühl auf der Zunge hatte. Selbstmedikation der Patientin: Homöopathika, Multivitaminpräparat. Möglichkeit zur Selbsttherapie im Notfall: Adrenalininjektor.

Kasuistik (2)

22-jährige Schwangere, Betreuung auf der präpartalen Station wegen einer drohenden Frühgeburt nach 32 SSW. Im Verlauf der stationären Beobachtung fiel ein abdominelles papulöses Exanthem auf; Pruritus lokal, keine generalisierte Symptomatik.

Verdachtsdiagnosen:
- Cholestase (Transaminasen geringfügig erhöht, Lactatdehydrogenase (LDH) normal);
- Allergische Reaktion vom verzögerten Typ auf Penizillin;
- Nahrungsmittelallergie;
- Kontaktgel-Allergie (Sonographiekontrollen).

Primärtherapie:
- Zinkoxid;
- glukokortikoidhaltige Salben.
Aufgrund der Exanthem-Persistenz erfolgte ein dermatologisches Konsil: Milben und Milbenallergie.

Fazit: Für diätetische Restriktionen während der Schwangerschaft gibt es keine Belege. Fisch wird in der Schwangerschaft empfohlen, kann aber zu lebensbedrohlichen Allergien führen.

Ultima ratio: oligoallergene Basiskost.

Stillen ist nur über 4 Monate ein wirksames Instrument zur Prävention atopischer Erkrankungen des Kindes.

Prävention von Notfällen bei gefährdeten Patienten mit dem Adrenalin-Injektor.

Literatur:

1. Reese I: Paradigmenwechsel in der Prävention allergischer Erkrankungen. Ernährungs-Umschau 2009; 56: 688–693.
2. Schnopp C: Hauterkrankungen und Lebensmittelunverträglichkeit. Ernährungs-Umschau 2009; 56: 682–687.
3. Wütrich B: Letter to the Editor: Anaphylactic reaction to lupine flour because of a primary sensitization. Allergy 2008; 63: 476–477.

6.6 Chronisch entzündliche Darmerkrankungen (CED)

Erhöhte Abort- und Frühgeburtenraten sind bei Patientinnen mit chronisch entzündlichen Darmerkrankungen bekannt. Rezidive können in der Schwangerschaft vorkommen. Beginnt die Schwangerschaft in einer Remissionsphase, ist mit einem rezidivfreien Verlauf zu rechnen. Vor der Schwangerschaft eingenommene Medikamente, Glukokortikoide, Aminosalicylsäure, Imurek, sollen in der Schwangerschaft nicht abgesetzt werden. Bei chronischen Darmerkrankungen kommt es meist zu einer Malabsorption von Vitamin B12.

Vitamin-Supplementation:
- Vitamin B-Komplex;
- Folsäure 400 µg;
- Vitamin D 400 IE;
- Vitamin A 5.000 IE;
- Vitamin C 100–500 mg.

Zahlreiche Empfehlungen zur Ernährung gehen aus der Literatur hervor. Zusammengefasst heißt die Überschrift „Reizarme Ernährung". Immer wieder wurde betont, dass ein übermäßiger Zuckerkonsum zur Krankheitsauslösung beiträgt. Ein endgültiger Beweis konnte nicht erbracht werden. Andere pathogenetische Ansatzpunkte sind autoimmunologische Prozesse, Mycobakterien, genetische und epigenetische Faktoren. Kohlenhydratdiäten, Elementardiäten, Gluten- und Milch freie Ernährungsformen sowie individuell erprobte und bewährte Ernährungsrezepte wurden postuliert und mit Langzeitremissionen unterlegt.

Zwei Grundprinzipien sollen hier angeführt werden:
- antientzündliche Diät: niedrige Omega-6/Omega-3-Ratio bewirkt Anreicherung von Omega-3-Fettsäuren im Colon;
- spezielle Kohlenhydratdiät: gut vor verdaute Kohlenhydrate im Sinne einer optimalen Ernährung und einer normalen Darmflora.

Bei chronisch entzündlichen Darmerkrankungen können Kohlenhydrate einen Darm mit häufigen funktionellen Störungen überfordern. Mehr als 400 Bakterien befinden sich im Dickdarm des erwachsenen Menschen. Zwischen den Mikroorganismen besteht ein Gleichgewicht. Unverdaute Kohlenhydratreste unterstützen ein übermäßiges Wachstum von Hefen und Bakterien und es kommt zur Auslösung einer inflammatorischen Ereigniskette:

Verletzung der Darmschleimhaut;

- gestörte Verdauung von Disacchariden;
- Malabsorption von Disacchariden;
- verstärkte bakterielle Besiedlung;
- Zunahme von bakteriellen Ausscheidungsprodukten;
- entzündliche Erosion: Schleim und Blut.

Auslöser eines Ungleichgewichts zwischen den Mikroorganismen können auch Mangelernährung, Antibiotika und Antazida sein. Kohlenhydrate bilden das Energiereservoir für die meisten Bakterien. Darmgase entstehen durch nicht resorbierte Kohlenhydrate. Eine spezielle Kohlenhydratdiät begrenzt die Energiezufuhr für die Mikroorganismen. Kohlenhydrate in Lebensmitteln sind:

- Monosaccharide;
- Disaccharide;
- Polysaccharide (Amylose, Amylopektin).

Spezielle Kohlehydratdiät:

- Kohlenhydrate aus Obst, Honig, selbst gemachtem Joghurt;
- zulässige Proteine (Fleisch, Fisch, Milchprodukte):
- frisches oder tief gefrorenes Rindfleisch, Lamm, Schweinefleisch;
- Geflügel, Fisch;
- Eier;
- Käse, selbst gemachter Joghurt, laktosefreier Quark
- Gemüse und Hülsenfrüchte;
- frisches und tief gefrorenes Gemüse ohne Zucker- und/oder Stärkezusätze;
- getrocknete weiße Bohnen und Linsen, frische oder getrocknete Limabohnen;
- Getreidesorten, Reis, Buchweizen, Kartoffeln meiden;
- Obst ohne Zuckerzusatz;
- verboten: Milch, Sojamilch, Kaffeeersatz.

Fazit: Chronisch entzündliche Darmerkrankungen sind individuell sehr differenziert zu betrachten. Das betrifft sowohl die medikamentöse als auch die diätetische Therapie. Zur Aufrechterhaltung der Remission in der Schwangerschaft kann eine spezielle Kohlenhydratdiät empfohlen werden. Unbedingt sollte der Vitamin B-Komplex ergänzt werden. Eine antientzündliche Diät, eine niedrige Omega-6/Omega-3-Ratio, bewirkt Anreicherung von Omega-3-Fettsäuren im Colon; eine zusätzliche antiinflammatorische Komponente.

Literatur:

1. Gottschall E: Morbus Crohn und Colitis ulcerosa: endlich neue Chancen durch reizarme Ernährung. Verlag TRIAS, 1994.
2. Innis SM, Jacobson K: Dietary lipids in early development and intestinal inflammatory disease. Nutr Rev 2007; 65: S188–193.

6.7 Obstipation

Definition

Syn.: Konstipation, Obstructio alvi, Stuhlverstopfung. Stuhlfrequenz <3/Woche gilt als allgemeines Kriterium der Obstipation. Exakt leitet sich die Definition nach den Rome II-Kriterien her: Verminderter oder fehlender Defäkationsdruck, klumpiger und harter Stuhl, Stuhlentleerung inkomplett, anorektale Obstruktion, zusätzlich notwendige manuelle Entleerung von Stuhlresten, Stuhlfrequenz <3/Woche. Per definitionem ist das Vorhandensein von 2 Symptomen die Grundlage für die Diagnose Obstipation. Erhöhte Prävalenz (11%–38%) der Obstipation in der Schwangerschaft als Folge einer relativen Ruhigstellung abdomineller Hohlorgane. Pathogenese: Muskelrelaxation der glatten Muskulatur des Darmes, verlängerte gastrointestinale Transitzeit, gesteigerte Resorption von Wasser und Elektrolyten. Hinzu kommen veränderte Nahrungsgewohnheiten und eine in der Schwangerschaft verminderte körperliche Aktivität. Zum psychosomatischen Formenkreis gehört das mit hohem Leidensdruck verbundene funktionelle obstruktive Defäkationssyndrom (Anismus, paradoxe puborektale Kontraktionen). Andererseits ist der physiologische anorektale Defäkationsdruck in der Schwangerschaft vermindert.

Schwangerschaftskomplikationen: Darmspasmen und teilweise unerträgliche meteoristische Beschwerden können in Ausnahmefällen zur vorzeitigen Beendigung der Schwangerschaft (iatrogene Frühgeburt) führen. Weitere Komplikationen sind: Hämorrhoiden, Analfissuren, Divertikel, Divertikulitis.

Klinik

Symptome: Die Neigung zur Obstipation beginnt bereits im 1. Trimester. Frauen berichten in der Schwangerschaft häufiger über einen verstärkten und schmerzhaften anorektalen Druck. Daraus kann sich als Circulus vitiosus ein funktionelles Obstruktionssyndrom verbunden mit Meteorismus entwickeln.

Diagnostik: Frühzeitige gezielte Anamnese ist Voraussetzung für eine erfolgreiche Therapie. Weitere Maßnahmen: Abdominalsonographie, MRT.

Differenzialdiagnosen: Cholezystolithiasis, psychosomatische Erkrankungen, multiple Sklerose, Reizdarmsyndrom, Stoffwechselerkrankungen, wie Diabetes mellitus oder Hypothyreose. Medikamente (Opiate, Antidepressiva, Kalziumpräparate, usw.) oder jahrelanger Gebrauch von Abführmitteln können Ursache der Obstipation sein.

Therapie

Basistherapie: Ballaststoffe (Leinsamen 2–3 × pro Tag 1 Esslöffel mit reichlich Flüssigkeit, Kleie, Flohsamenschalen), 2 l Flüssigkeit am Tag. Körperliche Aktivität unterstützt die Darmmotilität. Die Kombination Magnesium plus Vitamin C ist ebenso ein probates Mittel. Dabei kann Vitamin C stufenweise auf >2 g/Tag gesteigert werden.
Lactulose (Cave: Flüssigkeitsverlust!) ist ein schwer spaltbares Disaccharid mit osmotischer Wirkung, das in moderater Anwendung gut verträglich ist. Es wirkt laxierend und verhindert die Absorption von Ammoniak aus dem Gastrointestinaltrakt. Präparate: Bifinorma Sirup®, Bifiteral®, Lactuflor®, Lactuverlan®, Tulotract®. Eugalac Sirup®, Lactulade®.

Agar-Agar 4–16 g/Tag p. o., Carboxymethyl-Cellulose 1–6 g/Tag p. o.

Salinische Abführmittel (Glaubersalz, Bittersalz, Karlsbader Salz). Kontraindiziert bei Schwangeren mit Herz-Kreislauf- und Nierenerkrankungen. Präparate: Glaubersalz 10–20 g isotone Lsg. 3,2 %, Magnesiumsulfat-Bittersalz 10–20 g isotone Lösung, 4 %.

Macrogol ist ein osmotisch wirkendes Laxans. Es wird nicht enteral resorbiert. Präparate: Dulcolax M Balance®, Glandomed®, Laxofalk®.

Anthrachinon-Derivate sind in der Schwangerschaft als sicher anzusehen. Präparate: Folia sennae (Pursennid®), Rhizoma rhei, Cortex frangulae.

Rizinusöl (Oleum ricini) 15–30 ml nach Bedarf. Reizung der Dünndarmschleimhaut durch Ricinolsäure. Nur kurzfristig anwenden!

Bisacodyl ist ein Diphenylmethan-Derivat, das stimulierend auf die Dickdarmperistaltik wirkt. Bisacodyl wird nur zu 5 % resorbiert. Dosierung: 10–15 mg/Tag p. o. Präparate: Dulcolax®, Godalax®, Laxagetten®, Laxbene®, Med-Laxan®, Neodrast®, Obstilax®, Serax®, Stadalax®, Vinco®. Die Wirkungsweise erfolgt über den schnelleren Transport des Darminhalts sowie eines geringeren Wasserentzugs. Die Plazentagängigkeit ist noch unklar. Ein fetotoxisches Risiko ist nicht bekannt. Bisacodyl kann kurzfristig auch in der Schwangerschaft eingesetzt werden.

Kontraindiziert sind Aloe-haltige Abführmittel, Paraffinum subliquidum (hemmt die intestinale Resorption fettlöslicher Vitamine), Ducosat (Natrium-dioctylsulfosuccinat).

Geburtshilfliches Management

Entbindung: Vorzeitige Entbindung nur selten indiziert.

Wochenbett: „Schwangerschaftsassoziierte" Obstipation bis 3 Monate post partum möglich. Ggf. weiterführende Diagnostik, z. B. Defäkographie.

Stillen: Keine Einschränkungen. Bei einer kurzfristigen Therapie mit Bisacodyl kann ohne Einschränkungen gestillt werden.

Fazit: Die Therapie der Obstipation erfolgt in 3 Stufen: Ballaststoffe, erhöhte Flüssigkeitszufuhr etc.; Quellmittel (Lactulose, Macrogol) und Stimulanzien der Darmperistaltik (Bisacodyl). Eine rechtzeitige Therapie, auch Prävention, kann das Auftreten von Hämorrhoiden verhindern.

Literatur:

1. Ford F: Constipation in pregnancy. Pract Midwife. 2008; 11: 28–31.
2. Vazquez JC: Constipation, haemorrhoids, and heartburn in pregnancy. Clin Evid (Online). 2008 Feb 20; 2008. pii: 1411.
3. www.embryotox.de, abgerufen am 12. 12. 2009

6.8 Hämorrhoiden

Hämorrhoiden gehören zu einer Gruppe proktologischer Erkrankungen mit unspezifischen Beschwerden. In der Schwangerschaft kommt es häufiger zu Stauungen des Plexus haemorrhoidalis superior, der den arterio-venösen Schwellkörper proximal der Lionea dentata darstellt.

Es handelt sich um 3 fibrovaskuläre Schwellkissen, die in einem Scherengitter aus Bindegewebe verankert sind. Die Strukturen aus Bindegewebe stehen mit dem Sphincter ani in Verbindung. Jedes Schwellkissen beinhaltet einen venösen Plexus mit arteriovenösen Anastomosen. Diese flexible Gitterstruktur ist für die Erhaltung der Kontinenz verantwortlich. Die Schwellkissen können bei Dehnung der Regio analis auseinanderweichen; sie liegen dextroanterior, dextroposterior und sinistrolateral. Infolge zerstörter Gitterstrukturen kommt es zur Plexusdeszendenz mit Verminderung des venösen Rückflusses und zur Vergrößerung und Anschwellung dieses Weichteil-Gefäßkomplexes. Es folgen Entzündungen, Erosionen und Blutungen. Prädestiniert sind die Bereiche 3, 7 und 11 Uhr des Schwellkörpers, da in diesen Arealen die Äste der Arteria rectalis superior einmünden. Ein erhöhter Sphincterotonus liegt in der Schwangerschaft nicht vor. Prävalenz in der Schwangerschaft ca. 20% (4,4%−36,4%), Verlauf meist asymptomatisch.

Klassifikation nach der Klink:
- Hämorrhoiden nur proktoskopisch darstellbar (Grad 1);
- Prolaps beim Stuhlgang mit Spontanretraktion (Grad 2);
- Prolaps nur manuell reponierbar (Grad 3);
- Reposition des Prolaps nicht möglich (Grad 4).

Schwangerschaftskomplikationen: Prolaps, Prolaps-Inkarzeration, Thrombosierung, unvollständige Defäkationen, Obstipation.

Symptome: Hämorrhoiden entwickeln sich über Jahre. Ausgelöst werden die Beschwerden durch Reizzustände des Anoderms. Unspezifische Symptome sind Pruritus, Nässen, Blutungen, Schmerzen beim Stuhlgang und beim Sitzen, intraanales Druck- und Fremdkörpergefühl. Indirekte Zeichen sind hypertrophe Analpapillen und eine Vorpostenfalte. Schmerzen treten erst in fortgeschrittenen Stadien im Zusammenhang mit Reizzuständen auf. Beim Krankheitsgrad 3 ist das erweiterte Gefäßpolster nach dem Stuhlgang sichtbar, kann aber selbständig reponiert werden.; beim Grad 4 bleiben die Hämorrhoiden prolabiert und bilden einen Locus minoris resistentiae für Erosionen und Entzündungen.

Diagnostik: Gezielte Befragung nach Beschwerden, Inspektion der Perianalregion, rektale Untersuchung in der Schwangerschaft mit äußerster Vorsicht. Weiterführende Diagnostik: Prokto- und Rektoskopie führen zur definitiven Diagnosestellung.

Differenzialdiagnosen: Marisken (mit Haut überzogene Knötchen ohne Krankheitswert), Condylomata acuminata, Analfissuren, perianale Abszesse, perianale Fisteln, Perianalvenenthrombose, Varicosis vulvae. Plötzlich auftretende „Pseudohämorrhoiden", insbesondere mit Schmerzen, sprechen für eine Analvenenthrombose.

Therapie: Chirurgische Intervention nach Möglichkeit erst post partum. Vorzugsweise sollte in der Schwangerschaft nach strenger Indikationsstellung, ab Grad 3, die Haemorrhoidopexie nach Longo bei einem zirkulären Hämorrhoidalprolaps durchgeführt werden. Im 4. Stadium kann die Sklerosierung palliativ angewandt werden.
In der Schwangerschaft ist zunächst vorrangig für eine verbesserte Darmpassage zu sorgen (siehe auch Kapitel Obstipation):
- Leinsamen, Flohschalensamen;
- Lactulose, Bifinorma® Sirup, Bifiteral® Sirup, 7,5−15 ml (5−10 g) 1−2-mal tgl.;
- Lacitol, Importal® Pulver, Rote Liste Gr.4, 20g/Tag;

Topische Therapiemaßnahmen sind:
- Hamamelis, Hamamelis-Salbe N LAW, Hametum® Crème;
- topische Steroide, Dexamethason Salbe LAW, 1-mal täglich auftragen;

Keine Langzeitanwendung lokaler Präparate, da sich Ekzeme des Anoderms bilden können.

Orale Medikation: Semisynthetische Flavonoide (Rutosid). Es soll zur Hemmung der Prostaglandinsynthese kommen. Ausgewiesen als Antihämorrhagicum und Venentherapeuticum. Placebo kontrollierte Studie in der Schwangerschaft liegt vor. Rutin-Kapseln, 1 Kapsel enthält Rutosid 50 mg, in der Schwangerschaft strenge Indikationsstellung. Dosierung: 1-mal tgl. 1 Kapsel, Bestandteile des Rutosids sind Lezithin, Raps- und Sojaöl.

Weder für orale medikamentöse Ansätze, z. B. Rutosid (Rutin-Kapseln), noch für topische Therapieverfahren gibt es gegenwärtig eine Evidenz zur Empfehlung in den Stadien Grad 1 und 2, 3 und 4.

Prävention: Der effektivste Weg, Hämorrhoiden zu vermeiden, ist es, Obstipation zu vermeiden. Ballaststoffreiche Kost, täglich reichlich Flüssigkeit zuführen, ausreichende körperliche Aktivität. Rasche Darmpassagen führen auch zur Druckentlastung im Plexus haemorrhoidalis und beugen einem zu starken Pressvorgang vor. Bei bekannten Stuhlgangsbeschwerden können vorsichtige mechanische Analdehnungen, einmal täglich mit Doloposterine® und einem zugehörigen Analdehner, die Ausbildung krank- und schmerzhafter Hämorrhoiden verhindern. Diese Maßnahmen, einschließlich einer Salbenbehandlung, führen nur zu einer Reduktion entzündlicher Begleitreaktionen und besitzen keinen kausalen Therapiecharakter. Zur Prävention von Komplikationen gehören des Weiteren Hygieneberatung (spezielle Reinigungstücher) und Ernährungsberatung. Tägliche Beckenbodenübungen, Seitenlage beim Schlafen können das Fortschreiten der Erkrankung verhindern. Wichtig ist die Aufklärung: Hämorrhoiden verschwinden oft von selbst bis 6 Wochen nach der Schwangerschaft.

Geburtshilfliches Management

Entbindungsmodus: Bei Hämorrhoiden Grad 4 ist eine primäre Sectio caesarea zu erwägen.

Wochenbett: Nach der Geburt ist ein Bidet am angenehmsten für die Reinigung.

Stillen: Keine Einschränkungen.

Fazit: Aufklärung, Hygiene- und Ernährungsberatung sind die wichtigsten Instrumente zur Prävention des voll ausgeprägten Krankheitsbildes in der Schwangerschaft. Symptome sind gewöhnlich mild und transient. Häufig werden Hämorrhoiden erst unter der Geburt sichtbar. Von einer Spontanremission ist in den meisten Fällen auszugehen.

Literatur:

1. Forner M: Proktologische Erkrankungen in der gynäkologischen Praxis. Frauenarzt 2006; 47: 102–106.

2. Gojnic M, Dugalic V, Papic M, Vidakoviæ S, Miliæeviæ S, Pervulov M: The significance of detailed examination of hemorrhoids during pregnancy. Clin Exp Obstet Gynecol. 2005; 32: 183–184.
3. Longo A. Treatment of haemorrhoids disease by reduction of mucosa and haemorrhoidal prolapse with a circular suturing device: a new procedure. In: 6th World Congress of Endoscopic Surgery. Rome, 3–6 June 1998.
4. Quijano CE, Abalos E: Conservative management of symptomatic and/or complicated haemorrhoids in pregnancy and the puerperium. Cochrane Database Syst Rev. 2005; Jul 83); 20: CD004077.

6.9 Mangelernährung

Aufgrund ansteigender Adipositas-Raten wird die absolute und relative Mangelernährung häufig unterschätzt. Bei jungen Frauen nehmen Anorexie und Bulimie zu. Bei Adipositas führt die einseitige Ernährung zu Mangelerscheinungen. In den meisten Fällen wird die Mangelernährung primär weder erkannt noch behandelt. Bei jungen Mädchen erfolgt eine ärztliche Vorstellung erst sehr spät. „Europe fights nutrition" – so lautet eine Kampagne der Europäischen Gesellschaft für klinische Ernährung und Stoffwechsel, der sich auch die Deutsche Gesellschaft für Ernährungsmedizin e. V. angeschlossen hat (Weimann et al. 2010).
Konstitutionelle und psychische Disposition sowie vor allem soziale Faktoren spielen eine Rolle bei der Entstehung von Essstörungen. Essstörungen sind schwere seelische Erkrankungen. Teenager-Schwangerschaften sind häufiger betroffen (Molina et al. 2010).
Der Kinder- und Jugendgesundheitssurvey 2007 (KiGGS) des Robert-Koch-Instituts betont, dass die Anorexia nervosa die höchste Letalitätsrate unter allen psychiatrischen Erkrankungen hat.

Prävalenz:
- 20 Prozent der Kinder und Jugendlichen zwischen 11 und 17 Jahren weisen Symptome von Essstörungen auf.
- Essstörungen: Anorexia nervosa, Bulimie, Binge Eating Disorder, Adipositas;
- allen Essstörungen gemeinsam: Verunsicherung und eine psychisch wie sozial belastende Problematik mit z. T. starken körperlichen Beeinträchtigungen und Gefährdungen;
- Einfluss von Variablen, wie Alter und sozialer Status.

Komplexe Auslöser von Essstörungen:
- persönliche Dispositionen;
- Kombination externer Faktoren; z. B. Stabilität, soziales Umfeld, Isolation; Körperbilder, Gruppendruck, familiäre Anforderungsstrukturen, geringer Selbstwert;
- gesellschaftliche Normen.

Psychosomatische und individualisierte Therapie; in der Schwangerschaft auch stationär. Sehr wichtig: suizidale Gefährdung ausschließen.

Klinik der Mangelernährung (BMI <12,5 kg/m^2):
- Kachexie;
- Waisting;
- Sarkopenie.

Tab. 6.4: Wichtige Parameter bei Kachexie, Wasting und Sarkopenie (Quelle: Deutsche Gesellschaft für Nährstoffmedizin und Prävention (DGNP) e. V., Muscaritoli et al. 2010).

Parameter	Kachexie	Wasting	Sarkopenie
Gewicht	= bis (↓)	↓	= bis (↓) bzw. ↓
Körperzellmasse	↓	↓	↓ (Muskel)
Funktion	↓	↓	↓
Anorexia nervosa	– bis (+)	++	– bis (+)
Energieverbrauch	↑	= bis (↑)	= bis (↑)
Immunität	↓	= bis (↓)	= bis (↓)
Mortalität	↑	↑	?
Beispiele	Tuberkulose Tumorerkrankungen Leberzirrhose Rheumatoide Arthritis	AIDS Intensivpatienten Leberversagen	Alter Muskeldystrophie Glukokortikoide

Mangelernährung-Screening (Kondrup et al. 2003, Huhmann und August 2008):
- keine einheitlichen Richtlinien zur Einschätzung einer Mangelernährung;
- ASPEN guidelines for nutrition screening;
- Empfehlungen für enterale und parenterale Ernährung;
- MUST = Malnutrition universal screening tool;
- NRS = Nutritional risk screening;
  - MNA = Mini Nutritional Assessment;
  - BIA = Bio-Impedanz-Analyse;
  - Hautfaltenmessung über der Trizepsmuskulatur;
- Oberarmumfang;
- Faustschluss-Kraft;
- BMI unzureichend; BMI <18,5 kg/m² = Cut off für Mangelernährung; andere Angaben BMI <20,5 kg/m².

Sowohl ein klinischer als auch ein Ernährungsstatus mit entsprechender Analyse sind Bestandteil der Schwangerenberatung. Mangelernährung in der Schwangerschaft geht immer mit einem Mikronährstoffmangel einher. Dabei erhöhen „multiple" Mikronährstoffsupplemente den Hämoglobinwert stärker als lediglich Substitutionen mit Eisen und/oder Folsäure. Bei einer täglichen Kalorienzufuhr in der Schwangerschaft <1.000 kcal kommt es zu einer extremen fetalen Wachstumsretardierung mit Geburtsgewichten <1.000 g. Die Gewichtszunahme im 2. Trimester sollte nicht 6 kg unterschreiten. Neben der täglichen Energiezufuhr (Proteine!) ist der Vitamin-B12-Status, der Eisen- und Folsäurestatus zur Prävention der fetalen Wachstumsrestriktion von Bedeutung.

3–4 % aller Schwangerschaften mit fetaler Wachstumsrestriktion haben spezifische Ursachen:
- Implantationsanomalien:
  - Gestationshypertonie;
  - Mehrlingsschwangerschaften;
  - zeitliche Übertragung;

- Mütterliche Faktoren:
  - Hypertonie;
  - Herzerkrankungen;
  - Diabetes mellitus Typ 1 mit Gefäßkomplikationen;
  - Nikotinabusus;
  - Fehlernährung;
  - Stress;
  - Uterusfehlbildungen;
  - Uterus myomatosus.
- Fetale Ursachen:
  - Chromosomenaberrationen;
  - Fehlbildungen;
  - Infektionen (Cytomegalie, Parvovirus B19).

Chronisches mütterliches Energiedefizit – defizitärer Komplex (Singh et al. 2008):
- Vitamin A-Defizit; Sehstörungen (bitot spots);
- Vitamin-B-Komplex-Defizit; Stomatitis, Cheilosis (Ariboflavinose bei Vitamin-B2-Mangel; Diagnose durch Zahnarzt(!)), Glossitis;
- Anämie-Rate ca. 35 %;
- Eiweißdefizit 16 %.

Mangelernährung bei Adipositas (Stephan et al. 2010):
Hauptsächlich handelt es sich um eine quantitativ verminderte Mikronährstoffaufnahme bei einem Übermaß an Energie-Aufnahme. Typisch ist ein Mangel antioxidativer und fettlöslicher Vitamine. Gründe dafür sind:
- Speicherung fettlöslicher Vitamine im Fettgewebe;
- generalisierte Inflammation;
- oxidativer Stress.

Die häufigsten Mikronährstoffmängel sind:
- Vitamin B12;
- Zink;
- Selen;
- Vitamin D (25-Hydroxy-Vitamin D3, häufigster Mangel(!)).
- **Wichtig:** Mikronährstoffstatus nach bariatrischer Chirurgie.

Literatur:

1. Allen LH, Peerson JM; Maternal Micronutrient Supplementation Study Group: Impact of multiple micronutrients versus iron-folic acid supplements on maternal anemia and micronutrient status in pregnancy. Food Nutr Bull. 2009; 30: S527–S532.
2. Dalmiya N, Darnton-Hill I, Schultink W, Shrimpton R: Multiple micronutrient supplementation during pregnancy: a decade of collaboration in action. Food Nutr Bull. 2009; 30: S477–S479.
3. Huhmann MB, August DA: Review of American Society for Parenteral and Enteral Nutrition (ASPEN) Clinical Guidelines for Nutrition Support in Cancer Patients: nutrition screening and assessment. Nutr Clin Pract 2008; 23: 182–188.
4. Kondrup J, Allison SP, Elia M, Vellas B, Plauth M; Educational and Clinical Practice Committee, European Society of Parenteral and Enteral Nutrition (ESPEN): ESPEN guidelines for nutrition screening 2002. Clin Nutr 2003; 22: 415–421.

5. Molina RC, Roca CG, Zamorano JS, Araya EG: Family planning and adolescent pregnancy. Best Pract Res Clin Obstet Gynaecol. 2010; 24: 209–222.
6. Muscaritoli M, Anker SD, Argilés J, Aversa Z, Bauer JM, Biolo G, Boirie Y, Bosaeus I, Cederholm T, Costelli P, Fearon KC, Laviano A, Maggio M, Fanelli FR,Schneider SM, Schols A, Sieber CC: Consensus definition of sarcopenia, cachexia and pre-cachexia: joint document elaborated by Special Interest Groups (SIG) "cachexia-anorexia in chronic wasting diseases" and "nutrition in geriatrics". Clin Nutr. 2010; 29: 154–159.
7. Singh MB, Lakshminarayana J, Fotedar R: Chronic energy deficiency and its association with dietary factors in adults of drought affected desert areas of Western Rajasthan, India. Asia Pac J Clin Nutr 2008; 17: 580–585.
8. Stephan C, Bischoff ADM, Weser G: Mangelernährung bei Adipositas. In: Weimann A, Schütz T, Lochs H (Hrsg.) Krankheitsbedingte Mangelernährung. Eine Herausforderung für unser Gesundheitswesen? Pabst Science Publishers, Lengerich, 2010.
9. Weimann A, Schütz T, Lochs H: Krankheitsbedingte Mangelernährung. Eine Herausforderung für unser Gesundheitswesen? Pabst Science Publishers, Lengerich, 2010.

6.10 Hyperemesis gravidarum

Kostformen:
• Breikost unterschiedlicher Konsistenz;
• pürierte Kost;
• semiliquide Kost (Joghurt);
• Andicken von Flüssigkeiten.
Ausschluss von Schluckstörungen, Anorexia und Bulimia nervosa, Dysphagie-Gefahren:
• Penetration;
• Aspiration.

Definition: Übelkeitsattacken (Nausea) im 1. Trimester, die sich im 2. Trimester meist wieder zurückbilden, besitzen keinen Krankheitswert. Betroffen sind vor allem sehr junge, unsichere oder psychisch stark belastete Frauen sowie Frauen mit anamnestischer primärer Dysmenorrhoe. Dieses zunächst „unsicheres Schwangerschaftszeichen" kann in einem Viertel der Fälle in eine manifeste Hyperemesis übergehen. Psychosomatische Komponenten, z. B. Schwangerschaftskonflikte sind pathogenetisch von Bedeutung. Auch bedeutungsvoll sind gestörte Sinneswahrnehmungen (Geruchs- und Gleichgewichtssinn), gesteigerte gastrointestinale Sensitivität, Nikotinabusus, höheres mütterliches Alter, Mehrlingsschwangerschaften, Trisomie 18, Trisomie 21. Bezeichnend ist ein HCG-Anstieg im mütterlichen Serum. HCG kann zur Steigerung der Schilddrüsenfunktion führen. Andererseits kommt Hyperemesis gravidarum auch nach Thyroidektomie vor. Leichte Formen der Hyperemesis persistieren bei 20 % der Betroffenen bis zum 3. Trimester. Eine ausgeprägte Symptomatik – Hyperemesis gravidarum – entwickelt sich in 1 %–3 % der Schwangeren. Nausea und Hyperemesis werden auch als „Emesis-Syndrom" zusammengefasst. Es handelt sich um ein multifaktorielles Geschehen.

Schwangerschaftskomplikationen: Depressionen, Gleichgewichtsstörungen, Mangelernährung, Aborte, intrauterine Wachstumsrestriktion, Früh- und Totgeburten. Gefährlich sind Elektrolytverschiebungen (Kaliumverlust) im Zusammenhang mit Ketonurie. Weitere Komplikationen sind: Infektanfälligkeit (vermindertes antioxidatives Potenzial, Vitamindefizit), Helicobacter pylori Infektionen, Refluxösophagitis. Seltene, jedoch bekannte Komplikationen bei ausgeprägter Hyperemesis gravidarum sind: Wernicke's Enzephalopathie (Thiamin-Defizit: Hyporeflexie, Ataxie, Nystagmus, gestörte Gedächtnisleistung), osmotisches Demyelinationssyndrom, Thromboembolie, Hirn-Sinusthrombose.

Sodbrennen:
- Sodbrennen in der Schwangerschaft häufiger assoziiert mit vermehrtem Verzehr ungesättigter Fettsäuren.
- Sodbrennen ist assoziiert mit Übelkeit (Nausea) und Brechreiz (Emesis) und kann diese Symptome verstärken.
- Zigaretten, Kaffee, koffeinhaltige Lebensmittel meiden;
- weniger voluminöse Mahlzeiten mit geringem Fett- und Zuckergehalt während der Therapie hoher Eiweißanteil günstig;
- Stress abbauen.

Klinik

Symptome: Reduzierter Allgemeinzustand, Dehydrierung, Gewichtsverlust, selten Ikterus. Somnolenz und akutes Abdomen möglich.

Diagnostik: HCG im Serum im 1. und 2. Trimester (Estradiol ist nicht erhöht!), Basis-Labordiagnostik, Schilddrüsenfunktionsdiagnostik (TSH, fT3, fT4, ggf. Schilddrüsenautoantikörper (TPO-Antikörper, TSH-Rezeptor-Antikörper). Infolge gestörter Leberfunktion im Serum erhöht sind: Transaminasen, alkalische Phosphatase, Gallensäuren, Bilirubin, Prothrombinzeit. MRT bei V. a. Wernicke's Enzephalopathie. Ggf. Ösophagogastroduodenoskopie. Obligat: Schilddrüsenfunktion prüfen!
Schilddrüsenfunktionsdiagnostik differenziert in:
- Pseudohyperthyreose: Supprimiertes TSH, normales fT3 und fT4;
- latente Hyperthyreose: Supprimiertes TSH, erhöhtes fT3, fT4 im oberen Grenzbereich;
- Schwangerschaftshyperthyreose: TSH, erhöhtes fT3, fT4;
- M. Basedow (selten): TRAK (TSH- Rezeptor-Antikörper) 80%–100%.

Differenzialdiagnosen: Blasenmole (HCG-Anstieg), Schilddrüsen-Funktionsstörungen (hyperthyreote Stoffwechsellage), primärer Hyperparathyroidismus, Gastritis, Cholezystolithiasis, Choledochuszyste, Porphyrie, Zwerchfellhernie, Meningitis.

Therapie: Der klinische Verlauf, verbunden mit den Symptomen Übelkeit, Erbrechen, Malnutrition, ist fließend, individuell sehr unterschiedlich und korreliert nicht mit den Komplikationen. Leitsymptome sind Ketonurie und Kaliumverlust. Dehydrierung und Gewichtsverlust der Schwangeren können bevorzugt stationär mit Infusionen ausgeglichen werden; in Ausnahmefällen parenterale Ernährung. Einige Autoren empfehlen zusätzlich Diazepam. Thromboseprophylaxe bei stationärer Therapie (Cave: Hämokonzentration!). Die Therapie umfasst einen Algorithmus einer Evidenz basierten Stufentherapie:
- Stufe 1: Ausschluss einer Schilddrüsenfunktionsstörung, psychosomatische Ursachenforschung;

- Stufe 2: Ernährungsberatung (kleine Mahlzeiten beginnen bereits vor dem Aufstehen);
- Akupressur P6 (Innenseite des Unterarms, 3 Querfinger oberhalb des Handgelenks);
- Stufe 3: Ingwer roh, Ingwer Tee, Ingwerkapseln;
- Stufe 4: Vitamin B6 3 × 10 mg/Tag, ergänzt durch Vitamin B12, Vitamin B1;
- Stufe 5: H1-Antagonist Meclozin (Peremesin) 4 × 12,5 mg/Tag, H1-Antagonist Doxylamin 3 × 12,5 mg/Tag (Doxylamin wird Gruppe 4 bezüglich Anwendung in der Schwangerschaft zugeordnet), Antemetikum Metoclopramid (MCP) 4 × 10 mg/Tag, Psychopharmakon Promethazin (Atosil) 4 × 12,5 mg/Tag.
- Stufe 6: Metoclopramid i. v. 1,2–1,8 mg/h plus Diphenhydramine 50 mg 6-stündlich. Oder:
- Droperidol 0,5–1 mg/h plus Diphenhydramine 25–50 mg 6-stündlich.

Prävention: Thiamin (Vitamin B1)-Supplementation bei prolongiertem Schwangerschaftserbrechen.

Geburtshilfliches Management

Spätestens mit der Geburt persistieren die Symptome. In Ausnahmefällen ist eine vorzeitige Entbindung indiziert. Es kann sich dabei um eine maternale und/oder fetale Indikation handeln.

Fazit: Das Emesis-Syndrom umfasst milde und schwere (lebensbedrohliche) Formen der Hyperemesis gravidarum. Frühzeitig sollte eine Thiamin (Vitamin B1)-Supplementation erfolgen. Weitere Therapiemaßnahmen basieren auf einem Stufenkonzept von Ernährungsberatung, über orthomolekulare Substanzen bis zur Anwendung von Antihistaminika, H1-Antagonisten, Antemetika und Psychopharmaka.

Literatur:

1. Bühling KJ, Bohnet HG: Ursachen und Therapie der Schwangerschaftsübelkeit. Frauenarzt 2006; 47: 1110–1113.
2. Bottomley C, Bourne T : Management strategies for hyperemesis. Best Pract Res Clin Obstet Gynaecol. 2009 Aug; 23(4): 549–64
3. Chiossi G, Neri I, Cavazzuti M, Basso G, Facchinetti F: Hyperemesis gravidarum complicated by Wernicke encephalopathy: background, case report, and review of the literature. Obstet Gynecol Surv. 2006; 61: 255–268.
4. www.akupressur-band.de, abgerufen am 15. 12. 2009

7 Diabetes

7.1 Diabetes und Schwangerschaft

Ernährungsberatung bei Diabetes und Schwangerschaft folgt den Empfehlungen der Deutschen Gesellschaft für Diabetes. Aktuell werden die Kohlenhydrate als hauptsächliche Energielieferanten empfohlen. Diabetiker müssen systematisch geschult werden. Im Zusammenhang mit der Ernährung ist die funktionelle Insulintherapie von Bedeutung. Der Gynäkologe wird hauptsächlich mit dem Gestationsdiabetes konfrontiert. Die Prävalenz des Diabetes mellitus Typ 1 ist konstant; der Diabetes Typ 2 nimmt im fertilen Alter aufgrund von Adipositas und metabolischem Syndrom zu.

Juveniler insulinpflichtiger Diabetes (IDDM); Prävalenz präkonzeptionell 0,7 %–0,8 %. Während der prägraviden Stoffwechscleinstellung sollten insbesondere Retinopathie (benigne, proliferative Retinopathie) und Nephropathie eingestuft werden. Es ist darauf hinzuweisen, dass die früher herausragende Bedeutung der White-Klassifikation als prognostischer Schwangerschaftsparameter nicht mehr relevant ist. Die Prognose ist abhängig von der Qualität der Betreuung.

„Bis zu 90 % aller Erkrankungen an Diabetes Typ 2 ließen sich verhindern", H. Hauner, Tagungspräsident des 43. Deutschen Diabetes-Kongress. Diese Aussage ist auch für Schwangere von Bedeutung, da der Gestationsdiabetes (GDM) ein Risikofaktor für

Tab. 7.1: Klassifikation des Diabetes mellitus nach der Ätiologie (modifiziert nach den Evidenz basierten Leitlinien der DDG, Aktualisierung 10/2004).

Einteilung des Diabetes	Merkmale
I = Diabetes mellitus Typ 1	β-Zellzerstörung, die üblicherweise zum absoluten Insulinmangel führt • Autoimmunologisch bedingt • Idiopathisch
II = Diabetes mellitus Typ 2	Vorherrschende Insulinresistenz mit relativem Insulinmangel bis vorwiegend sekretorischer Defekt mit Insulinresistenz
III = andere Ursachen	• A: Genetische Defekte der β-Zellfunktion • B: Genetische Defekte der Insulinwirkung • C: Erkrankungen des exokrinen Pankreas • D: Endokrinopathien • E: Medikamenten- oder Chemikalieninduziert • F: Infektionen • G: Seltene Formen des immunvermittelten Diabetes • Andere, gelegentlich mit Diabetes assoziierte genetische Syndrome
IV = Gestationsdiabetes	

Tab. 7.2: Komplikationen bei Diabetes und Schwangerschaft durch mangelhaft eingestellten Stoffwechsel.

Schwangerschaftswochen	Fetus	Mutter
4		Hyperemesis
8	Missbildungen	häufiger Schocknähen
12	Abort	
16		
20	Hydramnion	Pyelonephritis
24	Fruchttod	Retinopathie
28	Makrosomie	Nephropathie
36	Fetopathie	Präeklampsie
40		

einen späteren Diabetes Typ 2 ist. Gegenwärtig ist davon auszugehen, dass ca. 7 Mio. Bundesbürger von Diabetes betroffen sind. Für Deutschland ist in der Altersgruppe 35–59 Jahre die Annahme berechtigt, dass ca. 3,1 Millionen Prä-Diabetiker unentdeckt sind. Diabetiker erhalten oft Antihypertensiva. Ist der Blutdruck zu niedrig, wird das Herz nicht ausreichend versorgt. Der optimale Blutdruck beträgt entsprechend den veränderten Empfehlungen der European Society of Hypertension, der diabetesDE und DDG 130 bis 140/80 bis 85 mm Hg.

Folgende Aspekte zur Diabetesprävention sind u. a. von Bedeutung:
- Screening: Leibesumfang (bei Frauen > 80 cm) und 75g oGTT;
- Ernährungsberatung, Ernährungserziehung, Aktionsprogramme;
- Förderung von staatlichen Initiativen zur Prävention;
- Einbeziehung der Ernährungsindustrie in die Prävention;
- Einsichten: Diabetesprävention beginnt in der Schwangerschaft und in der Kindheit, Prävention als Bestandteil von Beruf und Freizeit, Prävention als Bestand von Kultur und Bildung.

Bewertet werden die Blutglukose-Messergebnisse des 75 g OGTT vor dem Test (nüchtern) sowie eine und zwei Stunden nach Ende des Trinkens der Testlösung.

Risikofaktoren für Diabetes Typ 2 (für die präkonzeptionelle Beratung):
- 5-fach erhöhtes Risiko bei erhöhtem Nüchternblutzucker;
- 9-fach erhöhtes Risiko bei gestörter Glukosetoleranz;
- 20-fach erhöhtes Risiko bei erhöhtem Nüchternblutzucker und gestörter Glukosetoleranz;
- 5-fach erhöhtes Risiko bei zentraler Adipositas;
- 3-fach erhöhtes Risiko bei Hypertonus.

Tab. 7.3: Vorliegen eines GDM, wenn einer der folgenden drei Grenzwerte erreicht oder überschritten wird (75 g. oGTT)

Messzeitpunkt	kapilläres Vollblut (mg/dl)	(mmol/l)	venöses Plasma (mg/dl)	(mmol/l)
Nüchtern	>90	>5,0	>95	>5,3
Nach 1 Stunde	>180	>10,0	>180	>10,0
Nach 2 Stunden	>155	>8,6	>155	>8,6

Auch in der Schwangerschaft ist Adipositas nicht nur ein Risikofaktor für den Gestationsdiabetes, sondern erschwert auch die Behandlung desselben. Adipositas und Schwangerschaftsdiabetes sind die häufigsten Erkrankungen in der Schwangerschaft. Ein wesentlicher Grund hierfür ist, dass durch die metabolische Programmierung ein sogenannter Generationentransfer des Diabetes mellitus Typ 2 stattfindet. D. h., die Stoffwechselsituation des Feten wird bereits hinsichtlich einer Stoffwechselsituation entsprechend eines Diabetes mellitus Typ 2 programmiert. Epigenetische Faktoren tragen dazu bei, dass derart vorprogrammierte Neugeborene ein Risikokollektiv für den adulten Diabetes mellitus Typ 2 darstellen. Am Beispiel des Schwangerschaftsdiabetes wird deutlich, dass ein Ernährungsberater für die Schwangerschaft ein Präventionsberater für degenerative Erkrankungen der nächsten Generation ist. Klinische Studien können belegen, dass mit zunehmendem Gewicht der Mutter auch das spätere Risiko des Kindes, an Diabetes und Herzkreislaufkrankheiten zu erkranken, ansteigt.

Gestationsdiabetes und fetale Programmierung:
- „Glukosemast" des Ungeborenen;
- Hyperplasie der fetalen insulinproduzierenden Zellen in der Bauchspeicheldrüse;
- Fehlprogrammierung von Stoffwechsel, Appetit und Körpergewichtsregulation des Feten;
- Vitamin-D-Mangel erhöht Diabetes-Risiko.

Gelingt nicht die Prävention des Gestationsdiabetes, so ist es dennoch von Bedeutung, einen Schwangerschaftsdiabetes so früh wie möglich in der Schwangerschaft zu erkennen, denn bei rechtzeitiger Behandlung halbiert sich die Häufigkeit von Übergewicht, Makrosomie bei Neugeborenen und Kindern.

Die umfangreichste bisher publizierte Studie zum Gestationsdiabetes ist die HAPO-Studie (Hyperglycemia adverse Pregnancy Outcome). Die Studie umfasst Daten von 23.316 Schwangeren weltweit. Wesentlicher Bestandteil der Methode war ein Screening in Form eines oralen Glukosetoleranztests zu Beginn des 3. Trimesters.

Wichtige Ergebnisse der HAPO-Studie:
- Ein gestörter Glukosetoleranztest in der Schwangerschaft ist ein mütterlicher und kindlicher Risikofaktor.
- Erhöhte Blutzuckerwerte korrelieren mit einem erhöhten Neugeborenengewicht, mit einer Zunahme der Häufigkeit von Kaiserschnittentbindungen, mit einer Zunahme von neonatalen Hyperinsulinämien.
- Es existiert kein komplikationsfreier unterer Schwellenwert von Blutzuckerwerten im Glukosetoleranztest.

Wichtige Faktoren bei der Primär- und Sekundärprävention des Gestationsdiabetes sind demnach sowohl eine Ernährungsberatung bzw. Ernährungsumstellung als auch ein frühzeitiges Screening auf Gestationsdiabetes in der Schwangerschaft. Die Orientierung auf Risikogruppen (z. B. Übergewicht und Adipositas) ist von besonderem Interesse.

Diabetes mellitus Typ 2:
- Schwangere mit Diabetes Typ 2 müssen ihren zu hohen Blutzuckerspiegel senken, um Folgekrankheiten für Mutter und Kind zu vermeiden; HbA1c <7 % (6,5 %!).
- Vitamin-D-Mangel in der Schwangerschaft beseitigen. Das fettlösliche Vitamin D ist unter anderem in Fisch, wie Lachs, Thunfisch und Makrele enthalten.

Für die Ernährung relevante Kontrollparameter:
- Freie Fettsäuren (FFA): <0,5 mmol/l;
- Homozystein im Serum: <8,0 mmol/l;
- Homa-Index (HOMA-IR): <2,0 = Marker für Insulinresistenz;
- Triglyzeride: <2,0 mmol/l;
- Gestationsdiabetes: Homozystein im Serum korreliert invers mit Vitamin B12 und Folat im Serum.

Schwangerenberatung: Sowohl präkonzeptionell als auch während der Schwangerschaft und im Wochenbett wird es zunehmend ärztliche Aufgabe sein, sich mit Problemen des Diabetes mellitus Typ 1, des Diabetes mellitus Typ 2 und des Gestationsdiabetes auseinander zu setzen.

Folgende Zielparameter (Surrogatmarker) sind in Ernährungsstudien bei Diabetikern von Interesse:
- Glykämie: Nüchtern-Blutglukose, postprandiale Blutglukose, glykiertes Hämoglobin (HbA1c);
- Körpermaße: Adipositas, Körpergewicht, BMI, Taillenumfang;
- Lipoproteinprofil: Gesamt-Cholesterin, LDL-Cholesterin, HDL-Cholesterin, Triglyceride;
- Blutdruck;
- Insulin-Empfindlichkeit: Nüchtern-Insulin, postprandiales Insulin, Insulin- Sensitivitäts-Index, Glukose-Gesamt-Verfügbarkeit;
- Nierenfunktion: Mikroalbuminurie, Proteinurie, glomeruläre Filtrationsrate.

Beratung zur Reduktion energiedichter Lebensmittel:
- Lebensmittel, die viel gesättigte Fette und freie Zucker enthalten, meiden.
- Bevorzugung von Kohlenhydraten mit einem niedrigen Glykämie-Index (z. B. Pasta, Nüsse, Roggen, Vollkornbrot, Kidneybohnen). Nüsse, Bohnen und Linsen sind noch günstiger als Vollkornprodukte. Wesentlich ist auch die Erhöhung der Ballaststoffzufuhr, um die Aufnahme energiedichter Lebensmittel zu senken.
- Bohnen, Linsen, Erbsen, Nüsse, Pasta, kurz gekochten Reis, Haferflocken und Haferkleie sowie Brot mit niedrigem glykämischen Index, wie Pumpernickel, über 6 Monate: Reduktion des HbA1C-Wertes um 0,5 %.
- Niedrig glykämische Kost erhöht HDL-C-Werte.

Kaffeekonsum vermindert Insulinsensitivität bei Gestationsdiabetikerinnen.

Empfehlungen zur Fettaufnahme: Die Empfehlungen zur Fettaufnahme orientieren sich insbesondere am hohen Risiko für kardiovaskuläre Komplikationen. Beim Diabetes mellitus Typ 2 besteht schon vor der Diagnose ein erhöhtes Risiko für Herzkreislauferkrankungen. Somit ist davon auszugehen, dass auch beim Gestationsdiabetes Gefäßveränderungen bei der Mutter (beim Feten?) induziert werden.

Ernährungsmedizinisch ist die Fettmodifikation von besonderem Interesse:
- Senkung des LDL-Cholesterins durch den Austausch von gesättigten Fettsäuren durch ungesättigte Fettsäuren oder durch Kohlenhydrate (Polysacharide);
- günstiges postprandiales Lipidmuster durch Fettmodifikation;
- Vermeidung der Aufnahme von Transfettsäuren (Margarine-Sorten!).

Der Austausch von gesättigten Fettsäuren durch ungesättigte Fettsäuren vermindert auch die postprandiale Insulinämie. Die Gesamtfettaufnahme pro Tag sollte jedoch

<30 Energieprozent betragen. Aus Beobachtungsstudien resultiert die Empfehlung zur Aufnahme von Omega-3-Fettsäuren:

- Kaltwasserfisch (einfach und mehrfach ungesättigte Omega-3-Fettsäuren):
- Pflanzenöle (mehrfach ungesättigte Omega-3-Fettsäuren, auch einfach ungesättigte Omega-3-Fettsäuren, z. B. Rapsöl, Olivenöl).

Gegenwärtig gibt es keine präzisen Empfehlungen für das optimale Verhältnis von Omega-3- zu Omega-6-Fettsäuren. Des Weiteren wird eine Cholesterinbegrenzung in der täglichen Kost empfohlen (300 mg).

An essenziellen Fettsäuren-reiche Nahrungsmittel:

- Linolsäure (Omega-6-Fettsäure): Pflanzenöle, z. B. Sesam-, Sonnenblumenöl;
- Linolensäure (Omega-6-Fettsäure): Walnüsse, Weizenkeime, Leinsamen;
- γ-Linolensäure (Omega-6-Fettsäure): Nachtkerzenöl, Borretschöl, Öl aus schwarzen Johannisbeeren;
- Omega-3-Fettsäuren (EPA, DHA): Kaltwasserfische, Fischölkapseln, Olivenöl, Rapsöl.

Empfohlene Menge an täglicher Zufuhr von essenziellen Fettsäuren:

- Linolsäure: 7–10% der täglichen Energieaufnahme;
- Linolensäure: 2–3% der täglichen Energieaufnahme;
- γ-Linolensäure: 0,5–1 g pro Tag;
- Omega-3-Fettsäuren: 0, 5–1 g pro Tag.

Von häufigen Fischmahlzeiten können Diabetiker mit drohender oder manifester Nephropathie profitieren; vermindertes Risiko für die Ausbildung einer Makroalbuminurie.

Schlussfolgerungen für die Fettaufnahme:

- Gesättigte und trans-ungesättigte Fettsäuren <10% der Gesamttagesenergie;
- bei erhöhtem LDL-Cholesterin noch geringere Aufnahme <8%;
- tägliche Cholesterinaufnahme <300 mg;
- einfach ungesättigte Fettsäuren können 10–20% der Gesamtenergie ausmachen;
- Gesamtfettaufnahme <30% der täglichen Energiezufuhr;
- angemessene Aufnahme von Omega-3-Fettsäuren durch den Verzehr von 2–3 Portionen Fisch pro Woche gemeinsam mit Pflanzenölen (z. B. Rapsöl);
- mehrfach ungesättigte Fettsäuren <10% der täglichen Energiezufuhr (vgl. einfach ungesättigte Fettsäuren 10–20% der täglichen Energiezufuhr)
- bei Übergewicht: Gesamtfettmenge <30% der täglichen Energiezufuhr;
- Mandeln (nicht Mandelöl!) senken postprandiale Hypertriglyzeridämie;
- Cholesterin-senkende Diät-Margarine, z. B. Becel pro-activ, kann für die Schwangerschaft nicht generell empfohlen werden.

Nahrungsergänzung mit Walnüssen: 56 g Walnüsse (366 kcal) pro Tag bewirken nach wenigen Wochen eine endothelabhängige Vasodilatation (klinische Studie). Der Glukosestoffwechsel wird nicht beeinflusst. Für gewöhnlich werden 5 g Walnüsse pro Tag empfohlen.

Empfehlungen zur Proteinaufnahme: In der Schwangerschaft ist allgemein von einer Proteinaufnahme 30% der täglichen Energiezufuhr auszugehen. Insbesondere bei Typ-1-Diabetikerinnen erfolgt diesbezüglich eine Reduktion auf 10–20% der Tagesenergie. Eine Aufnahme >20 Energieprozent führt häufig zu Albuminausscheidung.

Reduktion der täglichen Eiweißaufnahme bei Typ-1-Diabetikern bei:

- Mikroalbuminurie, Albuminurie;
- gleichzeitig bestehende Hypertonie, chronische Hypertonie;
- erhöhten HbA1c-Werten.

Die Empfehlungen im Einzelnen lauten:

- Typ-1-Diabetiker mit manifester Nephropathie: Proteinaufnahme im unteren Bereich (0,8 g/kg Normalgewicht/Tag);
- Diabetiker ohne Nephropathie: Proteinmenge 10–20% der Gesamttages-Energie.
- Typ-1-Diabetiker mit beginnender Nephropathie (Mikroalbuminurie) und Typ-2-Diabetiker mit beginnender oder manifester Nephropathie: keine genügende Evidenz zur Empfehlung für die tägliche Proteinmenge. Die Proteinmenge sollte jedoch 20% der täglichen Gesamtenergie nicht überschreiten.
- Keine Evidenz basierten Empfehlungen hinsichtlich Proteinqualität.

Empfehlungen für die Kohlenhydrataufnahme: Eine tägliche Kohlenhydrataufnahme von 45–60 Energieprozent/Tag wird von vielen Typ-II-Diabetikern ohne Probleme für die Stoffwechseleinstellung toleriert. Dabei ist jedoch eine ballaststoffreiche Kost günstig. Auch sollen Lebensmittel mit einem niedrigen Glykämieindex bevorzugt werden. 45–60 Energieprozent Kohlenhydrate besonders im Zusammenhang mit Obst, Gemüse und Ganzkorngetreideprodukten werden auch für Typ-1-Diabetiker empfohlen. Blutglukose-Selbstkontrollen des Diabetikers werden zeigen, welche Kohlenhydratmenge am besten geeignet ist. Die Evidenz basierten Empfehlungen lauten:

- Sowohl bei Typ-1 als auch bei Typ-2-Diabetikern (auf Gestationsdiabetes übertragbar) sind HbA1c, Blutglukose, Serumlipide, die entscheidenden metabolischen Charakteristika für die geeignete Kohlenhydrataufnahme hinsichtlich der empfohlenen Bandbreite von 45–60 Energieprozent. Damit kommt der Kohlenhydrataufnahme ein ähnlicher Stellenwert wie der Pharmakotherapie zu.
- Begleitend sind Gemüse, Hülsenfrüchte, Obst und Getreideprodukte aus vollem Korn sowie Lebensmittel, die reich an Ballaststoffen sind und einen niedrigen glykämischen Index haben, zu empfehlen.
- Es gibt keine Empfehlungen bei Diabetes, Kostformen mit einem geringen Kohlenhydratanteil auszuwählen.
- Tagesverteilung der Kohlenhydrate: Bei Diabetikern mit einer Insulintherapie sollten Zeitpunkt und Dosierung des Insulins auf Art und Menge der Kohlenhydrate abgestimmt werden. Durch Schulungen wird somit eine funktionelle Insulintherapie gewährleistet.

Eine kohlenhydratbetonte Ernährung bleibt in der Literatur nicht unwidersprochen. Diese kann sich möglicherweise nachteilig auf den Hirnstoffwechsel auswirken; z. B. erhöhtes Risiko für amyotrophe Lateralsklerose (ALS).

Empfehlungen zur Ballaststoffaufnahme und zum Glykämieindex: Die Ballaststoffaufnahme für Typ-1- und Typ-2-Diabetiker/Tag wird sehr hoch angesetzt:

- Ballaststoffaufnahme >40 g/Tag;
- Ballaststoffaufnahme 20 g/1.000 kcal/Tag;
- die Hälfte der Ballaststoffaufnahme besteht aus löslichen Ballaststoffen.
- Es werden ballaststoffreiche Getreideprodukte mit ganzen Körnern empfohlen.
- Mengenverteilung: täglich 5 Portionen ballaststoffreiches Gemüse oder ballaststoffreiche Früchte, wöchentlich 4 Portionen Hülsenfrüchte. Bei einer vorwiegenden Verwendung von Kohlenhydraten mit niedrigem Glykämieindex kann der HbA1c-Wert um ca. 0,4 Prozentpunkte gesenkt werden.

Müssen Haushaltszucker und andere freie Zucker völlig vermieden werden?

Unter freie Zucker werden alle Mono- und Disaccharide verstanden, die Lebensmitteln zugesetzt werden. In diese Kategorie gehören auch Zucker, die in Honig, Sirup und Fruchtsäften vorkommen.

Evidenz basierte Empfehlungen:
- Aufnahme moderater Mengen an Zucker auch für Diabetiker möglich, ohne nachteilige Effekte für Glykämie- und Lipidstatus;
- Keine Daten für obere Zufuhrmengen. Gegenwärtig werden max. 50 g Zucker pro Tag für die Diät von Typ-1- und Typ-2-Diabetiker empfohlen.
- Aufnahme freier Zucker <10 % der Gesamtenergie;
- fettarme, kohlenhydratbetonte Kost (45–60 %) mit variablem Proteinanteil (10–20 %);
- vorwiegend Kohlenhydrate mit niedrigem Glykämie-Index;
- hoher Ballaststoffanteil;
- Einsparung der gesättigten Fette (<10 % der Gesamtenergie);
- moderater Anstieg der Zufuhr der einfach ungesättigten Fette (Hauner 2010, Toeller 2005).

Hypertonie:
- DASH-style diet (Dietary Approaches to Stop Hypertension (DASH)):
  - viel Obst und Gemüse, fettarme Milch und Milchprodukte, wenig rohes und gekochtes oder gebratenes Fleisch, keine Süßigkeiten und zuckerhaltige Getränke sowie viel Vollkornprodukte, Geflügel, Fisch und Nüsse (Zitratgehalt im Urin steigt, höher bewertet als Oxalatgehalt).
- Vitamine, Mineralien, Spurenelemente
  - Evidenz basierte Daten für Diabetiker existieren nicht.
- Auswertung kleiner Studien:
  - Empfehlung von Nahrungsmitteln, die reich an Antioxidanzien sind: Tocopherole, Carotinoide, Vitamin C, Flavonoide, Polyphenole, Phytinsäure.
  - Nicht vergessen: fettlösliche Vitamine können nur durch eine regelmäßige Aufnahme von Fett resorbiert werden. Bevorzugt werden Fisch- und Pflanzenfette.
  - Die tägliche Salzaufnahme sollte <6 g/Tag betragen. Die Deutsche Hochdruckliga empfiehlt <3 g/Tag.
  - Zink: 15–20 mg/Tag, Magnesium: 400–600 mg/Tag.
  - Zur Protektion einer Retinopathie bzw. zur Verhinderung einer Progression kann gegenwärtig eine Substitution (400–600 mg/Tag) empfohlen werden.
  - Diabetiker profitieren von häufigen Fischmahlzeiten; vermindertes Risiko für Makroalbuminurie und Nephropathie.

Empfehlungen zur Prävention eines Gestationsdiabetes:
Die Empfehlungen entsprechen im Wesentlichen denjenigen der Prävention des Diabetes mellitus Typ 2:
- Vermeidung von Übergewicht Adipositas unter Senkung der täglichen Energieaufnahme und Erhöhung des täglichen Energieverbrauches.
- Priorität hat eine Gewichtskonstanz bei moderater Gewichtsabnahme. Unnötige Reduktionsdiäten sind zu vermeiden.

- Empfohlene Zusammensetzung der Makronährstoffe: Gesamtfettzufuhr <30% der Energieaufnahme, gesättigte Fettsäuren <10% der Energieaufnahme, Ballaststoffaufnahme >15 g (20 g) pro 1.000 kcal.

Prävention des Diabetes mellitus Typ 2 post partum: Ein Gestationsdiabetes stellt ein hohes Risiko für einen sich im Verlaufe von ca. 10 Jahren entwickelnden Diabetes mellitus Typ II dar. Lebensstiländerungen, wie Gewichtsabnahme und gesteigerte körperliche Aktivität, stehen dabei im Vordergrund. Der ärztliche Transfer dieser Erkenntnisse auf die Patientinnen gelingt in den meisten Fällen nicht. Erst in 2. Linie dienen Pharmakotherapie (Metformin) und bariatrische Operationen der Prävention.

Prädiktoren des Diabetes-Risikos sind:
- die Komponenten des metabolischen Syndroms (viszerale Adipositas, Hypertonie, Dyslipoproteinämie);
- geringe körperliche Aktivität;
- Rauchen;
- ungünstiges Ernährungsmuster;
- familiäres Risiko.

Diabetes und Glukokortikoide: Auch Diabetikerinnen benötigen Glukokortikoide in der Schwangerschaft, z. B. zur Lungenreifeinduktion des Feten bei drohender Frühgeburt bis 34 SSW. Bei einer Applikation von 250 mg Prednisolon, 4 mg Dexamethason oder 12 mg Betamethason kommt es ca. 4 Stunden post applicationem zur Insulinresistenz. Bei Patienten mit einem metabolischen Syndrom und Diabetes, auch Gestationsdiabetes, kommt es zum Anstieg der Blutglukose auf 200–300 mg/dl (11,1–16,7 mmol/l). Glukosekonzentrationen im Serum >300 mg/dl (16,7 mmol/l) und <420 mg/dl (23,3 mmol/l) treten bei ca. 15% der Patienten mit diabetischer Ketoazidose auf. Die Schwangerschaft stellt einen Risikofaktor für eine euglykämische diabetische Ketoazidose dar. Die Prävalenz beträgt 9% bei schwangeren Diabetikerinnen vs. 3% bei nicht schwangeren Diabetikerinnen.

Empfehlung:
- jeweils 2 und 4 Stunden nach Glukokortikoid-Gabe Verabreichung von 10 IE unverzögertem Humaninsulin (in der Schwangerschaft über 4 Stunden: Blutzuckerkontrollen, danach 2–4-stündlich);
- Insulinpumpentherapie: Erhöhung der stündlichen Basalrate um 1,8 IE/h;
- Ernährungsberatung: während der Therapie Cola, Fruchtsäfte, Limonaden, Lebensmittel mit hohem glykämischen Index meiden.

Süßstoffe: Diabetiker müssen vermehrt auf Süßstoffe in ihrer Ernährung zurückgreifen. Entsprechend der Definition handelt es sich um synthetische und natürliche Ersatzstoffe für Zucker. Die Süßkraft kann sehr ausgeprägt sein; 10- bis 13.000-fache Süßkraft von Zucker.
In der EU zugelassene Süßstoffe, außer Thaumatin (E 957), sind alle mit einem ADI-Wert belegt (Tombek 2010). Es handelt sich um Grenzwerte bzw. akzeptable tägliche Aufnahmemengen (Acceptable Daily Intake, ADI); z. B. Aspartam (E 951) 40mg/kg Körpergewicht und Tag, Cyclamat (E 952) 7 mg/kg Körpergewicht und Tag, Saccharin (E 954) 5 mg/kg Körpergewicht und Tag, Sucralose (E 955) 15mg/kg Körpergewicht und Tag, Neohesperidin (E 959) 5 mg/kg Körpergewicht und Tag.

Derzeit gibt es keine Bedenken gegen die Anwendung von Süßstoffprodukten. Diese sind jedoch nur sinnvoll, wenn sie hochkalorische Produkte ersetzen; einen direkten Einfluss auf den Blutzucker haben Süßstoffe nicht.

Steviosid, aus der Pflanze Stevia rebaudiana Beroni, hat eine 250- bis 450-fach größere Süßkraft als Zucker. Eine Zulassung erfolgte bisher in den USA, Japan, in der Schweiz und zeitlich begrenzt in Frankreich; EU-weite Zulassung für 2011 erwartet.

Fazit:

Schwangerschaft: Reduktion gesättigter Fettsäuren, Kohlenhydrate: 50 % der täglichen Energiemenge. Niedrig glykämische Kost vermindert HbA1C-Werte und erhöht HDL-C-Werte.

Diabetiker profitieren von häufigen Fischmahlzeiten; vermindertes Risiko für Makroalbuminurie und Nephropathie. Zur Protektion einer Retinopathie kann gegenwärtig nur Magnesium empfohlen werden.

Fehlbildungsrisiko: Perikonzeptionelle Hyperglykämien erhöhen nicht das Risiko für Neuralrohrdefekte (multizentrische Fall-Kontrollstudie; 720 Neugeborene mit Neuralrohrdefekten vs. 4699 Kontrollen) (Shaw et al. 2008).

Nachsorge-follow up: Frauen nach Gestationsdiabetes (GDM) sind aufgrund der Insulinresistenz, pankreatischer Betazellen-Sekretionsdefekte und subklinischer Entzündungsreaktionen eine gesonderte Risikogruppe, die in ein Präventionsprogramm überführt werden sollte. Bei der Mehrheit der Frauen mit GDM ist die gestörte Glukosetoleranz nach der Schwangerschaft reversibel. 35–60 % der Frauen entwickeln innerhalb der folgenden 10 Jahre einen manifesten Diabetes. Die Verhinderung bzw. Verzögerung der Konversion des Gestationsdiabetes mit anschließender gestörter Glukosetoleranz zum Diabetes mellitus Typ II ist eine Herausforderung für die Präventivmedizin; Einbindung der Diabetes-Risiko-Tests (DRT) in das hausärztliche Vorsorgesystem.

Gestationsdiabetes: Screening vermindert Raten von Präeklampsie, Schulterdystokie und perinatalen Komplikationen; favorisiert wird ein 2-Stufen-Test, insbesondere bei anamnestischen Risikofaktoren (Horvath et al. 2010).

Diabetes und Glukokortikoide: während der Therapie Cola, Fruchtsäfte, Limonaden, Lebensmittel mit hohem glykämischen Index meiden.

Süßstoffe: Anwendung unter Beachtung von Grenzwerten auch in der diabetischen Schwangerschaft möglich. Stevia wird in Deutschland wahrscheinlich erst ab 2011 zugelassen.

Literatur:

1. Berry SEE, Tydeman EA, Lewis HB, Phalora R, Rosborough J, Picout DR, Ellis PR: Manipulation of lipid bioaccessibility of almond seeds influences postprandial lipemia in healthy human subjects. American Journal of Clinical Nutrition 2008; 88: 922–929.
2. Hauner H: Kohlenhydratmoderate Ernährung für Menschen mit Diabetes? Ernährungs-Umschau 2010; 57: 230–233.

3. Horvath K, Koch K, Jeitler K, Matyas E, Bender R, Bastian H, Lange S, Siebenhofer A: Effects of treatment in women with gestational diabetes mellitus: systematic review and meta-analysis. BMJ. 2010 Apr 1;340:c1395. doi: 10.1136/bmj.c1395.
4. Idzior-Walus B, Cyganek K, Sztefko K, Seghieri G, Breschi MC, Walus-Miarka M, Kawalec E, Seretny M, Sieradzki J: Total plasma homocysteine correlates in women with gestational diabetes. Arch Gynecol Obstet 2008 Jan 31.
5. Joost HG, Fritsche A, Häring HU, Pfeiffer AFH, Roden M, Schulze MB: Diabetes mellitus Typ 2 – Risikobestimmung wird präzisiert. Deutsches Ärzteblatt 2010; 107: B519–B521.
6. Katz D: Diabetes Care 2010; 33: 227 Lee CT, Gayton EL, Beulens JW, Flanagan DW, Adler AI: Micronutrients and diabetic retinopathy a systematic review. Ophthalmology. 2010; 117: 71–78.
7. Okamoto K, Kihira T, Kondo T, Kobashi G, Washio M, Sasaki S, Yokoyama T, Miyake Y, Sakamoto N, Inaba Y, Nagai M Nutritional status and risk of amyotrophic lateral sclerosis in Japan. Amyotroph Lateral Scler. 2007; 8: 300–304.
8. Scherbaum WA, Lobing BM: Erfahrungen aus der Diabetes-Therapie. Ernährungs-Umschau 2010; 57: 190–195.
9. Robinson LE, Spafford C, Graham TE, Smith GN: Acute caffeine ingestion and glucose tolerance in women with or without gestational diabetes mellitus. J Obstet Gynaecol Can 2009; 31: 304–312.
10. Shaw GM, Carmichael SL, Laurent C, Siega-Riz AM: Periconceptional glycaemic load and intake of sugars and their association with neural tube defects in offspring. Paediatr Perinat Epidemiol 2008; 22: 514–519.
11. Taylor EN, Fung TT, Curhan GC: DASH-style diet associates with reduced risk for kidney stones. J Am Soc Nephrol. 2009; 20: 2253–2259.
12. Toeller M: Ernährungsdiabetes. Schulungssystem nach Evidenz basierten Leitlinien. Auf der Basis der Empfehlungen der DNSG der EASD. In Abstimmung mit der DDG. Wort und Bildverlag, Baiersbrunn. 1. Aufl., 2005.
13. Toeller M: Evidenz basierte Empfehlungen zur Ernährungstherapie und Prävention des Diabetes mellitus. Ernährungs-Umschau 2005; 52: 216–219.
14. Tombek A: Update Süßstoffe – Neues über Nutzen und Risiken. Ernährungs-Umschau 2010, 57: 196–200.

7.2 Diabetes mellitus Typ 1

Charakteristisch ist der absolute Insulinmangel; jede Kohlenhydrateinheit muss durch Insulin abgedeckt werden. Die tägliche Kohlenhydratmenge sollte nicht begrenzt werden; Normalgewicht vorausgesetzt. Die Deutsche Diabetes-Gesellschaft (DDG) empfiehlt für Typ-1-Diabetiker die vollwertige Mischkost. Körperliche Aktivität dient der Prävention kardiovaskulärer Erkrankungen.

Von großem praktischen Wert ist die Schulung:
• Einschätzung der Kohlenhydrate nach Glykämie-Index (blutzuckerwirksame Zeitintervalle vorhersagen);
• äquivalente Kohlenhydrat- und Insulinmengen berechnen;
• zeitliche Abhängigkeiten zwischen Kohlenhydrat- und Insulinmengen kennen.
In Abhängigkeit vom subkutanen Fettgewebe (subkutane Injektionen) kommt es zu individuell unterschiedlichen Wirkungsverlusten. Daraus ergibt sich ein höherer Insulinbedarf für Diabetiker im Vergleich zu Nicht-Diabetikern.

Funktionelle Insulintherapie – für jede Mahlzeit die richtige Insulinmenge:
- basale Tagesmenge an Insulin: 0,8 IE/kg KG;
- Korrektur-Insulin, d. h. Messung des Blutzuckers vor den Mahlzeiten; Korrektur erhöhter Werte: 1 IE Insulin s. c. senkt den Glukosewert um 30 mg/dl (1,7 mmol/);
- Insulinmenge vor der Mahlzeit = berechneter Insulinbedarf für die geplante Mahlzeit plus Korrektur-Insulin;
- drohende Hypoglykämien vor Mahlzeiten ausgleichen; a) weniger Insulin, b) Kohlenhydrate mit mittlerem bzw. niedrigem Glykämie-Index, z. B. Kartoffeln;
- Anpassung der basalen Insulinmenge; z. B. (↑) in der 2. Zyklushälfte, bei Infekten, (↓) bei sportlicher Aktivität; ggf. auch Anpassung des Insulin/KHE-Verhältnisses.

Situationsabhängige Veränderungen des Insulinbedarfs (Grundsatz: Aktivität vermindert und Ruhe erhöht den Insulinbedarf):
- Störungen des Tag-Nachtrhythmus; z. B. Schichtdienst, Reisen.
- Ausnahmesituationen:
  - Ausdauerleistungen vermindern Insulinbedarf um 50 %.
  - erhöhter Insulinbedarf um bis zu 50 % bei Stress-Situationen und psychischen Belastungen, bei Infekten und Fieber
  - weiblicher Zyklus: Anstieg des Insulinbedarfs in der 2. Zyklushälfte um 50 % durch Insulinantagonisten; Gestagene, Cortisol.

Wichtig für die Insulintherapie:
- Morgendliche Hyperglykämien bei Typ-1-Diabetikern resultieren häufig aus der „Gegenregulation" infolge nächtlicher Hypoglykämien.
- Therapie: abendliche Insulinmenge vermindern.
Präkonzeptionell und in der Schwangerschaft → Normoglykämie (>2/3 der Blutzuckerwerte):
- 1. Trimester: Vollblutglukosewerte von 70–100 mg/dl (3,9–5,6 mmol/l); 3,3–6,6 mmol/l (Karlburger Empfehlungen 1990); HbA1c-Zielwert<6,5 %;
- 2. und 3. Trimester: Vollblutglukosewerte von 60–90 mg/dl (3,3–5,0 mmol/l); 3,3–6,6 mmol/l (Karlburger Empfehlungen 1990); HbA1c-Zielwert <5,5 %;
- postprandiale Vollblutglukosewerte <140mg/dl (7,8 mmol/l) nach 1 Stunde und <120 mg/dl (6,7 mmol/l) nach 2 Stunden.

Wichtig: 4 KHE pro Mahlzeit nicht überschreiten. Hohe präprandiale Blutzuckerwerte: zuerst Korrekturinsulin, dann KHE reduzieren. Eine Korrektur ohne zusätzliches Insulin ist nicht möglich.

Praktisches Beispiel:
- präprandialer Blutzuckerwert 120 mg/dl (6,7 mmol/l); Zielbereich von <140 mg/dl (7,8 mmol/l) nach 1 Stunde kann mit 2–4 KHE nicht erreicht werden; 1 KHE erhöht den Blutzucker um ca. 30 mg/dl (1,7mmol/l).
- Geplante Insulingabe plus 1 IE Korrektur-Insulin, Spritz-Ess-Abstand 30 Minuten; 1 IE Insulin senkt den Blutzucker um ca. 30 mg/dl (1,7 mmol/l); postprandialer Zielwert von <140 mg/dl (7,8mmol/l) nach 1 Stunde kann erreicht werden.
- Hypoglykämie-Neigung im 1. Trimester beachten.

Pankowska-Algorithmus: Insulintherapie unter Berücksichtigung der Proteine und Fette neben den Kohlenhydraten (siehe auch im Anhang: nützliche Adressen, Diabetes).

Gegenwärtig erfolgt bei Insulinabhängigkeit eine vorwiegend kohlenhydratzentrierte Ernährungsberatung. Fette und Eiweiße verlängern die postprandiale Hyperglykämie und erhöhen auf diese Weise die erforderliche Insulinmenge. Nächtliche Hypoglykämien können durch einen abendlichen Verzehr von Fetten und Eiweißen vermieden werden.

- Fett und Protein müssen mit einer geringen Insulinmenge abgedeckt werden.
- 10 g Kohlenhydrate = 1 Kohlenhydrateinheit (KHE);
- 100 kcal aus Fett und/oder Protein = 1 Fett/Protein-Einheit (FPE);
  - 1 FPE = 100 kcal = 3 Stunden Wirkdauer auf den Stoffwechsel;
  - 2 FPE = 200 kcal = 4 Stunden Wirkdauer auf den Stoffwechsel;
  - 3 FPE = 300 kcal = 5 Stunden Wirkdauer auf den Stoffwechsel;
  - >4 FPE = >400 kcal = 7–8 Stunden Wirkdauer auf den Stoffwechsel.

Für jede Fett/Protein-Einheit (FPE) werden 1–2 IE Insulin appliziert. Fette (g) und Proteine (g) müssen daher in kcal umgerechnet werden, um die FPE zu berechnen. Auf der Basis der FPE können die Insulineinheiten sowie deren Verteilung auf maximal 8 Stunden festgelegt werden. Die Einführung der FPE ermöglicht eine noch genauere Insulintherapie; umfassende Schulungen innerhalb einer Diabetesberatung sind notwendig; die Kenntnis von Lebensmitteltabellen ist notwendig. Je nach Portion werden Fett- und Proteinkalorien abgeleitet; je 100 kcal entsprechen 1 FPE, die wiederum 1–2 Insulineinheiten erfordern.

Praxisbeispiel (aus Scherbaum und Lobing 2010):

- Pizza Salami (1 mittlere Portion) = 84 g Kohlenhydrate, 37 g Fett, 36 g Protein;
- Nährstoffe entsprechend ihrer KHE und FPE = 8,4 KHE; 4,8 FPE;
- Insulineinheiten (2 : 1) = 16 IE Insulin für 8 KHE und für 5 FPE 5–10 IE Insulin;
- Verteilung der aus den FPE resultierenden Insulinmenge: 1/3 der errechneten Insulineinheiten sofort, 2/3 über 8 Stunden verteilt.

Fazit: Die Ernährungsberatung bei Diabetes mellitus Typ 1 basiert vorwiegend auf der Berechnung von Kohlenhydrateinheiten (KHE). Fette und Eiweiße verlängern die postprandiale Hyperglykämie und erhöhen auf diese Weise die erforderliche Insulinmenge. Eine Berücksichtigung dieser zusätzlichen Insulineinheiten erfolgt mit Hilfe des Pankowska-Algorithmus. Für jede Fett/Protein-Einheit (FPE) werden 1–2 IE Insulin appliziert. 4 KHE pro Mahlzeit sollten nach Möglichkeit nur in Ausnahmefällen überschritten werden. In der Schwangerschaft sind sowohl die konservativ intensivierte Insulintherapie (konventionelle Insulintherapie) als auch die Insulinpumpentherapie möglich. Bei nächtlichen Hypoglykämien ist die abendliche Insulindosis zu kürzen; andererseits können Fette und Eiweiße ebenso helfen, Hypoglykämien zu vermeiden; Zielparameter ist ein HbA1c-Wert von 5,5 %.

Literatur:

1. Briese V, Bolz M, Reimer T: Krankheiten in der Schwangerschaft. Verlag de Gruyter, 2010, ISBN: 978-3-11-022692-8
2. Pankowska E, Szypowska A, Lipka M, Szpotaska M, Blazik M, Groete L: Application of novel dual wave meal bolus and ist impact on glycated hemoglobin A1c level in children with type I diabetes. Pediatr Diabetes. 2009; 10: 298–303.
3. Scherbaum WA, Lobing BM: Erfahrungen aus der Diabetes-Therapie. Ernährungs-Umschau 2010; 57: 190–195.

7.3 Diabetes mellitus Typ 2

In den meisten Fällen ist primär eine Lebensstiländerung angezeigt. Ernährungsumstellung und Gewichtsreduktion führen zur Verminderung der Insulinresistenz. Ein bestehender Insulinbedarf kann gesenkt werden.

Wichtig:
- Sportliche Aktivität senkt signifikant den Insulinbedarf.
- Verminderter Insulinbedarf senkt die Gefahr einer weiteren Gewichtszunahme!

Neue Option:
- Adipositas und Diabetes mellitus Typ 2 → präkonzeptionelle bariatrische Operation, z. B.: Magenbypass, Operationsmethode, geeignet für extrem adipöse Personen. Die Verkleinerung des Magens und Verkürzung der Darmpassage führen zu einer effektiven und langanhaltenden Gewichtsreduktion; zusätzlich positive Beeinflussung des Glukosestoffwechsels. Ein Diabetes mellitus Typ 2 kann wieder verschwinden. Nach Magenbypass-Operationen erhöht sich die nahrungsabhängige Insulinsekretion.

„Metabolischer Irrtum" bei Diabetes mellitus Typ 2:
- unnötige Aktivierung von metabolischen, Hungersituationen dienlichen, Vorgängen zur Sicherung der Energiebalance und „Überbrückung" von Hungerperioden;
- Hohes Nahrungsangebot und körperliche Inaktivität erhöhen die Insulinresistenz.
- Das Stoffwechselproblem der Typ-2-Diabetiker ist nicht an „momentane Ernährungssituationen", sondern vielmehr an das Gewicht gekoppelt: Schlussfolgerung Therapie der Insulinresistenz.

Wichtig für die Insulintherapie:
- morgendliche Hyperglykämien bei Typ-2-Diabetikern resultieren aus nächtlichen Glukagon- und Glukosebereitstellungen (verminderte Insulinwirkung auf die Leber, konträr zu Diabetes mellitus Typ 1).
- Therapie: Insulinempfindlichkeit erhöhen; zusätzliches Insulin wirkt zusätzlich anabol. Die 4 Säulen zur Verminderung der Insulinresistenz sind:
  - Gewichtsabnahme, unabhängig von deren Quantität;
  - Training (Ausdauer, leichtes Krafttraining);
  - Metformin; „gewichtsneutral", vermindert Glukagonfreisetzung;
  - Inkretinmimetika; Glukagon-like Peptid-1-Analoga, Exenatide und Liraglutide und Glukagon-like Peptid-1-Abbau-Inhibitoren, sog. DPP4-Hemmer, Sitagliptin, Vildagliptin, Saxagliptin.

Aus ernährungsmedizinischer Sicht sind vor allem freie Zucker zu vermeiden. Schon aus Gründen der Lebensqualität ist ein generelles Verbot nicht sinnvoll und auch nicht erfolgversprechend.

Bei einer konventionellen Insulintherapie gilt folgende Empfehlung:
- gelegentlich 1–2 Stücke Kuchen nachmittags essen; Kohlenhydratzufuhr mit kurz wirksamem Insulin (Normalinsulin oder Insulinanaloga) abdecken;
- 1 Stück Kuchen (3 KHE) → 6 IE Insulin;
- 2 Stück Kuchen (6 KHE) → 10 IE Insulin.

Dieses Vorgehen ist in der Schwangerschaft sehr wichtig, um insbesondere abendliche Hyperglykämien zu vermeiden. „Die Schulungsinhalte einer Diabetes-Schulung für junge, schlanke insulinpflichtige Typ-2-Diabetiker unterscheiden sich nicht von den Schulungsinhalten für Typ-1-Diabetiker" (Scherbaum und Lobnig 2010). Die Gewichtszunahme in der Schwangerschaft hat für Typ-2-Diabetikerinnen eine besondere Bedeutung. Zum Diabetes kommt in den meisten Fällen das Übergewicht hinzu.

Ungünstigen Einfluss auf die fetale Programmierung (diabetische Fetopathie) haben insbesondere:
- erhöhte HbA1c-Werte (prä- und postkonzeptionell);
- mütterliche Hyperglykämien; auch singulär;
- Adipositasgrad (BMI);
- erhöhte mütterliche Gewichtszunahme in der Schwangerschaft;
- metabolisches Syndrom.

Adipositas (BMI), unabhängig vom Diabetes, erhöht deutlich das Risiko für mütterliche und fetale Begleiterkrankungen. Bei Adipositas (BMI >30 kg/m^2) erhöht sich die Präeklampsie-Rate um das 3,4-fache.

Risikoeinschätzung von Begleiterkrankungen nach mütterlichem BMI (kg/m^2):
- Untergewicht <18,5: Risiko erhöht;
- Normalgewicht 18,5–24,9: Risiko durchschnittlich;
- Übergewicht >25,0–27,9: kein erhöhtes Risiko;
- Präadipositas 28,0–29,9: gering erhöhtes Risiko;
- Adipositas I° 30–34,5: erhöhtes Risiko;
- Adipositas II° 35–39,9: hohes Risiko;
- Adipositas III° >40: sehr hohes Risiko;
- Morbide Adipositas per magna > 45: Hochrisikopatientin!

Wöchentliche (Selbst)-Kontrolle der Gewichtszunahme; Schwangerschaft erhöht zusätzlich die Insulinresistenz; nach Möglichkeit regelmäßige Auswertung von Verzehrsprotokollen, z. B. PC-DGE-Professional.

Gewichtszunahme nach mütterlichem BMI (kg/m^2):
- Untergewicht (BMI <18,50) bedeutet 12,5–18 kg Gewichtszunahme;
- Normalgewicht (BMI >18,5–24,99) bedeutet 11,5–16 kg Gewichtszunahme;
- Übergewicht (BMI 25,00–29,99) bedeutet 7–11,5 kg Gewichtszunahme;
- Adipositas (BMI = 30,0) bedeutet Gewichtszunahme 6–8 (= 10) kg.

Eine erhöhte Gewichtszunahme in der Schwangerschaft hat insbesondere einen Einfluss auf die zunehmende Rate transienter Hypertonien.

Kriterien zur Diagnose des metabolischen Syndroms:
- abdominale Adipositas: prägravider Taillenumfang bei Frauen > 88 cm;
- erhöhte Triglyceride (nüchtern) >150 mg/dl (1,7 mmol/l);
- niedriges HDL-Cholesterin (nüchtern) für Frauen <50 mg/dl (1,3 mmol/l);
- Bluthochdruck >130/85 (140/90) mm Hg (24h-Blutdruck);
- erhöhte Nüchternblutglukose >110 mg/dl (6,1 mmol/l) (Plasmaglukose).

Phytotherapie bei Diabetes mellitus Typ 2 – komplementäre Behandlungsmethode:
Die Phytotherapie stellt keine Alternative dar; sie ist als Ergänzung zu verstehen. Phytotherapie dient sowohl der Prävention als auch der langfristigen Stabilisierung der Stoffwechsellage bei eingetretenem Diabetes. Aus der Pflanzenwelt sind mehr als 100 blutzuckersenkende Substanzen bekannt.

Pflanzen mit vorwiegend direkter antidiabetogener Wirkung (keine Erfahrungen in der Schwangerschaft):

- Zimt (Cinnamomum verum J.S. Presl):
  - keine Studien zur Langzeitwirkung;
  - Wirkstoff: Methylhydroxy-Chalcone-Polymer (Polyphenol der Zimtrinde), insulin-mimetische Wirkung, Herabsetzung der Insulinresistenz;
  - weitere Wirkungen: Senkung des Gesamtcholesterins, des LDL-C und der Trigly-zeride;
  - angegebene Dosierungen: 1,3 g–6 g/Tag; keine höheren Dosierungen (Zimt ent-hält Cumarine);
  - allergische Reaktionen möglich;
  - nicht verwenden: Cassa-Zimt (2 g Cumarin pro kg);
  - verwenden: Ceylon-Zimt (Cinnamomum verum, 0,02 g Cumarin pro kg), z. B. Diabetruw® Zimtextraktkapseln;
- Momordica charantia (Bittergurke, Bittermelone, Balsambirne):
  - Familie der Kürbisgewächse (Cucurbitaceae);
  - Hauptwirkstoffe: Glykoside, Momordin, Charantin, Vicin, Momordicin (Alkaloid);
  - reich an Vitaminen A, B1, B2, C;
  - Mineralien: Eisen, Kalzium, Phosphor, Kupfer, Kalium;
  - Nichtarzneimittel Glukokine®;
  - Tee „Charantea";
- Copalchi-Rinde (Hintonia latiflora):
  - mexikanischer Fieberrindenbaum; gehört zu den Rötegewächsen (Rubiaceae);
  - Wirkstoffe: Polyphenole, Neoflavonoidglykoside, Triterpene;
  - Langzeitstudie über 12 Monate: HbA1c-Abfall um 10,3 % (Korecova et al. 2006);
  - z. B. Sucontral® Tropfen.

Von den Lebensmitteln werden der Gartenbohne und dem Grapefruitsaft blutzucker-senkende Wirkungen zugeschrieben. Walnüsse verbessern die Endothelfunktion, täg-lich 56g (verblindete, randomisierte, kontrollierte Cross-over-Studie mit 24 Teilneh-mern) (Ma et al. 2010).

Ayurveda empfiehlt u. a. (Chopra 2010):

- Zucchini, weißer Kürbis, bitterer Kürbis (Momordica charantia);
- Knoblauch, Zwiebeln, Gurken;
- Kraut, Gemüsepaprika, grünblättrige Gemüse (z. B. Spinat);
- Mandeln.

Fazit: Neugeborene von Müttern mit Typ-2-Diabetes haben eine hohe diabetische Fetopathierate. Zum Diabetes kommt eine mütterliche Adipositas hinzu. Nach Mög-lichkeit sollten in der Schwangerschaft Maßnahmen zur Senkung der Insulinresis-tenz greifen. Die Schwangerschaft erhöht zusätzlich die Insulinresistenz. Orale Anti-diabetika, Metformin, Sulfonylharnstoffe, sind in der Schwangerschaft erlaubt. Körperliche Aktivität spielt bei der Senkung der Insulinresistenz eine große Rolle. Können Hyperglykämien nicht vermieden werden, sollte die konservativ intensivierte Insulintherapie rechtzeitig, zum Schutz des Feten, eingesetzt werden; Insulin wirkt anabol (cave → mütterliche Gewichtszunahme und wiederum Erhöhung der Insulinresistenz). Die präkonzeptionelle Beratung und Stoffwechseleinstellung

ist Voraussetzung für einen unkomplizierten Schwangerschaftsverlauf; Folsäurepro-phylaxe 1 mg/Tag prä- und perikonzeptionell.
Die klassische kohlenhydratzentrierte Ernährungsberatung gilt nur für normalge-wichtige Typ-2-Diabetikerinnen. Der erhöhte basale Insulinbedarf stellt einen ernäh-rungsunabhängigen Faktor dar. Phytotherapeutika seien erwähnt; keine Erfahrungen in der Schwangerschaft; besonders geeignet zur Prävention des Diabetes mellitus Typ 2 nach Gestationsdiabetes. Möglicherweise senken den Blutzucker: Gartenboh-ne, Grapefruitsaft, Walnüsse. Entsprechend den Leitlinien sollte bei Diabetes melli-tus Typ 2 frühzeitig mit Metformin behandelt werden.

Literatur:

1. Briese V, Voigt M, Straube S: Obesity and Pregnancy, Verlag: Nova Publishers, 2010, ISBN: 978-1-60876-111-1
2. Briese V, Bolz M, Reimer T: Krankheiten in der Schwangerschaft. Verlag de Gruyter, 2010, ISBN: 978-3-11-022692-8
3. Chopra K: Behandlung des Diabetes mellitus im Ayurveda. EHK 2010; 59: 92–95.
4. Dorstewitz H: Rationale Phytotherapie bei Diabetes mellitus. EHK 2010; 59: 65–72.
5. Korecova M, Hladicova M, Korec R: Hintonia latiflora bei Typ-2-Diabetes: Klinische Langzeit-studie. Z Phytother 2006; 27: 272 – 278.
6. Krafczyk B, Briese V, Voigt M: Adipositas und Schwangerschaft – Mütterliche und kindliche Risiken, Cuvillier Verlag Göttingen, 05/2010, ISBN: 978-3-86955-320-7
7. Ma Y, Yanchou NV, Miller J et al.: Effects of walnut consumption on endothelial function in type 2 diabetes subjects. A randomized controlled crosover trial. Diabetes Care 2010, 33: 227.
8. Matthaei S, Häring HU: Behandlung des Diabetes mellitus Typ 2. In: Scherbaum WA (ed.): Praxis-Leitlinien der Deutschen Diabetes-Gesellschaft (DDG). Diabetologie und Stoffwechsel 2008; 3, Sppl. 2, 157–161
9. Scherbaum WA, Lobing BM: Erfahrungen aus der Diabetes-Therapie. Ernährungs-Umschau 2010; 57: 190–195.

7.4 Gestationsdiabetes

Diät, Insulin oder beides – endgültige Aussagen sind nicht möglich. Entscheidende Prognosefaktoren sind der HbA1c-Wert und die fetale Makrosomie sowie das Frucht-wasser-Insulin. Auf Amniozentesen zur Insulinbestimmung wird jedoch weitestgehend verzichtet.

Risikofaktoren für Gestationsdiabetes:
- Diabetesheredität;
- Gestationsdiabetes in vorausgegangener Schwangerschaft;
- vorausgegangenes Geburtsgewicht >4.500 g;
- mütterliches Alter >35 Jahre;
- Übergewicht und Adipositas;
- metabolisches Syndrom;
- Prädispositionsgene für den Diabetes mellitus Typ 2;
- Totgeburten, Aborte und Fehlbildungen in der Anamnese;
- jetzige Schwangerschaft: fetale Makrosomie, Hydramnion.

Die Adipositas-Rate der Schwangeren in Deutschland beträgt 10–15 %.

Die physiologische Insulinresistenz beginnt in der Schwangerschaft nach 12 SSW. Somit sind Schwangere, die mit o. g. Risikofaktoren belastet sind, bereits frühzeitig in der Schwangerschaft mit einem 75 g oGTT zu testen. Ebenso ist eine Ernährungsberatung zur Vermeidung eines Gestationsdiabetes sinnvoll; Ergebnisse einer entsprechenden Vermeidungsstrategie liegen noch nicht vor.

Ernährungsberatung:
- kontrollierte Gewichtszunahme in der Schwangerschaft (siehe Diabetes mellitus Typ 2);
- Verhältnis der Basis-Nährstoffe: Kohlenhydrate/Fette/Protein = 40 %/30 %/30 %;
- keine klassische kohlenhydratzentrierte Beratung wie beim Diabetes mellitus Typ 1;
- Verbot" zuckerhaltiger Getränke und „Versuch" des Verzichts auf Süßwaren;
- Bevorzugung von Lebensmitteln mit niedrig glykämischem Index;
- partieller Austausch von Kohlenhydraten gegen Fette und Eiweiße – Verminderung des glykämischen Index.

Somit hat die frühzeitige Erfassung von Risikopatientinnen in der Schwangerschaft wahrscheinlich eine sehr große Bedeutung für die Prävention des Gestationsdiabetes und dessen Folgen für Mutter und Kind. Für diese Strategie sollten sich alle in der Schwangerenberatung tätigen Gynäkologen und Hebammen entscheiden. Auch wird besonders an dieser Stelle ersichtlich, wie bedeutungsvoll ernährungsmedizinische Kenntnisse für die Präventivmedizin sein können.

Minderung des Insulinbedarfs, falls Insulintherapie angezeigt:
- Limitierung der Kohlenhydrate auf 4 KHE pro Mahlzeit; low carb-Diät kontraindiziert;
- komplexe Kohlenhydrate mit intrinsisch niedrigem glykämischen Index;
- Verminderung des glykämischen Index durch Protein und Fett.

Die genannten Empfehlungen sind kein Dogma. Z. B. haben Kartoffeln einen höheren glykämischen Index als Reis und Nudeln; andererseits aber eine geringere glykämische Last und eine geringe Energiedichte. Das Kartoffelprotein hat einen hohen Lysin- und Leucin-Gehalt.

Während der Schwangerschaft ist es schwierig, umfangreiche Schulungsprogramme zu organisieren. Die Schwangere sollte die Tendenz erkennen, auf die es ankommt.

Ayurveda empfiehlt u. a. (Chopra 2010):
- Zucchini, weißer Kürbis, bitterer Kürbis (Momordica charantia);
- Knoblauch, Zwiebeln, Gurken;
- Kraut, Gemüsepaprika, grünblättrige Gemüse (z. B. Spinat);
- Mandeln.

Fazit: In der Schwangerschaft kommt es nach 12 SSW zu einem physiologischen Anstieg der Insulinresistenz. Eine fortgesetzte Ernährungsweise mit Lebensmitteln mit einem hohen Glykämie-Index, mit zuckerhaltigen Getränken und Süßwaren führt zur gestörten Glukosetoleranz und zum Gestationsdiabetes; beides gleichbedeutend ungünstig für Mutter und Kind.

Der ernährungsbedingte Gestationsdiabetes ist wahrscheinlich viel häufiger als die schwangerschaftsinduzierte bzw. genetisch bedingte Form. Post partum ist es möglich, anhand eines Nachweises von Autoantikörpern (Insulinantikörper, Inselzell-Antikörper), Patientinnen mit einem besonders hohen Risiko für Diabetes mellitus Typ 2 zu erkennen; Möglichkeit der Sekundärprävention.

Literatur:

1. Briese V, Voigt M, Straube S: Obesity and Pregnancy, Verlag: Nova Publishers, 2010, ISBN: 978-1-60876-111-1
2. Briese V, Bolz M, Reimer T: Krankheiten in der Schwangerschaft. Verlag de Gruyter, 2010, ISBN: 978-3-11-022692-8
3. Chopra K: Behandlung des Diabetes mellitus im Ayurveda. EHK 2010; 59: 92–95.
4. Liersch J: Ernährungs- und Diabetesberatung bei Gestationsdiabetes (GDM). Ernährungs-Umschau 2007; 54: 134–139.
5. Scherbaum WA, Lobing BM: Erfahrungen aus der Diabetes-Therapie. Ernährungs-Umschau 2010; 57: 190–195.

8 Lebensbereiche (Lifestyle)

8.1 Sport und Schwangerschaft

Fragen zur sportlichen Aktivität in der Schwangerschaft sind häufig. Grundsätzlich vollzieht sich ein Wandel: Sport fördert nicht nur Kondition und Fitness, sondern wird auch zur Prävention empfohlen. Frauen haben einen Anspruch auf eine entsprechende Beratung (Huch 2002). Die ACOG-Empfehlungen verweisen auf Hilfestellungen, wie Kontraindikationen und Warnsymptome (ACOG 2002). Studienergebnisse sind rar; es überwiegen allgemeine Empfehlungen. Barakat et al. (2009) konnten in einer kleinen prospektiven Studie keinen Einfluss von mütterlicher Trainingsintensität auf den Geburtsablauf nachweisen. Neonatale Parameter wurden durch eine unterschiedliche körperliche Aktivität in der Schwangerschaft nicht beeinflusst. Takito und Benício (2010) sowie Gollenberg et al. (2010) verweisen jedoch auf verminderte SGA (small for gestational age)-Raten insbesondere bei moderater körperlicher Aktivität der Schwangeren im mittleren Schwangerschaftsbereich. Hegaard et al. (2009) konnten diese Ergebnisse nicht bestätigen. Eine Reduktion der fetalen Makrosomierate wurde ebenso nicht nachgewiesen. In einer prospektiven Studie (n = 1.006 schwangere Probandinnen) zeigten Chason et al. (2009) den Einfluss von Trainingsaktivitäten in der Schwangerschaft auf die Entwicklung eines Gestationsdiabetes. Nach Adjustierung von Alter und BMI konnte eine signifikante Reduktion von Gestationsdiabetes und gestörter Glukosetoleranz nachgewiesen werden. In einer umfangreichen Populationsstudie konnte kein positiver Effekt von sportlicher Aktivität in der Schwangerschaft auf die Präeklampsierate nachgewiesen werden (Vollebregt et al. 2010). Regelmäßige körperliche Aktivität hat an anderer Stelle wiederum einen protektiven Effekt; Evaluation bei Gavard und Artal (2008). Für eine abschließende Bewertung sind weitere Studien notwendig.

Ca. 45 % der Schwangeren sind nach eigenen Angaben in der Schwangerschaft körperlich aktiv. Im 3. Trimester üben nur ca. 11 % der Schwangeren noch eine sportliche Aktivität aus. Dabei spielen Gewohnheiten vor der Schwangerschaft eine wesentliche Rolle (Kalisiak und Spitznagle 2009, Haakstad et al. 2009). Trainierte Schwangere bewältigen nach eigenen Angaben den Geburtsschmerz besser (Bung und Hartmann 2005). In Sports Medicine publizierten Domingues et al. (2009) eine systematische Übersicht der Jahre 1987–2007 zur Problematik „Körperliche Aktivität und Frühgeburtlichkeit". Evidenz basierte Empfehlungen können nicht abgeleitet werden. Es zeichnet sich eine Tendenz zur Prävention durch körperliche Aktivität ab (Takito und Benício 2010). Die Autoren betonen, dass eine übliche Gymnastik, vorwiegend in aufrechter Körperhaltung, in der Schwangerschaft zu vermeiden ist; alternativ: Gymnastik in Seitenlage.

Schlussfolgerungen auf Grund physiologischer Veränderungen in der Schwangerschaft sind:
- Berücksichtigung kardiovaskulärer Veränderungen in Ruhephasen und bei körperlicher Aktivität;

- Verminderung des venösen Rückstroms infolge orthostatischer Hypotension;
- Rückenlage sowie längeres Stehen bei Gymnastik besser vermeiden;
- längere Pausen zwischen den Übungen einhalten, gleichmäßige Bewegungsabläufe bevorzugen (z. B. Walking, Radfahren, Schwimmen; Skilanglauf, Wandern, „Soft"-Gymnastik mit Leichtgewichten, Aqua-Gymnastik bei 28–30 °C [Hartmann et al. 2001]);
- Sportarten mit Sturz- und Verletzungsgefahr vermeiden (z. B. Fuß-, Hand- und Volleyball, Hockey, Skating, Ski-Abfahrt, Reiten);
- ungeeignet sind auch Kraftausdauer, Intervall-, Kraft- und Schnellkrafttraining;
- verboten sind Tauchen (Dekompressionsgefahr für Mutter und Kind);
- Höhentraining >2.500 m, Wettkampfsport;
- besondere Empfehlung: Walking mit Gymnastik-Pausen;
- besondere Beratung von Sportlerinnen auf Grund deren Neigung zu erhöhter Trainingsintensität während der Schwangerschaft notwendig;
- Belastungsgrenzen noch unklar; Herzfrequenz <140/min (Bauer et al. 2010);
- Fahrradergometer-Belastungsgrenze 50 Watt; max. 75 Watt (eigene Empfehlung);
- ACOG 2002: 30 Minuten moderates Training pro Tag auch für Schwangere;
- kein intensiver Ausdauersport in der Schwangerschaft.

Welche Sportart ist wann geeignet?

Joggen und Aerobics sind nur Sportarten der 2. Wahl in der Schwangerschaft. In der Schwangerschaft besteht wahrscheinlich eine erhöhte Gefahr für Verletzungen. Folgende Strukturen sind bei Läufern betroffen:

- Innen- und Außenmeniskus;
- Gelenkknorpel;
- vorderes Kreuzband;
- Tractus iliotibialis;
- Tibia-Periost (Periostitis).

Im 3 Trimester sind Sprung- und Fußgelenke besonders belastet (Karadag-Saygi et al. 2010). Bei der Ausübung von Aerobics kann es zu fetalen Tachykardien kommen (McMurray et al. 1995). Ramírez-Vélez et al. (2009) kombinierten Walking, Aerobics und Stretching.

Tab. 8.1: Übersicht, welche Sportart wann geeignet ist.

Sportart	Schwangerschaftswoche		
	1–13	14–26	27–40
Schwimmen	++	++	++
Aquagymnastik	++	++	++
Walking	++	++	++
Wandern (<2.500 m)	++	++	++
Radfahren	++	++	++
Skilanglauf	++	++	++
Joggen	++	++	–
Aerobic	+/–	–	–
Krafttraining	+/–	+/–	–

„Die Centers for Disease Control and Prevention sowie das American College of Sports Medicine empfehlen gegenwärtig für nicht schwangere Frauen zur Förderung der Gesundheit 30 Minuten körperliche Aktivität pro Tag und Woche. Liegen keine geburtshilflichen Risiken vor, können diese Empfehlungen für die Schwangerschaft übernommen werden" (Beller FK 2002, ACOG Committee Opinion No. 267, Januar 2002).

Körperliche Aktivität als Prävention und Therapie (Bung 1996, Jovanovic-Peterson und Peterson 1996):
- primäre Prävention des Gestationsdiabetes;
- Prävention sekundärer Komplikationen bei Adipositas;
- zusätzliche Therapie bei Gestationsdiabetes (Diättherapie plus Trainingsprogramm).

Folgende Kontraindikationen für eine sportliche Aktivität in der Schwangerschaft sind zu beachten:
- Blutungen in der Schwangerschaft, drohende Frühgeburt, Cerclage;
- Anämie (Hb-Wert <6,5 mmol/l);
- Mehrlingsschwangerschaft;
- Hydramnion;
- Präeklampsie;
- Plazentaanomalien, z. B. Placenta praevia;
- grippale Infekte (verlängerte Rekonvaleszenz in der Schwangerschaft);
- extremes Untergewicht (BMI <12);
- fetale Wachstumsrestriktion in der gegenwärtigen Schwangerschaft;
- ausgeprägte Hyperthyreose;
- starkes Rauchen.

Interdisziplinäre Entscheidungen sind z. B. notwendig bei:
- Herzerkrankungen, Hypertonie;
- Nephropathie;
- Lungenerkrankungen;
- Adipositas permagna;
- orthopädischen Erkrankungen;
- Epilepsie.

Welche Warnsymptome sind unbedingt zu beachten? Es sind Symptome
- der drohenden Frühgeburt;
- einer Thrombose bzw. Thrombophlebitis;
- kardiopulmonale Symptome.
- Kopfschmerzen können eine Präeklampsie ankündigen.

Studie zur körperlichen Aktivität: Entsprechend einer Studie von Melzer et al. (2009) wirkt sich eine moderate körperliche Aktivität von >30 Minuten pro Tag nicht nur vorteilhaft auf die mütterliche Fitness sondern auch auf einige geburtshilfliche Parameter aus:
- Vermeidung von exzessiven Gewichtszunahmen in der Schwangerschaft;
- Verkürzung der Austreibungsperiode um 40%;
- geringere Rate an operativen Entbindungen.

Bei bestehenden Risikofaktoren für eine Frühgeburt, z. B. Zustand nach Frühgeburt, ist eine Restriktion der körperlichen Aktivität zu empfehlen.

Im NELIP (Nutrition and Exercise Lifestyle Intervention Program) empfehlen Mottola et al. (2010)bei Schwangeren mit einem prägraviden BMI > 25 kg/m^2 eine tägliche Energieaufnahme von ca. 2.000 kcal in Kombination mit einem Trainingsprogramm: 3–4-mal pro Woche Walking mit einem Schrittzähler unter Beachtung einer mittleren Herzfrequenz. Die durchschnittliche Gewichtszunahme betrug 6,8 kg in der Schwangerschaft.

Literatur:

1. ACOG: 2002 ACOG Guidelines for Exercise During Pregnancy & Postpartum http://www.fit-for2.com/images/ACOG.doc. Aufgerufen am 2. 3. 2010.
2. Barakat R, Ruiz JR, Stirling JR, Zakynthinaki M, Lucia A: Type of delivery is not affected by light resistance and toning exercise training during pregnancy: a randomized controlled trial. Am J Obstet Gynecol. 2009; 201: 590.e1–6.
3. Bauer PW, Broman CL, Pivarnik JM: Exercise and pregnancy knowledge among healthcare providers. J Womens Health (Larchmt). 2010; 19: 335–341.
4. Beller FK: Sport während der Schwangerschaft und Post-partum-Periode. Frauenarzt. 2002; 43: 554–556.
5. Bung P, Artal R: Gestational diabetes and exercise: a survey. Semin Perinatol. 1996; 20: 328–333.
6. Bung P, Hartmann S: Lifestyle in der Schwangerschaft. Frauenarzt 2005; 46: 280–284.
7. Chasan-Taber L, Schmidt MD, Pekow P, Sternfeld B, Manson JE, Solomon CG, Braun B, Markenson G: Physical activity and gestational diabetes mellitus among Hispanic women. J Womens Health (Larchmt). 2008; 17: 999–1008.
8. Domingues MR, Matijasevich A, Barros AJ: Physical activity and preterm birth: a literature review. Sports Med. 2009; 39: 961–975.
9. Gollenberg AL, Pekow P, Bertone-Johnson ER, Freedson PS, Markenson G, Chasan-Taber L: Physical Activity and Risk of Small-for-Gestational-Age Birth Among Predominantly Puerto Rican Women. Matern Child Health J. 2010 Jan 16. [Epub ahead of print]
10. Gavard JA, Artral R: Effect of exercise on pregnancy outcome. Clin Obstet Gynecol 2008; 51: 467–480.
11. Haakstad LA, Voldner N, Henriksen T, Bø K: Why do pregnant women stop exercising in the third trimester? Acta Obstet Gynecol Scand. 2009; 88: 1267–1275.
12. Hegaard HK, Petersson K, Hedegaard M, Ottesen B, Dykes AK, Henriksen TB, Damm P: Sports and leisure-time physical activity in pregnancy and birth weight: a population-based study. Scand J Med Sci Sports. 2009 Apr 14. [Epub ahead of print]
13. Hartmann S, Kölble N, Rake A, Bung P, Huch A, Huch R: „Aqua-Fit" in der Schwangerschaft: Maternale und fetale hämodynamische Reaktionen bei einem Trainingsprogramm im Wasser. Geburtsh Frauenheilk 2001; 12: 977–982.
14. Huch R: Kommentar zu „Sport während der Schwangerschaft und Post-partum-Periode". Frauenarzt 2002; 43: 556–559.
15. Jovanovic-Peterson L, Peterson CM: Review of gestational diabetes mellitus and low-calorie diet and physical exercise as therapy. Diabetes Metab Rev. 1996; 12: 287–308.
16. Kalisiak B, Spitznagle T: What effect does an exercise program for healthy pregnant women have on the mother, fetus, and child? PM R. 2009; 1: 261–266.
17. Karadag-Saygi E, Unlu-Ozkan F, Basgul A: Plantar pressure and foot pain in the last trimester of pregnancy. Foot Ankle Int. 2010; 31: 153–157.
18. McMurray RG, Katz VL, Poe MP, Hackney AC: Maternal and fetal responses to low-impact aerobic dance. Am J Perinatol. 1995; 12: 282–285.
19. Melzer K, Schutz Y, Soehnchen N, Othenin-Girard V, Martinez de Tejada B, Irion O, Boulvain M, Kayser B: Effects of recommended levels of physical activity on pregnancy outcomes. Am J Obstet Gynecol. 2009 Dec 18. [Epub ahead of print]

20. Mottola MF, Giroux I, Gratton R, Hammond JA, Hanley A, Harris S, McManus R, Davenport MH, Sopper MM: Nutrition and exercise prevent excess weight gain in overweight pregnant women. Med Sci Sports Exerc. 2010; 42: 265–272.
21. Ramírez-Vélez R, Aguilar AC, Mosquera M, Garcia RG, Reyes LM, López-Jaramillo P: Clinical trial to assess the effect of physical exercise on endothelial function and insulin resistance in pregnant women. Trials. 2009; 10: 104.
22. Takito MY, Benício MH: Physical activity during pregnancy and fetal outcomes: a case-control study. Rev Saude Publica. 2010; 44: 90–101.
23. Vollebregt KC, Wolf H, Boer K, van der Wal MF, Vrijkotte TG, Bonsel GJ: Does physical activity in leisure time early in pregnancy reduce the incidence of preeclampsia or gestational hypertension? Acta Obstet Gynecol Scand. 2010; 89: 261–267.

8.2 Sauna

Sauna ist nicht nur „Wellness", sondern auch ein biologisches nichtpharmakologisches Therapieverfahren:
* Hyperthermie 70–90 °C;
* Saunagang 1–3-mal 5–20 min;
* 1-mal pro Monat bis 3-mal wöchentlich.

Ein Saunabad ist grundsätzlich von der Kindheit bis ins hohe Alter möglich. Beeinflusst werden Endokrinium, Herz-Kreislauf- und Immunsystem im Sinne einer Konditionierung. Wie im Sport wird zwischen „Sauna-Training" und „Saunaregeneration" unterschieden.
* Training: individuell unterschiedliche Intensivierung (max. 20min);
* Regeneration: 5–10 min; moderater Pulsanstieg; „milde temporäre Hyperthermie".

In der Schwangerschaft ist nur die regenerative Sauna erlaubt, insbesondere in der Kombination mit Aquagymnastik. Alkoholkonsum vor dem Saunagang unbedingt vermeiden: Hypotonie, Arrhythmie, plötzlicher Herztod. Besonders in der Schwangerschaft gilt: sicheres Schuhwerk, Rutschgefahr!

Absolute Kontraindikationen:
* koronare Herzerkrankungen und angeborene Herzfehler
* instabile Angina pectoris;
* Rekonvaleszenz nach Myokardinfarkt;
* Aortenstenose;
* Anämie;
* grippaler Infekt;
* Präeklampsie;
* erhöhtes Risiko für eine Frühgeburt, z. B. Zustand nach Frühgeburt und drohender Frühgeburt, Zustand nach Aborten und Totgeburt.

Relative Kontraindikationen:
* 1. Schwangerschaftstrimester;
* Hypertonie (Orthostatische Reaktionen bei antihypertensiver Therapie);
* Adipositas per magna;
* atopischer Dermatitis, Neurodermitis (erhöhter Pruritus).

An dieser Stelle sei erwähnt, dass außerhalb der Schwangerschaft Saunagänge die Senkung des Blutdrucks bei Hypertonie unterstützen können. Auch bei angeborenen

Herzfehlern sind protektive Effekte möglich: Erhöhung der linksventrikulären Ejektionsraten bei angeborenen Herzfehlern.

Sauna als Therapieverfahren:
- analgetische und antirheumatische Wirkung;
- Verbesserung der Beweglichkeit der Gelenke, z. B. bei Erkrankungen aus dem rheumatischen Formenkreis;
- positive Auswirkung auf Psoriasis.

Nebenwirkungen:
- orthostatische Dysregulation;
- Anstieg der fetalen Herzfrequenz.

Fehlbildungsrisiko:
- kein erhöhtes Risiko für kardiale Fehlbildungen;
- gering erhöhtes Risiko für Neuralrohrdefekte (NTD) (1 retrospektive Studie, n = 23.491, RR = 1,8).

Studie zur Hyperthermie und kindlichen Hirntumoren: Hyperthermie (Saunabaden der Eltern) und Medulloblastome bzw. neuroektodermale Tumoren der Kinder, 1 Studie (Children's Cancer Group protocol E 21, Bunin et al. 2006):
- Ausgehend vom Ereignis, kindlicher Hirntumor bei Kindern <6 Jahre, erfolgten strukturierte Telefon-Interviews der Eltern durchschnittlich 1,6 Jahre nach der Diagnose zu Zeitraum, Zeitpunkten und Umfang der Saunabäder; unpräzise Angaben der Eltern möglich.
- Multizentrische Studie: >100 medizinische Zentren in US und Kanada; geschätzte Erfassungsrate ca. 50%; n = 318 Kinder <6 Jahre; randomisierte Kontrollgruppe (matched pairs);
- Zeitraum der Studie: 1991–1997, univariate Analysen;
- moderate Assoziation zwischen perikonzeptionellem Saunabaden der Mütter und kindlichen Hirntumoren (Odds Ratio 3,8); 20 „Saunagängerinnen" in der Untersuchungsgruppe vs. 9 in der Kontrollgruppe (geringe Fallzahlen limitieren die Aussage);
- moderate Assoziation zwischen präkonzeptionellem (3 Monate) Saunabaden der Väter und kindlichen Hirntumoren (Odds Ratio 2,4); 35 „Saunagänger" in der Untersuchungsgruppe vs. 13 in der Kontrollgruppe (geringe Fallzahlen limitieren die Aussage);
- Hypothese: Hyperthermie löst epigenetische tumorassoziierte Veränderungen aus.

Tierexperimentelle Untersuchungen: Hyperthermie steht im Zusammenhang mit fetalen Anomalien bei Ratten.

Fazit: Nach Durchsicht der Literatur (überwiegende Meinung) ist von einer gesundheitlichen Unbedenklichkeit der Sauna bei gesunden Frauen mit einem unkomplizierten Schwangerschaftsverlauf auszugehen. Bedenken bleiben aufgrund einer retrospektiv angelegten randomisierten, kontrollierten und multizentrischen Studie (kleine Kontrollgruppe!) zum Zusammenhang Hyperthermie (Saunabaden der Eltern) und Medulloblastomen bzw. neuroektodermalen Tumoren der Kinder (Childrens Cancer Group protocol E 21). Dabei stellen sowohl väterliches als auch mütterliches prä- bzw. perikonzeptionelles Saunabaden Risikofaktoren dar. Weitere Untersuchungen sind notwendig. Jedoch, auch ein moderater Zusammenhang ist derzeit ausreichend, um vom Saunabaden in der Schwangerschaft abzuraten.

Literatur:

1. Bunin GR, Buckley JD, Boesel CP, Rorke LB, Meadows AT: Risk factors for astrocytic glioma and primitive neuroectodermal tumor of the brain in young children: a report from the Children's Cancer Group. Cancer Epidemiol Biomarkers Prev. 1994;3:197–204.
2. Bunin GR, Robison LL, Biegel JA, Pollack IF, Rorke-Adams LB: Parental heat exposure and risk of childhood brain tumor: a Children's Oncology Group study. Am J Epidemiol 2006; 164: 222–231.
3. Germain MA, Webster WS, Edwards MJ.Hyperthermia as a teratogen: parameters determining hyperthermia-induced head defects in the rat. Teratology 1985; 31: 265–272.
4. Hannuksela ML, Ellahham S. Benefits and risks of sauna bathing. Am J Med 2001; 110: 118–126.
5. Judge CM, Chasan-Taber L, Gensburg L, Nasca PC, Marshall EG: Physical exposures during pregnancy and congenital cardiovascular malformations. Paediatr Perinat Epidemiol 2004; 18: 352–360.
6. Kauppinen K: Facts and fables about sauna. Ann N Y Acad Sci. 1997 15; 813: 654–62.
7. Kukkonen-Harjula K, Kauppinen K: Health effects and risks of sauna bathing. Int J Circumpolar Health 2006; 65: 195–205.
8. Milunsky A, Ulcickas M, Rothman KJ, Willett W, Jick SS, Jick H. Maternal heat exposure and neural tube defects. JAMA 1992 19; 268: 882–885.
9. Miyamoto H, Kai H, Nakaura H, Osada K, Mizuta Y, Matsumoto A, Imaizumi T: Safety and efficacy of repeated sauna bathing in patients with chronic systolic heart failure: a preliminary report. J Card Fail 2005; 11: 432–436.
10. Sasaki J, Yamaguchi A, Nabeshima Y, Shigemitsu S, Mesaki N, Kubo T: Exercise at high temperature causes maternal hyperthermia and fetal anomalies in rats. Teratology. 1995; 51: 233–236.
11. Saxén L, Holmberg PC, Nurminen M, Kuosma E: Sauna and congenital defects. Teratology 1982; 25: 309–313.
12. Tikkanen J, Heinonen OP: Maternal hyperthermia during pregnancy and cardiovascular malformations in the offspring. Eur J Epidemiol 1991; 7: 628–635.
13. Wähä-Eskeli K, Erkkola R: The sauna and pregnancy. Ann Clin Res 1988; 20: 279–282.

8.3 Solarium in der Schwangerschaft?

Sonnenbaden und Solarium sollte grundsätzlich in der Schwangerschaft unterlassen werden. In der Literatur konnten keine Fall-Kontroll-Studien gefunden werden. Die mit dem Solarium verbundene Hyperthermie könnte sich ungünstig auf die fetale Entwicklung auswirken. Die UV-Strahlung der Sonne ist für das Ungeborene nicht gefährlich. Tierexperimentell konnten teratogene Effekte nachgewiesen werden. Während der Schwangerschaft ist die mütterliche Haut sensibler und anfälliger für einen Sonnenbrand. Bekannt ist eine Assoziation zwischen Solarium und Pseudoporphyrie.

UV-Strahlung und Folsäurestoffwechsel:
* In vitro: Photoxidation von 5-Methyltetrahydrofolat (5MTHF) unter UVB-Strahlung; den Prozess beschleunigen Riboflavin und Uroporphyrin.

- Serum- und Erythrozyten-Folatkonzentrationen durch Solarium nicht signifikant verändert; Verminderung der Folatkonzentrationen bei Psoriasis.

Literatur:

1. Castañaga LA, Asorey CM, Sandoval MT, Pérez-Coll CS, Argibay TI, Herkovits J: Stage-dependent teratogenic and lethal effects exerted by ultraviolet B radiation on Rhinella (Bufo) arenarum embryos. Environ Toxicol Chem 2009; 28: 427–433.
2. Juzeniene A, Thu Tam TT, Iani V, Moan J: 5-Methyltetrahydrofolate can be photodegraded by endogenous photosensitizers. Free Radic Biol Med 2009; 47: 1199–1204.
3. Juzeniene A, Stokke KT, Thune P, Moan J: Pilot study of folate status in healthy volunteers and in patients with psoriasis before and after UV exposure. J Photochem Photobiol B 2010 Feb 6. [Epub ahead of print]
4. Wilson CL, Mendelsohn SS: Identical twins with sunbed-induced pseudoporphyria. J R Soc Med 1992; 85: 45–46.

8.4 Kosmetik-Haarfärbemittel

Seitens der Kosmetika-Anwendung in der Schwangerschaft werden am häufigsten Fragen zur Gefährdung durch Haarfärbemittel gestellt. Nach Sichtung der Literatur ist eine abschließende Stellungnahme nicht möglich. Ältere tierexperimentelle Ergebnisse ergaben zunächst keine Hinweise auf Teratogenität (Burnett et al. 1976). Dennoch gibt es beachtenswerte Vorbehalte. Auf einzelne Substanzen wird nur teilweise eingegangen; aktuell sind insbesondere Nitrophenole von Bedeutung (Burnett et al. 2009).

Inhaltsstoffe

Kein Anhalt für Mutagenität und Kanzerogenität:
- t-Butyl Alkohol (t-BuOH);
- 2-Amino-3-Nitrophenol;
- 2-Amino-4-Nitrophenol;
- 2-Amino-4-Nitrophenol Sulfat;
- 2-Amino-5-Nitrophenol;
- 4-Amino-3-Nitrophenol;
- 3-Nitro-p-Hydroxyäthylaminophenol;
- 4-Hydroxypropylamino-3-Nitrophenol.

Unsicher:
- Triphenylmethan;
- quartäre Ammoniumverbindungen.

Verdacht auf Mutagenität und Kanzerogenität:
- Nitrosamine;
- 4-Amino-2-Nitrophenol.

Mit dem Prädikat „nicht empfehlenswert" sind folgende Inhaltsstoffe versehen:
- Anthrachinone;
- Hydroquinone;
- Myristate;

- Quaternium;
- Resorcin.

Fall-Kontroll-Studien:

- Risiko für Hirntumoren und Wilms' Tumoren bei Kindern:
  - Retrospektive multizentrische Fall-Kontroll-Studie zur Ermittlung von Risikofaktoren für Hirntumoren in der frühen Kindheit; 1976–1994, n = 1.218 (Efird et al. 2005). Ergebnis: moderater Zusammenhang zwischen einer perikonzeptionellen Anwendung von Haarfärbemitteln (OR = 2.6, CI = 1.2–5.9) und Haarsprays (OR = 3.4, CI = 1.0–11).
  - Multizentrische retrospektive Fall-Kontroll-Studie, n = 540 Patienten, Hirntumor <20 Jahre, Interview der Mütter mit anschließender logistischer Regressionsanalyse (Holly et al. 2002). Ergebnis: Maternale Anwendung von Haarfärbemitteln 1 Monat vor Beginn der Schwangerschaft und im 1. Trimester erhöht leicht das Hirntumor-Risiko der Kinder bzw. jungen Erwachsenen(OR = 2,5; 95 % CI = 0,58, 10,3); auch hier Konfidenzintervall unpräzise. Zusammenfassend konstatieren die Autoren, dass sich Zusammenhänge zwischen mütterlicher Anwendung von Haarfärbemitteln und Hirntumoren bisher nur inkonstant andeuten.
  - Multizentrische retrospektive Fall-Kontroll-Studie, 199 –1994, 538 Patienten mit einem Neuroblastom (McCall et al. 2005). Ergebnis: Maternale Anwendung von Haarfärbemitteln 1 Monat vor Beginn und während der Schwangerschaft erhöht leicht das Hirntumor-Risiko der Kinder (OR = 1,6; 95 % CI = 0,58, 10,3); temporäre Anwendung der Haarfärbemittel mit stärkerer Assoziation als permanente Anwendung (OR = 1; 4; CI = 1,0, 2,0).
  - Fall-Kontroll-Studie, 155 astrozytäre Gliome, 166 neuroektodermale Tumoren (Bunin et al. 1994). Ergebnis: Haarfärbemittel in der Schwangerschaft erwiesen sich nicht als Risikofaktoren.
  - Retrospektive Fall-Kontroll-Studie; 3 Therapiezentren, 1970–1983, Wilms' Tumor bei Kindern bis zum 15 Lebensjahr; n = 88 (Bunin et al. 1987). Haarfärbemittel, im präkonzeptionellen Jahr vor der Geburt, von den Müttern angewandt, erwiesen sich als Risikofaktor (Odds Ratio 3,6; P = 0,003): Odds Ratio 15; P = 0,001 bei Diagnose des Wilms' Tumor <2 Jahre post partum.

Vorliegende Studien verweisen darauf, dass Haarfärbemittel vor und während der Schwangerschaft möglicherweise einen Risikofaktor für Tumoren im Kindesalter darstellen. Diese Zusammenhänge sind keineswegs als gesichert zu bezeichnen (Connelly und Malkin 2007).

Fazit: Peri- und postkonzeptionell (Embryogenese) besser auf Haarfärbemittel verzichten. Die Vielfalt der Inhaltsstoffe erlaubt gegenwärtig keine detaillierte Bewertung. Studien verweisen darauf, dass Haarfärbemittel vor und während der Schwangerschaft möglicherweise einen Risikofaktor für Tumoren im Kindesalter darstellen könnten. Endgültige, auch statistische Beweise, gibt es nicht.

Literatur:

1. Bunin GR, Kramer S, Marrero O, Meadows AT: Gestational risk factors for Wilms' tumor: results of a case-control study. Cancer Res 1987; 47: 2972–2977.

2. Bunin GR, Buckley JD, Boesel CP, Rorke LB, Meadows AT: Risk factors for astrocytic glioma and primitive neuroectodermal tumor of the brain in young children: a report from the Children's Cancer Group. Cancer Epidemiol Biomarkers Prev 1994; 3: 197–204.
3. Burnett C, Goldenthal EI, Harris SB, Wazeter FX, Strausburg J, Kapp R, Voelker R: Teratology and percutaneous toxicity studies on hair dyes. J Toxicol Environ Health 1976; 1: 1027–1040.
4. Burnett C, Bergfeld WF, Belsito DV, Klaassen CD, Marks JG Jr, Shank RC, Slaga TJ, Snyder PW, Alan Andersen F: Final report on the safety assessment of amino nitrophenols as used in hair dyes. Int J Toxicol 2009; 28(6 Suppl 2): 217S–51S.
5. Chen M: Amended final report of the safety assessment of t-Butyl Alcohol as used in cosmetics. Int J Toxicol 2005; 24 Suppl 2: 1–20.
6. Connelly JM, Malkin MG: Environmental risk factors for brain tumors. Curr Neurol Neurosci Rep. 2007; 7: 208–214.
7. Diamante C, Bergfeld WF, Belsito DV, Klaassen CD, Marks JG Jr, Shank RC, Slaga TJ, Snyder PW, Alan Andersen F: Final report on the safety assessment of Basic Violet 1, Basic Violet 3, and Basic Violet 4. Int J Toxicol 2009; 28(6 Suppl 2): 193S–204S.
8. Efird JT, Holly EA, Cordier S, Mueller BA, Lubin F, Filippini G, Peris-Bonet R, McCredie M, Arslan A, Bracci P, Preston-Martin S: Beauty product-related exposures and childhood brain tumors in seven countries: results from the SEARCH International Brain Tumor Study. J Neurooncol 2005; 72: 133–47.
9. Holly EA, Bracci PM, Hong MK, Mueller BA, Preston-Martin S: West Coast study of childhood brain tumours and maternal use of hair-colouring products. Paediatr Perinat Epidemiol 2002; 16: 226–235.
10. McCall EE, Olshan AF, Daniels JL: Maternal hair dye use and risk of neuroblastoma in offspring. Cancer Causes Control 2005; 16: 743–748.

9 Für die Praxis

9.1 Ernährungsberatung

Notwendige Verbesserungen der derzeitigen Ernährung:
- MEHR pflanzliche Lebensmittel, vor allem Gemüse, Brot, Beilagen;
- MEHR Vollkornprodukte anstelle von hellem Brot, Mehl, Nudeln;
- MEHR fettreduzierte Milchprodukte anstelle von Vollmilchprodukten;
- MEHR fettarme Wurst- und Fleischsorten;
- MEHR Rapsöl anstelle von anderen Ölen und Fetten.

Risiko durch gesüßte Softdrinks und Fertignahrungsmittel:
- (hoch)kalorische Süßungsmittel in vielen industriell gefertigten Nahrungsmitteln und Getränken;
- Süßungsmittel: meist in Form von Saccharose (Haushaltszucker) oder Fruktose (Fruchtzucker);
- besonders ungünstig: „high fructose corn syrup" (HFCS), Zuckerkonzentrat aus Maisstärke vor allem in Soft-Drinks;
- Fettstoffwechsel negativ beeinflusst: Verschlechterung speziell der HDL- Cholesterin- und Triglyzeridwerte;
- bei Frauen: Trend zu ungünstigeren LDL-Cholesterinwerten.

Lebensmittel mit gesundheitsfördernden Eigenschaften (Beispiele):
Bezeichnete gesundheitsfördernde Eigenschaften resultieren aus der Erfahrungskunde, der Erfahrungsmedizin, aus Beobachtungs- und kontrollierten Studien. Die Laufzeiten kontrollierter Studien erstrecken sich oft über >5–10 Jahre, so dass Zwischenergebnisse mitgeteilt werden. Der Patient hat das Recht auf eine umfassende Information über gesicherte, wenig gesicherte und andere mitgeteilte Ergebnisse.

Lebensmittel mit nachgewiesenem antioxidativen Schutz:
- hoher antioxidativer Schutz durch Rosenkohl; besonders Leukozyten werden geschützt.

Prävention diabetischer Komplikationen:
- Nephropathie: häufiger Fischmahlzeiten;
- Retinopathie: Magnesium.

Hypertonie:
- DASH-style diet (Dietary Approaches to Stop Hypertension [DASH]): viel Obst und Gemüse, fettarme Milch und Milchprodukte, wenig rohes und gekochtes oder gebratenes Fleisch, Süßigkeiten und zuckerhaltige Getränke, viel Vollkornprodukte, Geflügel, Fisch und Nüsse (Zitratgehalt im Urin steigt, höher bewertet als lithogene Wirkung von Oxalat).

Hypertriglyzeridämie:

- Mandeln;
- Omega-3-Fettsäuren, wie Docosahexaensäure (DHA) und Eicosapentaensäure (EPA).

Hemmung der Thrombozytenaggregation:

- Im Ginkgo enthaltene Flavonoide hemmen die Thrombozytenkonzentration.
- Vitamin E.

Praxisbeispiel (1)

Eine 32-jährige Zweitgravida stellt sich nach 28 SSW zur Beratung vor; Körperhöhe 168 cm, Gewicht 102 kg, prägravides Ausgangsgewicht 90 kg (BMI 31,9). In der vorausgegangenen Schwangerschaft betrug die Gewichtszunahme 24 kg; das Geburtsgewicht war jedoch normal mit 3.300 g.

Fragestellung: Patientin befürchtet erneut „massive" Gewichtszunahme in der Schwangerschaft.
Essgewohnheiten/Sport:

- Morgens: Müsli, Obst, Milch;
- Mittags: Reis, Kartoffeln, Nudeln, Gemüse, Fleisch, kein Fisch, keine Soßen;
- Obst: ca. 200 g;
- Gelegentlich: Backwaren, Käse, Joghurt, Streichwurst;
- Getreideprodukte: 4–5 Scheiben Brot, 1–2 Brötchen;
- Nahrungsergänzungsmittel;
- Sport: tägliche Spaziergänge.

Einschätzung: Es handelt sich um eine ausgewogene Ernährung, wobei im Gespräch zum Ausdruck kommt, dass „Heißhungerphasen" mit kalorienreichen Lebensmitteln überbrückt werden. Die tägliche körperliche Aktivität ist unzureichend; es werden maximal 2.000 kcal verbraucht.

Energiebilanz

Müsli, 100 g	400 kcal
Milch, 200 ml (3,5 % Fett)	120 kcal
Banane, 1 Stck.	80 kcal
Apfel, 1 Stck.	40 kcal
Birne, 1 Stck.	40 kcal
1 Brötchen mit Margarine und Konfitüre	330 kcal
Kartoffeln, 1 Portion	150 kcal
Fleisch, Filet	150 kcal
Brot, 2 Scheiben	200 kcal
Käse, 1 Portion	60 kcal
Streichwurst, 1 Portion	120 kcal
Margarine, 10 g	100 kcal
Multivitaminsaft, 100 ml	100 kcal
Summe	**1.890 kcal**

Rechnet man 1 Stück Apfelkuchen (130 kcal) und z. B. 4 Pralinen, gefüllt mit Kirsche (150 kcal) hinzu, so ergibt die Tageskalorienmenge 2.172 kcal.

Empfehlung: Eine Veränderung der Ernährungsweise ist grundsätzlich nicht notwendig; die empfohlene tägliche Kalorienmenge beträgt in der Schwangerschaft 2.000–2.500 kcal. Eine Fleischmahlzeit alle 2–3 Tage wird angeraten. Multivitaminsaft sollte nur verdünnt getrunken werden; Kuchen und Schokolade gegen Kohlenhydrate mit niedrigem Glykämie-Index austauschen.

- Weißbrot mit Rosinen stellt hier einen guten Kompromiss dar:

40 g (1 Portion)	101 kcal
Protein	2,96 g
Fette	0,28 g, davon gesättigte Fettsäuren 0,04 g, ungesättigte Fettsäuren 0,16g
Cholesterin	1,6 mg (40 g Butterkeks 32 mg)
Kohlenhydrate	21,7 g, davon Polysaccharide 19,08 g
Fluorid	65 µg
β-Carotin	1 µg
Vitamin E	0,3 µg
Folat	18 µg

- Zum Vergleich Roggenbrot (45 g) mit Butter (1/2 Portion = 10 g) und 1/2 Banane belegt:

Energie	217 kcal (98 + 75 + 44 kcal)
Protein	2,96 g
Fette	9,21 g, davon gesättigte Fettsäuren 5,19 g, ungesättigte Fettsäuren 3,02 g

Cholesterin	25 mg
Fluorid	197 µg
β-Carotin	14 µg
Vitamin E	1 mg
Folat	8 µg

Wichtig ist auch, den täglichen Bewegungsumfang zu erhöhen.

Prognose: Bei einer wöchentlichen Gewichtszunahme von 500 g würde die Patientin am Termin etwa 13 kg in der Schwangerschaft zugenommen haben; Empfehlung 10 kg.

Praxisbeispiel (2)

35-jährige Zweitgravida nach 32 SSW. Erkrankung in der Schwangerschaft: Gestationsdiabetes; 2 pathologische Werte im 75 g oGTT. Der Durchschnittswert im Blutzucker-Tages-Nachtprofil betrug 6,8 mmol/l. Beginn der Insulin-Therapie mit 32 E pro Tag; Kombination mittelfristiges Insulin plus Kurzzeitinsulin.

Allgemeine Regeln zur Ernährung:

- Fettverteilungsmuster: je 1/3 gesättigt, einfach ungesättigt, mehrfach ungesättigt;
- Quellen für mehrfach ungesättigte Fettsäuren (senken den Choleringehalt im Blut) und Vitamin E (Radikalfänger): Rapsöl, Weizenkeimöl, Maiskeimöl, Distelöl, Sonnenblumenöl;
- Quellen für einfach ungesättigte Fettsäuren: Olivenöl, Rapsöl, Haselnüsse, Mandeln;
- reichlich Vollkorn-Getreideprodukte, Kartoffeln und Obst; Kohlenhydrate als bevorzugte Energiequellen;

- häufig Gemüse: arm an Kalorien, reich an Vitaminen und Mineralstoffen;
- sparsam mit tierischen Lebensmitteln, Fetten und „Extras";
- 2 × Seefisch pro Woche in der Schwangerschaft günstig.

Grundlagen:
- 1 KE = 10 g verfügbare Kohlenhydrate;
- Austauschtabellen für KE: kohlenhydrathaltiges Lebensmittel in Gramm für jeweils 1 KE, Fleisch-Fisch-Ei = keine KE-Berechnung;
- Deckung des täglichen Kalorienbedarfs zu 50 % durch Kohlenhydrate, zu 30 % durch Fette und zu 20 % durch Proteine;
- Mindestmenge an Kohlenhydraten pro Tag in der Schwangerschaft 250 g (25 KE); für das Gehirn 140 g, für Erythrozyten 40 g, für den Feten 50 g;
- Verteilung der KE gleichmäßig über den Tag; z. B. mittags 6 KE, Ermittlung der Kohlenhydratmengen über Kohlenhydrat-Austauschtabellen (z. B. Kartoffeln gekocht: 70 g = 1 KE oder Roggenvollkornbrot: 25 g = 1/2 Scheibe Brot = 1 KE).

Tagesbeispiel:
- Frühstück:
  - 2 belegte Brote (100 g) = 4 KE, Joghurt 1,5 % Fett (200 g) = 1 KE, Himbeeren 200 g = 2 KE, Müsli (30 g) = 1 KE, Summe: 6 KE;
- Zwischenmahlzeit:
  - 1 belegtes Brot (50 g), = 2 KE, Salat, 1 Banane (100 g) = 2 KE, Summe = 4 KE;
- Mittags:
  - Kartoffeln (280 g), Fleisch, Möhren (200 g) = 5 KE, Apfel (100 g) = 1 KE, Sanddornsaft 230 g = 1 KE, Summe = 7 KE;
- Brotzeit:
  - Haferflocken (30 g) = 1 KE, Quark (keine KE-Berechnung);
  - Pflaumenkuchen aus Hefeteig (30 g) = 1 KE, Kuhmilch 1,5 % Fett (200) = 1 KE;
  - Summe = 3 KE;
- Abendbrot:
  - Molke (220 g) = 1 KE, 2 belegte Brote (100 g) = 2 BE, Salat, Joghurt 1,5 % Fett (200 g) = 1 KE, Johannisbeeren, schwarz (160 g) = 1 KE, Summe = 5 KE;
- Tagessumme = 25 KE, Energiemenge = 2.200 kcal.

Praxisbeispiel (3)

Präkonzeptionelle Beratung: 28-jährige Patientin mit Kinderwunsch, BMI 32, 75 g oGTT unauffällig. Die Patientin hat mehrere „Diätkuren" zur Gewichtsreduktion unternommen. Kinderwunsch besteht seit 3 Jahren. Schon die Ernährungs-Anamnese offenbart die Fehler. Es werden Gemüse, Obst, Knäckebrot und Magerquark aufgezählt; das „Zwischendurch" muss sorgfältig erfragt werden. Aufgrund der Anamnese ist eine erhöhte periphere Insulinresitenz anzunehmen, obwohl der oGTT noch keine pathologischen Werte aufweist.

Ernährungs-Anamnese:
- versteckte Zucker (Haushaltszucker, Limonaden, Fruchtschorle, Kaffee mit Zucker):
  - Waffeln, Kekse: 50 g = ca. 200 kcal;
  - Pralinen: 12 g = 400 kcal;

- „positiv besetzte" Lebensmittel mit reichlich kcal:
  - Cornflakes: 100 g = 353 kcal;
  - Zucker-Butterkuchen (Einkauf beim Bäcker – stets mit Kuchen): 1 Portion (70 g) = 360 kcal;
  - täglich 0,75 l–1 l Multivitaminsaft: 1 L = 235 kcal;
- Energiemenge der „Zwischenmahlzeiten": 1.548 kcal.

Die ausführliche Ernährungsanamnese zeigt, dass gute Vorsätze nicht zum Tragen kommen; teilweise bedingt durch mangelhaftes Wissen, z. B. Energiemenge von Multivitaminsaft, teilweise bedingt kulinarische Gewohnheiten, die ein Suchtverhalten erkennen lassen.

Die Ableitung von Ernährungsempfehlungen ist einfach:

- abwechslungsreiche Ernährung mit ballasthaltigen „Sattmachern", hauptsächlich Cerealien, Gemüse, Reis, Kartoffeln;
- süßer Ersatz, z. B. Brot mit wenig Marmelade, Konfitüre, energiereduziert 1 Portion;
- (20g) = 94 kcal plus 20 g Roggenbrot = 100 kcal (Vergleich: Butterkeks 5 g = 428 kcal);
- Flüssigkeitszufuhr 2 L pro Tag: Kräutertee und Wasser;

Entscheidend sind Motivation, Willensstärke, Bewegungstraining:

- Psychotherapie;
- Gruppen- und Einzelberatung;
- Sporttherapie.

Einzelberatung immer in Ergänzung zur Gruppen- und zur Sporttherapie. Auch „kleine Schritte" sind ein großer Erfolg. Bei der Patientin liegt eine Adipositas I° vor. Adipositas geht häufiger mit einem Syndrom der polyzystischen Ovarien (PCO-Syndrom) einher. Das PCO-Syndrom kann eine Sterilitätsursache sein.

Ernährungstherapie beim PCO-Syndrom:

- Kohlenhydrate mit niedrigem Glykämie-Index;
- Reduktion des Anteils an gesättigten Fettsäuren;
- Gewichtsreduktion: BMI <30.

Gewichtsreduktion:

- kcal-Bedarf/Tag = Zielgewicht in kg × 30 × Alterskorrektur-Faktor
- Korrekturfaktoren für das Lebensalter:
- 20–30 Jahre = 1
- 30–40 Jahre = 0,97
- 40–50 Jahre = 0,94
- Gewichtsreduktion 1–2 kg pro Monat
- Dauerbackwaren meiden (kcal!)

Praxisbeispiel (4)

38-jährige Erstgravida, Erstvorstellung in der Frühschwangerschaft. Die Patientin möchte in der Schwangerschaft keine Nahrungsergänzungsmittel einnehmen. Wie kann die täglich erforderliche Folsäuremenge mit der Nahrung abgedeckt werden? Die Tabellen sollte jeder Geburtshelfer als Bestandteil der Schwangerenberatung zur Hand haben. Folat liegt in Lebensmitteln in gebundener Form (Pteroyl-Polyglutamat) vor.

- 1 µg Folatäquivalent = 1 µg Nahrungsfolat = 0,5 µg synthetische Folsäure (s. a. Tab. 3.10).

Die Folat-Zufuhr lässt sich über die tägliche Ernährung gewährleisten. Bei der Auswahl der Lebensmittel sind Energiemenge (kcal), Cholesterin und Retinol (Leber) zu beachten. Vorteilhaft sind Salate, z. B. Feldsalat, und Hülsenfrüchte, die gleichzeitig Eiweißlieferanten sind. Frühstückscerealien und weitere Gemüsearten sind ebenso wertvoll.

Praxisbeispiel (5)

Drohende Frühgeburt: Frau L., 27 Jahre, seit 12 Tagen in stationärer Behandlung (26 + 4 SSW)

Eigenanamnese:
- Gerinnungsstörung (lt. Patientin Prothrombinmutation, diagnostiziert im Rahmen einer Familienuntersuchung nach einer Thrombose der Mutter);
- Hypothyreose.

Familienanamnese:
- Mutter: Z. n. Thrombose bei Gerinnungsstörung;
- Bruder: Gerinnungsstörung;
- Vater: Diabetes mellitus.

Sozialanamnese:
- Beruf: angestellte Arzthelferin;
- feste Partnerschaft;
- während der Schwangerschaft kein Nikotin- und Alkoholkonsum.

Aktuelle Schwangerschaft:
- I Gravida, 0 Para, ET: 22. 07. 2010. LP: 15. 10. 2009, Schwangerschaft festgestellt in der 5. SSW;
- Alle Vorsorge- und Screeninguntersuchungen wurden wahrgenommen.
- Feindiagnostik: zeitgerechte Entwicklung des Feten, Polyhydramnion;
- stationäre Aufnahme aufgrund wiederholter Wehen im CTG;
- Blutdruck durchschnittlich 110/70 mmHg.

Diagnose:
- drohende Frühgeburt.

Therapie:
- Magnesiumsulfat oral 600 mg/Tag (kognitive Protektion!);
- Spiropent (orales ß-Sympatho-Mimetikum zur Wehenhemmung);
- Bettruhe;
- niedermolekulares Heparin (NMH);
- L-Thyroxin (morgens, nüchtern!);
- Folsäure 400µg/Tag; unter dieser Therapie ist die Patientin seit 4 Tagen wehenfrei;
- weitere Option: Progesteron, z. B. α-Hydroxyprogesteronkaproat.

Ernährungsberatung:
- Magnesiumsupplementation bis zur 29. SSW;
- Folsäure weiter bis Geburt und danach (Stillperiode);
- Vitamin-D-Supplementation (ggf. mütterlichen Serumspiegel bestimmen);
- antiinflammatorische Ernährung (langkettige Omega-3- und Omega-6-Fettsäuren).

Literatur:

1. Heseker B, Heseker H: Nährstoffe in Lebensmitteltabellen. Die große Energie- und Nährwert-tabelle. Umachau Zeitschriftenverlag, 2007, ISBN-13: 978-3-930007-21-9.
2. Fritzsche D: Diabetes. Gräfe und Unzer Verlag Gmbh München, 2008, ISBN 978-3-7742-2108-6.

9.2 Lebensmittel, Nährstoffe und Säure-Basen-Balance

Säurekonzentration im Organismus konstant halten:
- Alle physiologisch-biochemischen Funktionen, sowie deren Aktivität, sind abhängig vom Säure-Basen-Haushalt; z. B.:
  - Bindung von Mineralien an Moleküle;
  - Aufrechterhaltung von Proteinstrukturen und deren Funktion;
  - Funktion von Enzymen.
- „Nach"-Regulation durch den Organismus: Neutralisation eines Säureüberschusses; Ausscheidung eines Basenüberschusses.

Basisches Milieu; Säurebelastung:
- Metabolisierung organischer Säureanionen; Entfernung von Wasserstoffionen aus dem Körper;
- Nährstoffe sind unterschiedlich bei der Säure- bzw. Basenbildung beteiligt.
- Darmbeteiligung-Resorption bestimmt Bioverfügbarkeit;
- Mineralstoffe als Maß für die Basenzufuhr: Natrium, Kalium, Kalzium, Magnesium;
- Säurebelastung: Phosphat, Chlorid, Sulfat, Schwefel (aus Proteinen);
- Messung des sauren bzw. basischen Effekts eines Lebensmittels mit dem PRAL-Verfahren (potential renal acid load);
- gewünscht: basenüberschüssige Ernährung.

PRAL-Verfahren:
- Angabe der Menge Säure bzw. Base, bezogen auf 100 g eines Lebensmittels, die zur Aufrechterhaltung der Säure-Basen-Balance über die Niere wieder ausgeschieden werden muss.

Bei der Regulation des Säure-Basen-Gleichgewichts beteiligt sind:
- Schilddrüse;
- Gastrointestinaltrakt;
- Lebermetabolismus;
- Niere;
- Lunge;
- Haut;
- Blut- und Gewebepuffer;
- Bindegewebe;
- Knochen- und Intrazellulärpuffer.

Basische Nahrungsmittel (Auswahl):
- Getränke: Gemüsesaft (Tomate, Rote Rübe, Möhre), Apfelsaft ungesüßt, Orangensaft ungesüßt, Zitronensaft;
- Molke;

- Gemüse: Spinat, Zucchini, Fenchel, Grünkohl, Rucola, Sellerie, Kohlrabi, Karotten, Kartoffeln;
- Hülsenfrüchte: grüne Bohnen;
- Obst: Rosinen, getrocknete Feigen, Bananen, schwarze Johannisbeeren, Weintrauben, Kiwi, Aprikosen;
- Haselnüsse;
- Kräuter und Essig: Petersilie, Basilikum, Schnittlauch, Apfelessig.

Literatur:

1. Goedecke T, Vormann J: Chronisch übersäuert? Fona Verlag AG, CH-5600 Lenzburg, 2006. ISBN 3-03780-802-0

9.3 Nahrungsergänzungsmittel (Beispiele)

Allgemein:
- apimanu Guglipid® ayurveda
  - Regulation des Cholesterins und der Triglyzeride, senkt LDL-Cholesterol
- Crosmin® Granatapfel
  - stabilisiert Stoffwechsel und Abwehrkräfte;
  - mit Lycopin + Selen (10µg/Kapsel).
- Vitamin B 1,200 mg Tabletten
  - Thiaminchloridhydrochlorid, nur bei Mangel indiziert.
- Vitamin B6 ratiopharm® 40 mg
  - Indikation: periphere Neuropathie, Homozytcinuric, Dosierung: 10–40 mg/Tag;
  - empfohlene tägliche Zufuhr in der Schwangerschaft 2,6 mg.
- Sanostol® plus Eisen, ausgewogene Ergänzung (Cave: enth. Grape fruit)

Mineralstoffe:
- Selen MSE
  - organisch gebunden in Spirulina platensis, 1 Tablette = 50 µg Selen;
- ZINKOTASE®
  - 1 Tablette = 25 mg Zink, Wirkstoff: Zinkbis (hydrogen-DL-Aspartat), Dosierung: 25 mg/Tag, empfohlene tägliche Zufuhr: 15 mg.

Vitamin D:
- Dekristol®
  - 1 Tablette 400 I. E. Colecalciferol-Trockenextrakt.

Folsäurepräparate:
Folsäurepräparate (®) mit Angabe des Folsäuregehalts (Rote Liste 2010; Dosierung >5 mg/Tag in Schwangerschaft kontraindiziert); aktuelle DGE-Empfehlung: 600 µg Folatäquivalente täglich in der Schwangerschaft (siehe Tab. 3.9: Folsäure-Präparate (®) mit Angabe des Folsäure-Gehaltes).

Magnesiumgehalt verschiedener Magnesiumsalze (Auswahl):

Tab. 9.1: Magnesiumgehalt verschiedener Magnesiumsalze (Auswahl).

Magnesiumsalz	Gehalt an reinem Magnesium
Citrat: 1.830 mg	295,7 mg/12,0 mmol/l/24,0 mval
Oxid: 250 mg	150,8 mg/6,1 mmol/l/12,2 mval
Hydrogenaspartat: 1.803 mg	122,0 mg/5,0 mmol/10,0 mval
Carbonat: 347 mg	100 mg/4,1 mmol/8,2 mval
Adipat: 347 mg	50,0 mg/2,0 mmol/4,0 mval
Orotat: 500 mg	33,0 mg/1,3 mmol/2,6 mval

9.4 Laborwerte

- Freie Fettsäuren (FFA): <0,5 mmol/l ;
- Homozystein im Serum: <8,0 mmo/l;
- Homa-Index (HOMA-IR): <2,0 = Marker für Insulinresitenz;
- Triglyzeride: <2,0 mmol/l.

Zielwerte bei Diabetes:
- HbA1c: 5,5 % (<6,0 %);
- mittlere Blutglukose: 5,5 mmol/l (100 mg/dl);
- Tages-Nacht-Profil: 3,0–7,0mmol/l (54–126 mg/dl)

Laborkriterien der diabetischen Ketoazidose:
- Serumglukose: >16,6 mmol/l (240 mg/dl);
- pH arteriell: <7,3;
- HCO_3 <15 mmol/l;
- Harnstoff <14 mmol/l;
- Osmolalität <320 mosmol/kg (>320 = hyperosmolares Koma);

Normwert für Kalium:
- 3,9–5,0 mmol/l im Serum (Plasma);
- 20–82 mmol/l im Urin.

Hypomagnesiämie:
- <0,7 mmol/l im Plasma,
- <16,5 mmol/24 Stunden-Urin (parallel zur Proteinurie messen!)

Folsäurestatus:
- Folsäurespiegel im Serum ca. 3,5 ng/ml,
- Folsäurespiegel in den Erythrozyten ca. 250 ng/ml:

Vitamin B12-Mangel:
- Plasma-Vitamin B12 <148 pmol/l.

Vitamin-D-Mangel:
- Plasma-Vitamin D <50 nmol/l.

Eisen:
- Körperbestand 2–4 g, Plasmakonzentrationen 0,10 mg/dl; Urinausscheidung 0,09mg/Tag.

Eisenmangel:
- Ferritin 30 bis 99 ng/ml oder 100 bis 300 ng/ml plus Transferrinsättigung <20%):

Proteinurie:
- <300mg im 24h-Urin.

In der Schwangerschaft erhöhte Laborparameter:
- Leukozyten;
- Diaminooxidase;
- einige Gerinnungsfaktoren (prokoagulatorische Situation in der Schwangerschaft);
- Faktor VIII;
- D-Dimere;
- von Willebrand Faktor;
- Fibrinogen;
- C4-binding Protein (bindet Protein S);
- FT3, FT4 (Anstieg um 30%);
- Glomeruläre Filtrationsrate (GFR); renaler Plasmafluss (RPF);
- Calciurie (Nierensteine!).

In der Schwangerschaft verminderte Laborparameter:
- Protein C (milde APC-Resistenz);
- Protein S.

9.5 Screening des Gestationsdiabetes

2-Stufen-Screening:
- 50 g oGTT >1 h
  - (>140 mg%) (7,8 mmol/l)
- 75 g oGTT >1,2 h
  - NG 90 mg% (5,0 mmol/l)
  - 1 h 190 mg% (10,6 mmol/l)
  - 2 h 160 mg% (8,9 mmol/l)

Risiko-Gestationsdiabetes:
- Hohes Risiko:
  - Adipositas;
  - Diabetesheredität 1. Grades;
  - Anamnestische Glukose-Intoleranz;
  - Anamnestische Makrosomie;
  - Glukosurie.
- Mittleres Risiko:
  - Aktuelle Gravidität: Hydramnion, Makrosomie.
- Niedriges Risiko:
  - Alter <25 J;
  - Normales Gewicht;

- Anamnestisch keine Glukose-Intoleranz;
- Keine vorausgegangene Makrosomie, Totgeburt, Fehlgeburt, Fehlbildung.

75g oGTT:

Tab. 9-2: 75 g oGGT.

	kapillär		venös	
	mg/dl	mmol/l	mg/dl	mmol/l
nüchtern	90	5,0	95	5,3
1 h	180	10,0	180	10,0
2 h	155	8,6	155	8,6

IGT-75g oGTT, 1 Grenzwert erreicht
Therapie IGT = GDM

Einstellungsziele:

Tab. 9.3: Einstellungsziele.

	kapillär	
	mg/dl	mmol/l
nüchtern/präprandial	60–90	3,3–5,0
1 h und später postprandial	120	6,7

Grenzwerte des 75 g oGTT in mg/dl (mmol/l):

Tab. 9.4: Grenzwerte des 75 g oGTT in mg/dl (mmol/l).

beliebige Zeit	200 (11,10)	–
nüchtern	126 (6,99)	95 (5,27)
1 h	–	180 (9,99)
2 h	–	155 (8,60)
3 h	–	140 (7,77)

Fourth Int. Workshop-Conf. on Gest. Diab., Metzger et al., 1998.
WHO, Eur. Diabetic Pregnancy Study Group (ebenfalls 75 g oGT)

10 Anhang

10.1 Nützliche Adressen

Gesundheit und Soziales

- Stiftung Kindergesundheit (E-Mail: info@kindergesundheit.de)
- www.dick-und-dünn-berlin.de
- Bundesministerium für Gesundheit: Beratungszentrum für Menschen mit Magersucht, Bulimie oder Esssucht

Suchtstoffe und Suchtverhalten

- Deutsche Hauptstelle für Suchtfragen e. V. (www.dhs.de)

Adipositas/metabolisches Syndrom

- Deutsche Liga zur Bekämpfung von Gefäßerkrankungen e. V. (www.deutsche-gefaessliga.de)
- Deutsche Gesellschaft für Kardiologie (DGK)
  - Prof. Dr. Eckart Fleck, Pressesprecher
  - Christiane Limberg, Pressestelle
  - Tel.: 0211/600 692-61; E-Mail: limberg@dgk.org
- Deutsche Hochdruckliga e. V. DHL
- Deutsche Hypertonie Gesellschaft
  - Berliner Str. 46, 69120 Heidelberg
  - Tel. 06221/58855-0
  - Fax 06221/58855-25
  - E-Mail: hochdruckliga@t-online.de

Diabetes

- Pankowska-Algorithmus, Beratung bei Diabetes mellitus Typ 1
  - Frau Prof. Dr. Olga Kordonouri, Kinderkrankenhaus auf der Bult
  - Janusz-Korczak-Allee 12, 30173 Hannover
  - Tel. 0511/8115 3340
  - E-Mail: kordonour@hka.de

Ernährung

- Aid infodienst – Ernährung, Landwirtschaft, Verbraucherschutz e. V. (www.aid.de)
- Bundesverband Deutscher Ernährungsmediziner e. V. (BDEM)
  - Reichsgrafenstr. 11, 79102 Freiburg
  - Tel. 0761 7040214
  - E-Mail: info@bdem.de

- Bundesvereinigung der Deutschen Ernährungsindustrie www.bve-online.de
- Deutsche Gesellschaft für Ernährung e. V. (www.dge.de)
- Deutsche Gesellschaft für Nährstoffmedizin und Prävention (DGNP) e. V. (www.dgnp.de)
  - Zuckerbergweg 2, 38124 Braunschweig
  - Tel.: +49 (531) 2349153
- RAL Gütegemeinschaft Ernährungskompetenz e. V. (GEK)
- Verband der Diätassistenten e. V. (VDD)
- Verband der Oecotrophologen e. V. (VDOE)

Ernährungssicherheit

- Bundesinstitut für Risikobewertung (BfR) (www.bfr.bund.de)
- Joint FAO/WHO Expert Committee on Food Additives (JECFA)
- European Food Safety Authority (EFSA)

Register